RATGEBER HERZ

RATGEBER HERZ

IHR PROGRAMM FÜR EIN LÄNGERES LEBEN

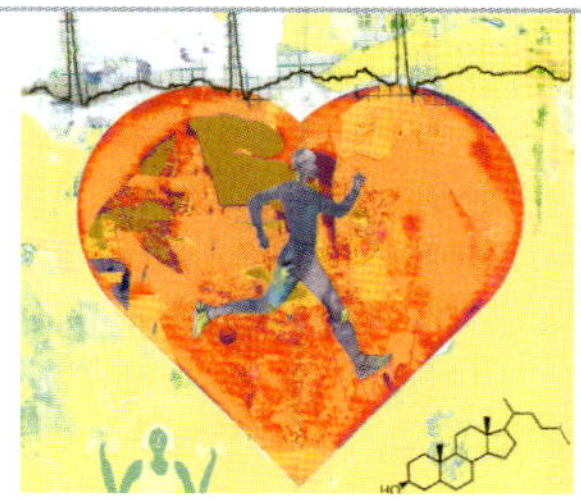

Reader's Digest

DEUTSCHLAND · SCHWEIZ · ÖSTERREICH

DEUTSCHE AUSGABE
Koordination: Edith Huber für bookwise Medienproduktion GmbH, München
Übersetzung: Jens Bommel, Heike Brühl, Waltraud Horbas
Redaktion: Edith Huber für bookwise Medienproduktion GmbH, München
Fachberatung: Priv. Doz. Dr. med. Gregory P. Eising, Herzchirurg
und Oberarzt am Deutschen Herzzentrum München (Medizin),
Gabriele Heßmann (Ernährungswissenschaft)
Schlussredaktion: Angelika Lenz, Steinheim

READER'S DIGEST
Redaktion: Anne Diener-Steinherr (Projektleitung)
Grafik: Peter Waitschies
Bildredaktion: Christina Horut
Prepress: Andreas Engländer
Produktion: Andreas Schabert

Ressort Buch
Redaktionsdirektorin: Suzanne Koranyi-Esser
Redaktionsleitung: Dr. Renate Mangold
Art Director: Susanne Hauser

Operations
Leitung Produktion Buch: Norbert Baier
Satz und Reproduktion: Colour Systems Ltd., London
Druck und Bindung: Cayfosa Quebecor, Barcelona

Die in diesem Buch enthaltenen medizinischen Informationen sind kein Ersatz für eine ärztliche Diagnose und Behandlung. Der Verlag empfiehlt allen Patienten mit Krankheits- bzw. Schmerzsymptomen, sich an einen Arzt zu wenden.

Das vorliegende Buch ist sorgfältig erarbeitet worden. Dennoch erfolgen alle Angaben ohne Gewähr. Weder Autoren noch Verlag übernehmen eine Haftung für eventuelle Nachteile oder Schäden, die aus den im Buch enthaltenen praktischen Hinweisen resultieren.

US 3913 H/G
Printed in Spain

ISBN 3-89915-218-2

Besuchen Sie uns im Internet:
www.readersdigest.de

Über dieses Buch

Die meisten Herzkrankheiten sind vermeidbar. Das unterscheidet sie von vielen Leiden, zu denen bislang keine wirksame Vorbeugung bekannt ist. Selbst wenn Sie bereits eine Herz-Kreislauf-Erkrankung haben, können Sie noch viel tun, um Ihr Herzinfarktrisiko zu senken.

Vielleicht war Ihnen das bereits bekannt. Wissen Sie jedoch auch, wie sich dieses Ziel konkret erreichen lässt? In diesem Zusammenhang können viele Fragen auftauchen: Muss ich Fettsäuren komplett aus der Ernährung streichen? Wie viel muss ich mich bewegen, um mein Herz zu schützen? Warum soll ich meinen Lebensstil überhaupt ändern, wenn man Cholesterin und Blutdruck medikamentös senken kann?

Die Antworten auf diese und viele weitere Fragen finden Sie im RATGEBER HERZ. Das Buch erläutert, wie Sie mit einfachen Maßnahmen Ihr Herzerkrankungsrisiko erheblich senken können. Lassen Sie sich davon ermutigen, dass Herz-Kreislauf-Erkrankungen in bestimmten Ländern der Erde sehr selten sind – weil die Menschen dort anders essen, sich mehr bewegen und stressfreier leben. Also können auch Sie die Gesundheit Ihres Herzens aktiv beeinflussen!

Dieses Buch richtet sich insbesondere an Leser, die bereits an koronaren Herzkrankheiten leiden, sowie an all jene, bei denen Risikofaktoren, wie erhöhte Cholesterinwerte, Bluthochdruck und/oder eine familiäre Vorbelastung, gegeben sind. Das Buch bietet eine Fülle von Informationen und Ratschlägen, die sich an neuesten Forschungsergebnissen orientieren. Lesen Sie, warum Nüsse so herzgesund sind. Finden Sie heraus, wie Atemübungen Ihren Blutdruck senken können. Erfahren Sie, welchen enormen gesundheitlichen Nutzen die richtige Ernährung und regelmäßige Bewegung bringen. Zudem informiert Sie dieser Band über medikamentöse und operative Behandlungsmöglichkeiten.

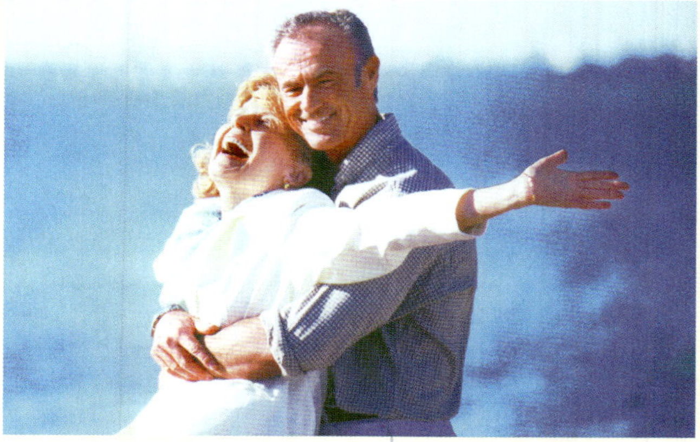

Veränderung fällt oft schwer. Daher werden hier auch Strategien beschrieben, die es erleichtern, mit schlechten Gewohnheiten erfolgreich zu brechen. Ab S. 222 folgen schließlich mehr als 30 köstliche Rezepte für eine herzgesunde Ernährung. Lassen Sie sich auf dem Weg zu einem längeren, gesünderen und schöneren Leben inspirieren!

Vorwort

Priv. Doz. Dr. med. Gregory P. Eising, Herzchirurg und Oberarzt am Deutschen Herzzentrum München

„Der Mensch ist so alt wie seine Gefäße", besagt eine Medizinerweisheit. Kann das Blut ungehindert durch die Arterien fließen, geht es dem Körper meist gut, wird der Fluss gehemmt, drohen Gefahren. Da unsere Arterien einem natürlichen Verschleiß unterworfen sind, nimmt die Gefahr für das Herz-Kreislauf-System mit dem Alter zu. Allerdings haben Studien gezeigt, dass bereits 17 % der unter 20-Jährigen und die Hälfte der Menschen im Alter um die 33 Jahre arteriosklerotische Plaques (Arterienverkalkung) aufweisen!

In den vergangenen Jahrzehnten wurden gewaltige Fortschritte im Verständnis und der Behandlung von Herzkrankheiten erzielt. Der Zuwachs an Erkenntnissen über die Arteriosklerose eröffnete eine neue Sicht auf die Entstehung der koronaren Herzkrankheit und ihre Behandlung. Wer frühzeitig in die Gesundheit seiner Gefäße investiert, verbessert seine Chancen auf ein Leben ohne Herz-Kreislauf-Komplikationen. Die Vorbeugung und die konsequente Behandlung der Risikofaktoren gehören heute zu den großen Herausforderungen der Medizin und letztendlich jedes einzelnen Menschen.

> „Wer frühzeitig in die Gesundheit seiner Gefäße investiert, verbessert seine Chancen auf ein Leben ohne Herz-Kreislauf-Komplikationen."

Neueste diagnostische Methoden vermitteln dem Arzt ein äußerst genaues Bild vom Gesundheitszustand des Herzens und der Gefäße seiner Patienten. Dazu zählen enorm leistungsfähige Ultraschallgeräte sowie kontinuierlich weiterentwickelte Computertomographen oder Methoden der invasiven Kardiologie mithilfe von Herzkathetern. Allein in Deutschland werden heute pro Jahr mehr als 600 000 diagnostische Herzkatheteruntersuchungen zur Abklärung von Herzerkrankungen durchgeführt. Bei jeder dritten Untersuchung wird dabei eine so genannte Koronarintervention vorgenommen, d. h. Herzkranzarterien werden mit einem Ballon erweitert oder es wird ein Stent eingesetzt. Die Möglichkeiten der Kardiologen sind jedoch begrenzt. Bei stark fortgeschrittenen koronaren Herzkrankheiten oder bei Klappenerkrankungen bleibt oft nur eine Bypassoperation oder eine Klappenoperation. In Deutschland erfolgen jährlich etwa 100 000 Operationen am offenen Herzen, und das mit sehr guten Ergebnissen. Dabei werden immer mehr Eingriffe minimal invasiv, d. h. mit kleinen Hautschnitten durchgeführt, was oft eine verkürzte Rekonvaleszenz bedeutet. In vielen Fällen ist es den Chirurgen möglich, erkrankte Herzklappen zu rekonstruieren, sodass keine Kunstklappe notwendig ist.

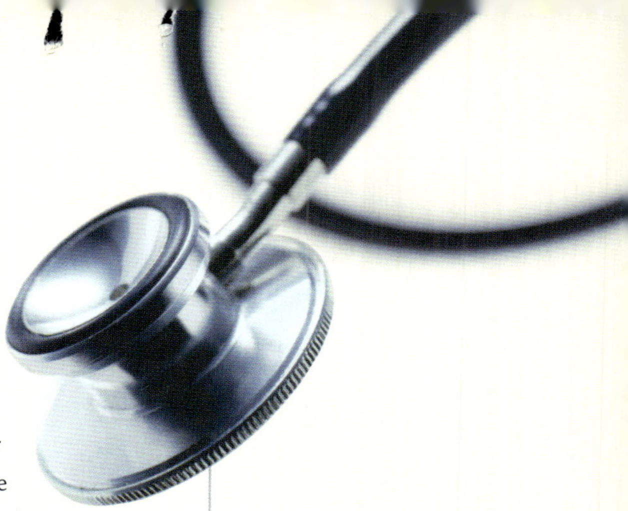

Trotz allen Fortschritts stellen Herzkrankheiten nach wie vor die Haupttodesursache in den westlichen Industrienationen dar, und nicht nur Männer sind davon betroffen. Bei Frauen finden sich beinahe genauso häufig arteriosklerotische Veränderungen wie bei Männern. Obwohl bei den meisten Frauen die Angst vor Brustkrebs vorherrscht, sterben erheblich mehr an Krankheiten des Herzens und der Blutgefäße als an Krebs.

Es gibt viele Gründe dafür, weshalb Herzkrankheiten noch immer einen so hohen Tribut fordern. Zum einen werden sich die Betroffenen ihrer Krankheit oft erst spät bewusst, da die Symptome im frühen Stadium meist nicht so deutlich sind. So ahnen viele nichts von ihrer Erkrankung, bis sie den ersten Herzinfarkt erleiden. Zum zweiten beeinflusst der Lebensstil das Herzerkrankungsrisiko in entscheidendem Maß. Leider gefährden noch immer viel zu viele ihr Herz durch ihre Lebensweise. Falsche Ernährung, Bewegungsmangel, zu viel Stress und schlechte Angewohnheiten wie das Rauchen – all diese Faktoren vervielfachen die Gefahr eines Herzinfarkts.

Dabei wäre der Großteil der Herzinfarkte vermeidbar. Durch eine gesündere Lebensweise können auch Sie Ihr Infarktrisiko signifikant senken. Lassen Sie sich dabei vom **RATGEBER HERZ** mit zahlreichen praktischen Verhaltenstipps und Strategien zum Selbstschutz unterstützen. Selbst wenn Sie nur ein paar Maßnahmen umsetzen, schenken Sie sich damit vermutlich einige zusätzliche Lebensjahre. Die Forschung hat z. B. erwiesen, dass die Einschränkung von gesättigten Fettsäuren in der Ernährung das Herzinfarktrisiko um 50 % senken kann. Daher berät dieses Buch u. a. ausführlich zu einem herzgesunden Speiseplan.

Der Start in ein herzgesundes Leben ist nicht immer bequem. Die Motivation kommt aus der Überzeugung, für die eigene Gesundheit zu handeln. Die wenigsten glauben daran, dass sie sich selbst helfen können, indem sie sich z. B. richtig ernähren und mehr bewegen. Zwar gibt es Medikamente, die erhöhte Cholesterinspiegel und Bluthochdruck senken sowie Blutgerinnseln und so einem Herzinfarkt vorbeugen. Doch die besten Behandlungsmethoden sind nichts im Vergleich zu einer vorbeugenden Lebensweise. Nutzen Sie diesen wertvollen Wegweiser, um sich aktiv für die Gesundheit Ihres Herzens einzusetzen!

Inhalt

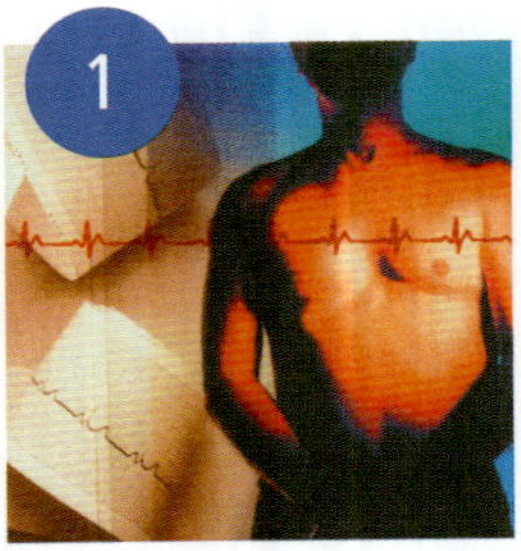

1 Wie steht es um Ihr Herz? 10

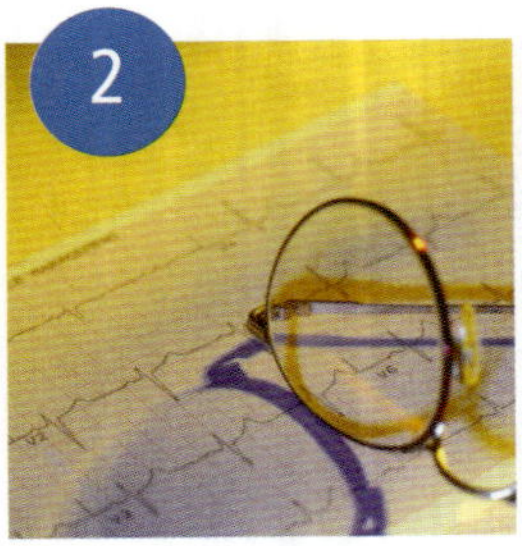

2 Risiken verringern 22

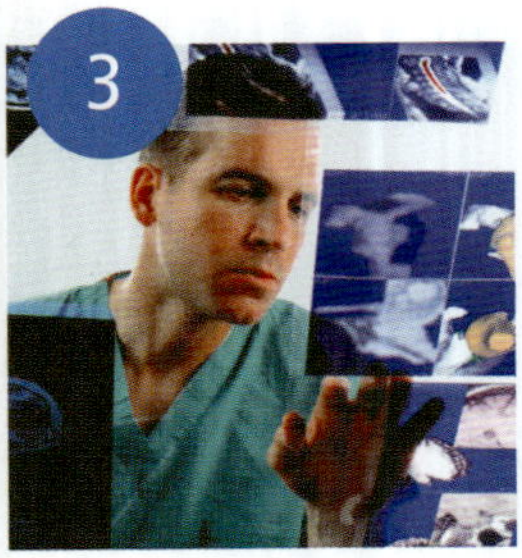

3 Probleme erkennen 38

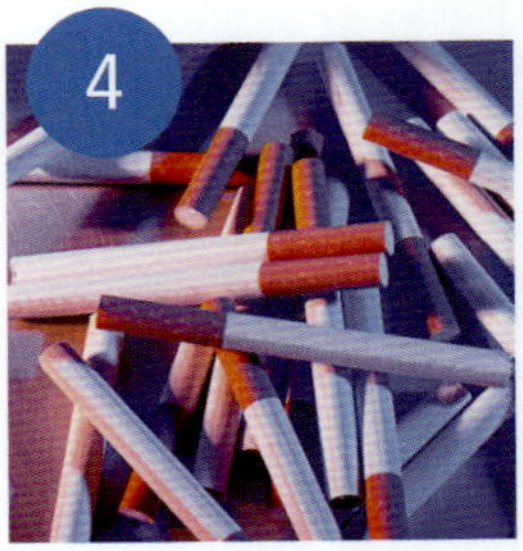

4 Nikotinfrei leben 58

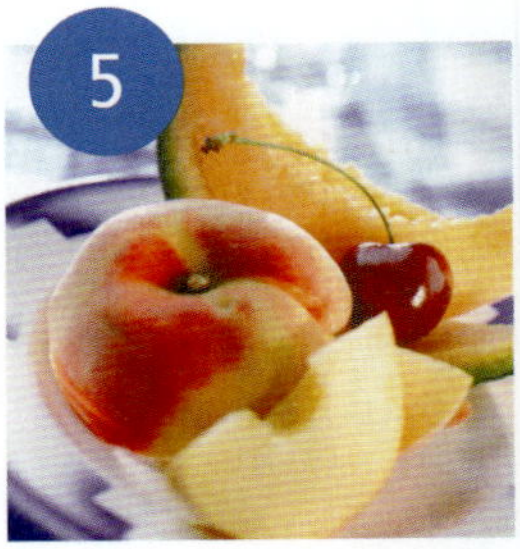

5 Herzgesund essen 72

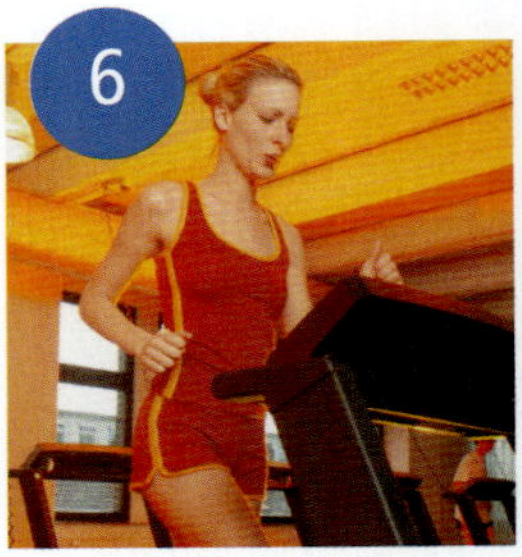

6 Aktiv werden 100

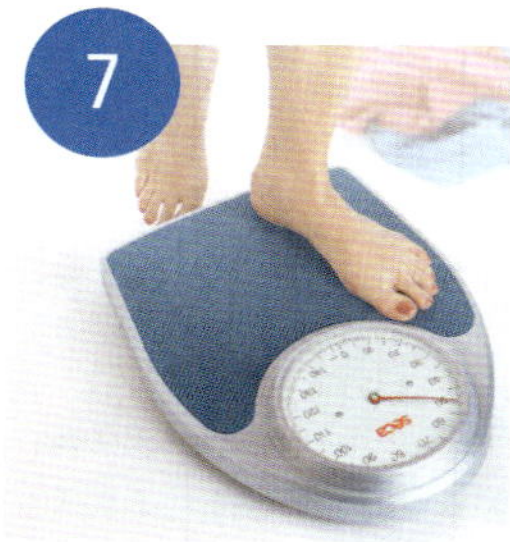

7 Gewicht reduzieren 126

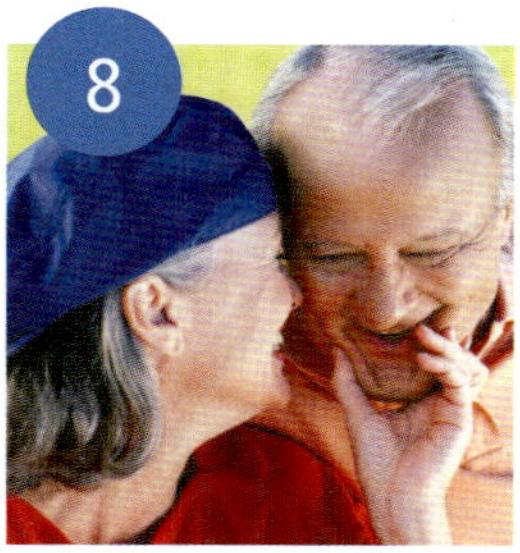

8 Stress vermeiden 150

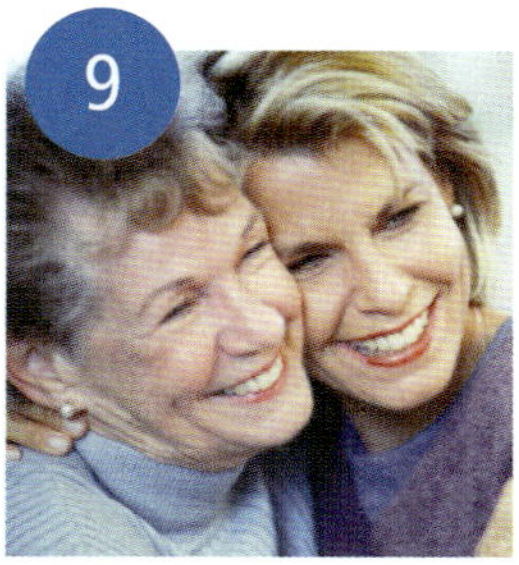

9 Frauenherzen schützen 164

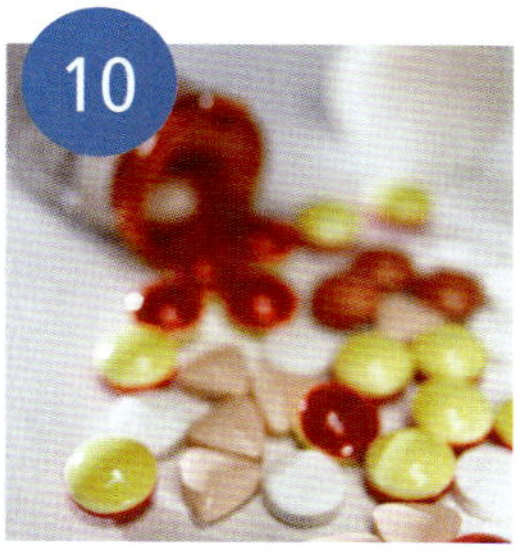

10 Medikamente nehmen 176

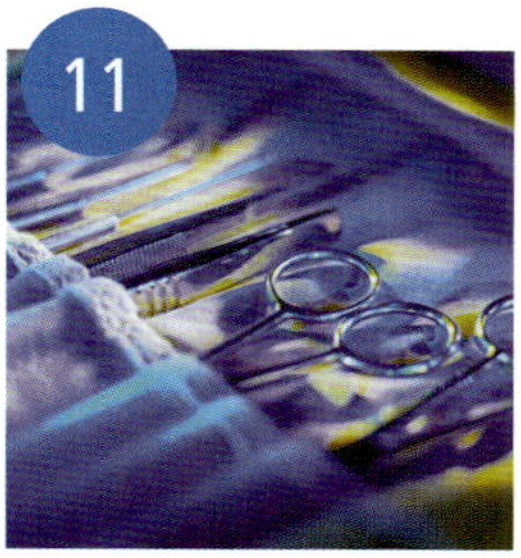

11 Operativ eingreifen 190

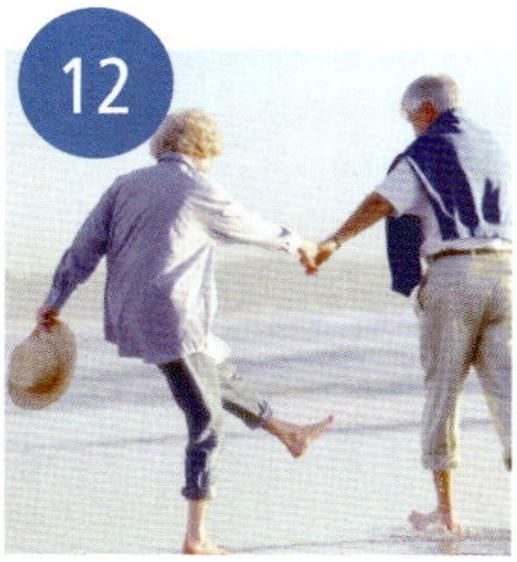

12 Dem Herzen Gutes tun 210

Rezepte 222

Register und Bildnachweis 244

1

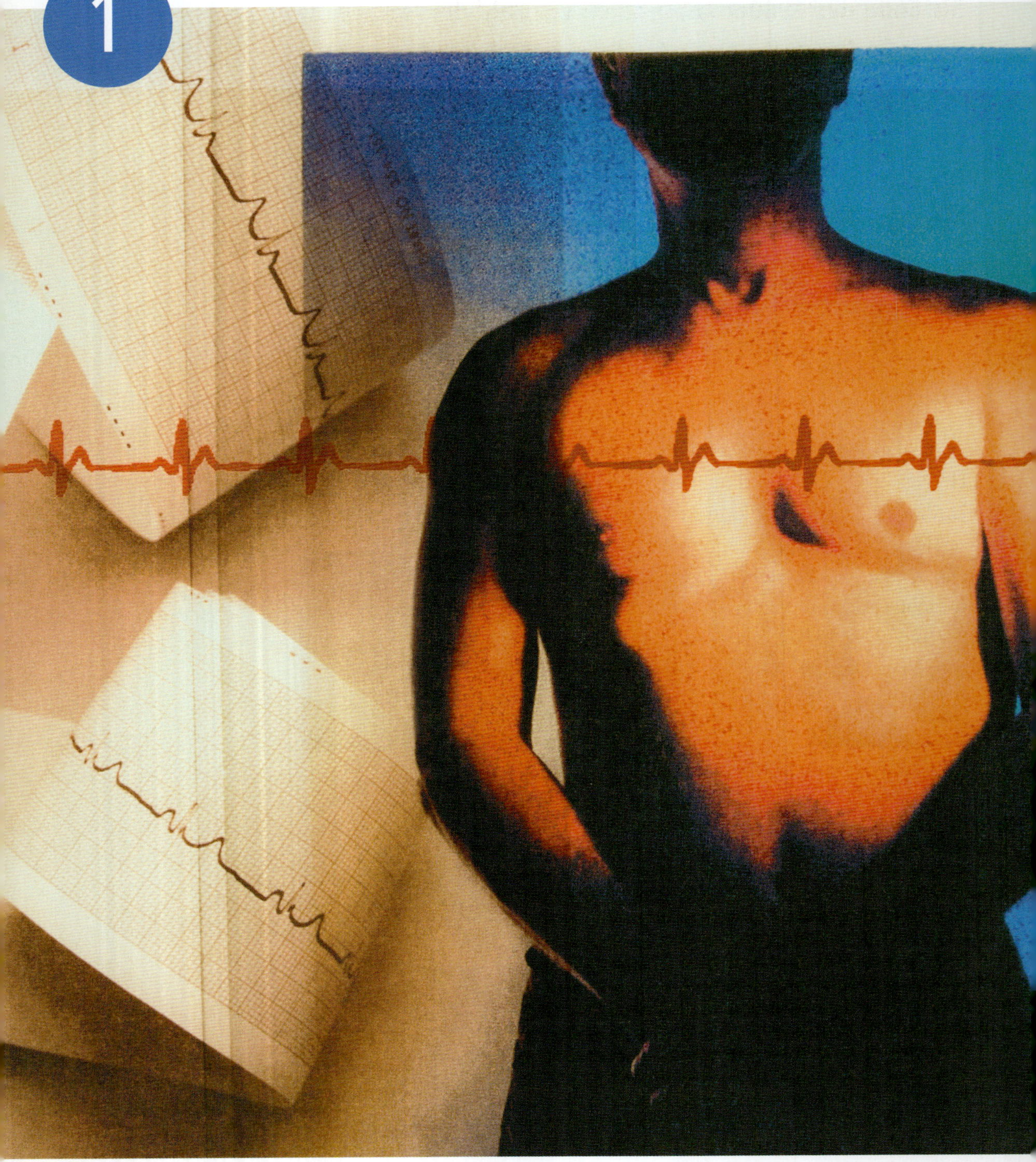

Wie steht es um Ihr Herz?

Bis Ende der 1960er-Jahre nahm die Zahl der Herzinfarktopfer stetig zu. In den folgenden Jahrzehnten zeigte sich ein positiver Trend: Die Infarktsterblichkeit ging im internationalen Durchschnitt, so auch in Deutschland, zurück. Die Gründe hierfür sind letztlich nicht bekannt, doch schienen der medizinische Fortschritt und in gewissem Maß ein gesünderer Lebensstil eine Rolle zu spielen. Herz-Kreislauf-Erkrankungen wurden frühzeitiger behandelt, das Durchschnittsalter bei tödlichen Herzinfarkten stieg.

Trotz des medizinischen Fortschritts sind Erkrankungen des Herzens und/oder der Blutgefäße, allgemein Herz-Kreislauf- oder kardiovaskuläre Erkrankungen genannt, in den Industrieländern seit langem die häufigste Todesursache. Sie kosten mehr Menschen das Leben als die sieben darauf folgenden führenden Todesursachen zusammen. Die häufigste Herzerkrankung ist die KHK (koronare Herzkrankheit), eine Schädigung der Herzkranzarterien (Koronararterien), die das Herz mit Blut versorgen. Sie fordert mehr Tote als alle Krebsarten zusammen. Allein in Deutschland erkranken daran jährlich rund 6 Mio. Menschen. 2002 gingen mehr als 234 000 Todesfälle auf die Folgen dieser Krankheit zurück, davon etwa 70 000 auf akute Herzinfarkte. In den letzten 5 Jahren verzeichnete man eine erneute Zunahme tödlicher Herzinfarkte in Deutschland um rund 5 %. Dabei zählen Herzkrankheiten zu jenen ernsten Erkrankungen, die sich am leichtesten verhindern lassen.

> „Trotz des medizinischen Fortschritts sind Herz-Kreislauf-Erkrankungen in den Industrieländern seit langem die häufigste Todesursache."

Sie haben die Wahl

Schon kleine Veränderungen der Lebensgewohnheiten können das Herzinfarktrisiko dramatisch senken. Wer bereits einen Herzinfarkt hatte, kann einem weiteren vorbeugen, ohne dafür sein gesamtes Leben zu ändern. Ein Spaziergang nach dem Abendessen statt des üblichen Fernsehens bewirkt schon viel, der zusätzliche Verzicht auf einige gesättigte Fettsäuren noch mehr. Raucher sollten Mut fassen: Wer aufhört, kann sein Herzerkrankungsrisiko halbieren.

Auch Ihr Arzt kann einiges tun. Dank der Behandlungsfortschritte sind die Aussichten auf ein langes, aktives Leben selbst bei fortgeschrittenen Herzerkrankungen besser denn je. Neue Medikamente können Cholesterinspiegel sowie Bluthochdruck senken und auf diese Weise Herzinfarkten und Schlaganfällen vorbeugen. Mithilfe raffinierter Operationstechniken lassen sich Arterienverschlüsse versorgen und auch Schäden am Herzen selbst beheben.

Heute weiß man mehr als vor 10 Jahren darüber, wie das Herz gesund bleibt, was es krank macht und wie man Herzkrankheiten behandelt. Der *Ratgeber Herz* gibt dieses Wissen an Sie weiter.

Ein leistungsstarkes Organ

Das Herz schlägt durchschnittlich 70-mal pro Minute, 4200-mal pro Stunde und 100 800-mal pro Tag. Mit jedem Schlag pumpt es Blut durch ein komplexes System aus Blutgefäßen, die aneinander gereiht eine Gesamtlänge von 96 560 km hätten. Das Herz ist also ein sehr leistungsstarkes Organ. Dennoch kann ihm vieles schaden.

FORTSCHRITT IN VIELEN BEREICHEN

Warum ist die Infarktsterblichkeit seit den 1960er-Jahren in den meisten Industriestaaten gesunken bzw. das Durchschnittsalter bei tödlichen Herzinfarkten gestiegen? Wie bereits erwähnt, konnte man die Gründe für diesen Trend bisher nicht erschöpfend klären. Es gab seither so viele Fortschritte in Prävention und Medizin, dass wohl mehrere Faktoren zu dieser Entwicklung beigetragen haben.

Amerikanische Wissenschaftler versuchten, anhand von Daten zu Herzkrankheiten, die über einen Zeitraum von 10 Jahren gesammelt worden waren, die Auswirkungen verschiedener Maßnahmen abzuschätzen. Demnach schienen rund 25 % des Rückgangs koronarer Herzkrankheiten auf Primärprävention zurückzugehen. Dies sind Maßnahmen, die Herzproblemen bei Gesunden vorbeugen, z. B. die Reduktion gesättigter Fettsäuren in der Ernährung. 29 % erklärte man mit Sekundärprävention – der Bekämpfung von Risikofaktoren wie Bluthochdruck und erhöhten Cholesterinwerten bei bestehenden Herzproblemen. 43 % schließlich wurden auf Behandlungsfortschritte wie Bypassoperationen und Techniken zur Behandlung verstopfter Arterien zurückgeführt.

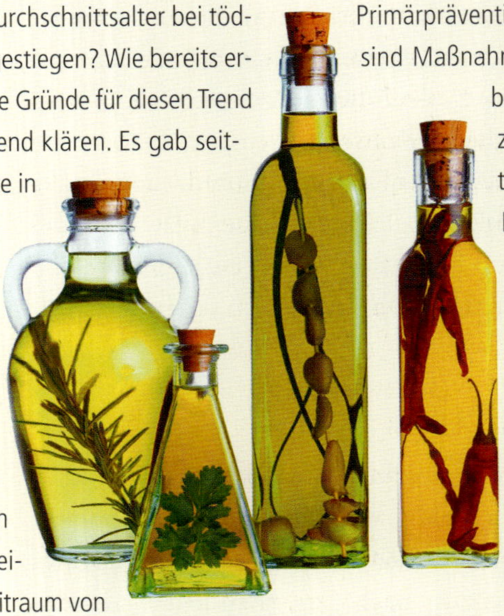

Die Reduzierung gesättigter Fettsäuren in der Ernährung unterstützt die Vorbeugung von Herzerkrankungen.

STERBERATE BEI HERZKRANKHEITEN UND HERZINFARKTEN IN DEN USA

Dank des Fortschritts in Vorbeugung und Behandlung erleiden weniger US-Bürger Herzinfarkte und weniger sterben daran.

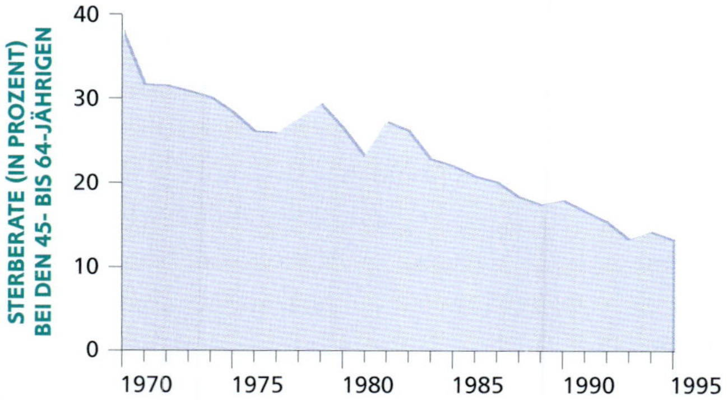

Quelle: Zentrum für Nationale Gesundheitsstatistik und Nationales Herz-, Lungen- und Blut-Institut, USA

Herzerkrankungen können in vielen Formen auftreten, von angeborenen Herzklappenfehlern bis zu Herzmuskelschäden durch Infekte. Die größte Gefahr stellt eine Verhärtung der Arterien dar, die hier, nach der gängigen Praxis, Arteriosklerose genannt wird. (Die Wissenschaft spricht auch von Atherosklerose.) Hauptschuld daran trägt das Cholesterin, eine wächserne Substanz im Blut.

Im Lauf der Zeit kann sich Cholesterin an den Innenwänden der Blutgefäße zu Depots ablagern. Diese behindern den Blutfluss und können schließlich einen Gefäßverschluss verursachen. Der Verschluss einer Koronararterie ist die Hauptursache von Herzinfarkten. Bei einer Verengung der Halsschlagadern, die Blut zum Gehirn leiten, spricht man von Karotisstenose. Verschlimmert sich die Erkrankung, können Teile des Gehirns von der Blut- und Sauerstoffzufuhr abgeschnitten werden. Ein Schlaganfall ist die Folge.

Nebenwirkungen des modernen Lebens

Und es gibt weitere Beweise dafür, dass Herzkrankheiten vermeidbar sind: Noch vor 100 Jahren waren Herzinfarkte in den meisten Teilen der Welt extrem selten. Selbst heute variiert die Häufigkeit von Herzerkrankungen geographisch erheblich.

Aus welchem Grund haben sich Herz-Kreislauf-Erkrankungen zur häufigsten Todesursache entwickelt? In gewisser Weise wurden

FAKTEN

Die Häufigkeit von Herzinfarkten ist von Land zu Land verschieden. Während z. B. in Japan weniger als 100 000 Personen jährlich einen Herzinfarkt erleiden, liegt die Rate in Nordirland, Finnland und Schottland bei über 500 000 pro Jahr.

die westlichen Industrienationen Opfer ihres Wohlstands. Maschinen haben einen Großteil der körperlichen Arbeit übernommen, die Lebensmittelindustrie sorgt für überreiche Auswahl. Zugleich bringen die Anforderungen des modernen Lebens enormen Druck mit sich. Diese Mischung – üppiges, zu fettreiches Essen, sitzende Tätigkeiten und Stress – setzt das Herz großen Belastungen aus.

Daher werden Herz-Kreislauf-Erkrankungen oft auch Wohlstandskrankheiten genannt. Dies ist jedoch irreführend: Zwar liegt das Erkrankungsrisiko in vielen Industrienationen höher als in weniger entwickelten Gesellschaften, was teils daran liegt, dass die traditionelle Kost Letzterer gesünder ist als verarbeitete Lebensmittel. Innerhalb der Industrienationen treffen Herzerkrankungen aber alle Gesellschaftsschichten.

Neues aus der Forschung

Laut den kürzlich veröffentlichten Ergebnissen der 14 Jahre dauernden Krankenschwesternstudie mit mehr als 84 000 Teilnehmerinnen können schon wenige Verhaltensänderungen Leben retten. Frauen, die nicht rauchten, sich gesund ernährten und Sport trieben, senkten ihr Herzinfarktrisiko im Vergleich zu Frauen mit weniger gesundem Lebenswandel um 80 %.

Herzgesund nach Plan

Dieses Buch stellt einen Aktionsplan zum Schutz des Herz-Kreislauf-Systems vor, anhand dessen sich sogar manche bereits aufgetretenen Symptome von Herzkrankheiten rückgängig machen lassen. Es ist die Mühe wert: Untersuchungen zeigten, dass fünf Verhaltensänderungen genügen, um koronare Herzkrankheiten in vier von fünf Fällen zu verhindern. Diese fünf Maßnahmen verhelfen auch bei bestehenden Herzkrankheiten zu einem gesünderen Leben.

1. Nikotinfrei leben An alle Raucher: Fassen Sie Mut zum Aufhören! Dieses Buch sagt Ihnen, wie. Rauchen kann aus vielen Gründen tödlich sein. Die chemischen Substanzen im Zigarettenrauch behindern den Blutfluss. Die Blutplättchen (Thrombozyten) neigen verstärkt zum Verklumpen, das Risiko von Blutgerinnseln steigt. Das im Rauch enthaltene Kohlenmonoxid reduziert die Sauerstoffmenge, die das Herz erreicht. Wenn Sie mit dem Rauchen aufhören, profitiert Ihre Gesundheit noch im selben Moment davon.

2. Ausreichend bewegen Unglaublich, aber wahr: Bewegungsmangel kann das Herz ebenso gefährden wie das Rauchen. Der Griff nach der Fernbedienung des Fernsehers ist nicht Gymnastik genug. Doch keine Sorge: Selbst wer nur mäßig aktiv wird, kann sein Herzinfarktrisiko um die Hälfte reduzieren. Für den Anfang genügt ein flotter, 30-minütiger Spaziergang, wenn möglich täglich. In diesem

DIE FRAMINGHAM-HERZSTUDIE

„Im Jahr 1948 achteten wir nicht sonderlich auf die Ernährung", erinnert sich Walter Sullivan (87) aus Massachusetts, USA, Anwalt im Ruhestand. „Mein Lieblingsfrühstück bestand aus Eiern mit Schinken. Wir rauchten, meine Frau Katie und ich. Sport machten wir nie."

In jenem Jahr meldeten sich die Sullivans freiwillig für ein kühnes medizinisches Experiment, das in ihrer Heimatstadt Framingham stattfinden sollte. Alarmiert durch die rasante Zunahme von Herzkrankheiten in den USA, warb man mehr als 5000 gesunde Framinghamer Bürger im Alter zwischen 30 und 60 Jahren an. Sie wurden alle 2 Jahre einer sorgfältigen medizinischen Untersuchung unterzogen. Von der Auswertung der Daten erhoffte man sich Hinweise auf die Ursachen von Herzerkrankungen.

Die Framingham-Herzstudie dauert nun bereits mehr als 50 Jahre, und über 20 000 Menschen nahmen bisher daran teil. Die Sullivans werden nach wie vor regelmäßig untersucht – wie inzwischen auch ihre Kinder. Die Studie lieferte Dutzende lebensrettender Entdeckungen. Nachfolgend einige der Erkenntnisse:

1957 Bluthochdruck und erhöhte Cholesterinwerte steigern das Herzerkrankungsrisiko

1961 Prägung des Begriffs „Risikofaktor"

1962 Rauchen ist ein Risikofaktor von Herzerkrankungen

1967 Körperliche Betätigung senkt das Risiko von Herz-Kreislauf-Erkrankungen

1970 Bluthochdruck erhöht nachweislich das Schlaganfallrisiko

1974 Diabetes erhöht nachweislich die Gefahr von Herz-Kreislauf-Erkrankungen

1977 Beschreibung des Einflusses von Triglyzeriden sowie Lipoproteinen geringer und hoher Dichte (LDL- und HDL-Cholesterin) auf das Herzerkrankungsrisiko

1981 Filterzigaretten erhöhen das Herzerkrankungsrisiko ebenso wie filterlose

1988 Ein hoher HDL-Cholesterinspiegel senkt das Risiko von Herz-Kreislauf-Erkrankungen

1997 Beschreibung des kumulierenden Effektes von Rauchen, Bluthochdruck und erhöhtem Cholesterinspiegel auf das Herz

1998 Entdeckung eines Gens, das mit Bluthochdruck in Zusammenhang steht

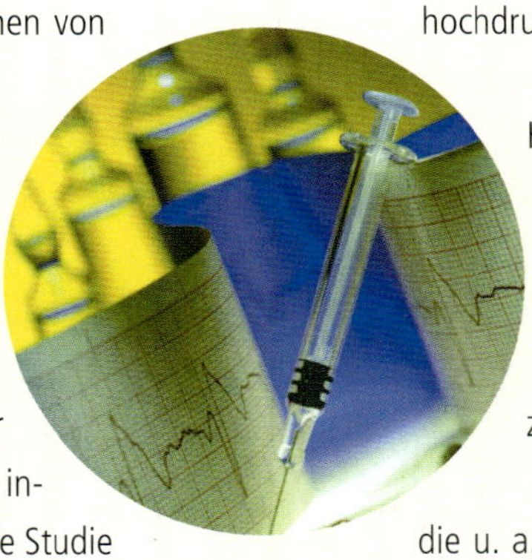

Heute untersucht man die Zusammenhänge zwischen Herzkrankheiten und Genen und erforscht Risikofaktoren, die als Frühwarnzeichen dienen können.

Dank der Entdeckungen, die u. a. mit der Hilfe seiner Familie gemacht wurden, ernährt sich Walter Sullivan heute viel bewusster. „Eier sind jetzt ein besonderer Leckerbissen. Ich esse mehr Fisch und weniger Rindfleisch als zuvor. Ich fahre fast täglich eine halbe Stunde Fahrrad und trainiere mit Hanteln. Und natürlich haben wir schon lange das Rauchen aufgegeben." Der 87-Jährige gärtnert im Frühling, recht Laub im Herbst und schippt Schnee im Winter – ein Beweis für die Vorteile eines herzgesunden Lebensstils.

Die zehn häufigsten Todesursachen

1. Koronare Herzkrankheit
2. Akuter Herzinfarkt
3. Herzinsuffizienz (Herzschwäche)
4. Schlaganfall
5. Bronchial- und Lungenkrebs
6. Dickdarmkrebs
7. Brustkrebs
8. Chronisch-verengende Atemwegerkrankung
9. Lungenentzündung
10. Diabetes mellitus

Quelle: Statistisches Bundesamt Deutschland

Buch wird erklärt, wie ein Schrittzähler (Pedometer) Ihren Aktivitäten Schwung verleiht und Sie sportlich am Ball hält.

3. Intelligent essen Das heißt nicht, dass Sie nur noch Sojasprossen und Linsen essen dürfen. Auch muss niemand auf sein Lieblingsgericht verzichten. Einige der köstlichsten Küchen der Welt, darunter die Mittelmeer- und die asiatische Küche, zählen zugleich zu den gesündesten. Wer sich einige ihrer Geheimnisse aneignet, kann sein Herz schützen und den Gaumen verwöhnen.

4. Gesund abnehmen Viele Menschen sagen mit gutem Grund, dass sie abnehmen müssen. Übergewicht geht oft mit Bluthochdruck, Diabetes und erhöhten Cholesterinwerten einher. Das Herzerkrankungsrisiko wird bereits durch mäßiges Übergewicht erhöht und steigt mit zunehmendem Gewicht weiter an. Verlieren Sie nicht den Mut, wenn Sie bereits an Diäten gescheitert sind. Schon einige Pfunde weniger nützen dem Herzen. Hier erfahren Sie, wie man sich kalorienarm ernährt, ohne zu hungern. Lesen Sie, wie man den Stoffwechsel dazu anregt, mehr Kalorien zu verbrennen, und eine erneute Gewichtszunahme dauerhaft verhindert.

5. Sich entspannen Tests zeigten, dass Personen, die schnell in Rage kommen, nachweislich ein höheres Herzerkrankungsrisiko tragen. Herzinfarkte treten oft in Stressphasen auf. Doch selbst wenn der Stress keine Herzkrankheit verursacht, können ein hektischer Tag im Büro oder private Sorgen es erschweren, sich zum täglichen Spaziergang aufzuraffen oder dem Stück Kuchen zu widerstehen, das einen schon so lange anstarrt. Das Erlernen einiger Techniken, die Ärger und Stress entschärfen, hilft durchhalten.

Veränderung leicht gemacht …

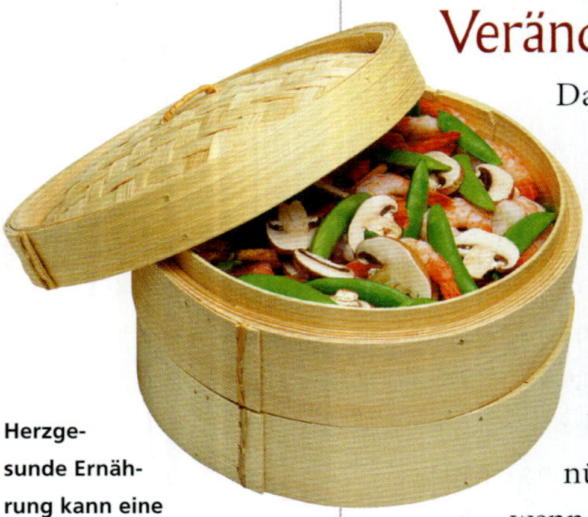

Herzgesunde Ernährung kann eine köstliche Erfahrung sein. Sind Sie bereit, Ihrem Herzen etwas Gutes zu tun?

Dank mehr als 50 Jahren Forschung zum Thema kennt man heute das Rezept für ein gesundes Herz. Warum hält sich also nicht jeder daran?

Aus einem einfachen Grund: Veränderungen fallen schwer. Die Mäßigung beim Essen, und sei es nur der Wechsel von Vollmilch zu fettarmer Milch, verlangt Überwindung. Selbst Dinge, deren Umsetzung einfach scheint, wie der tägliche 30-minütige Spaziergang, können zum Problem werden, wenn man einen anstrengenden Tag hatte oder körperliche Anstrengung einfach nicht gewohnt ist. Und die Aussicht, das Rauchen aufzugeben, versetzt so manchen in Angst und Schrecken.

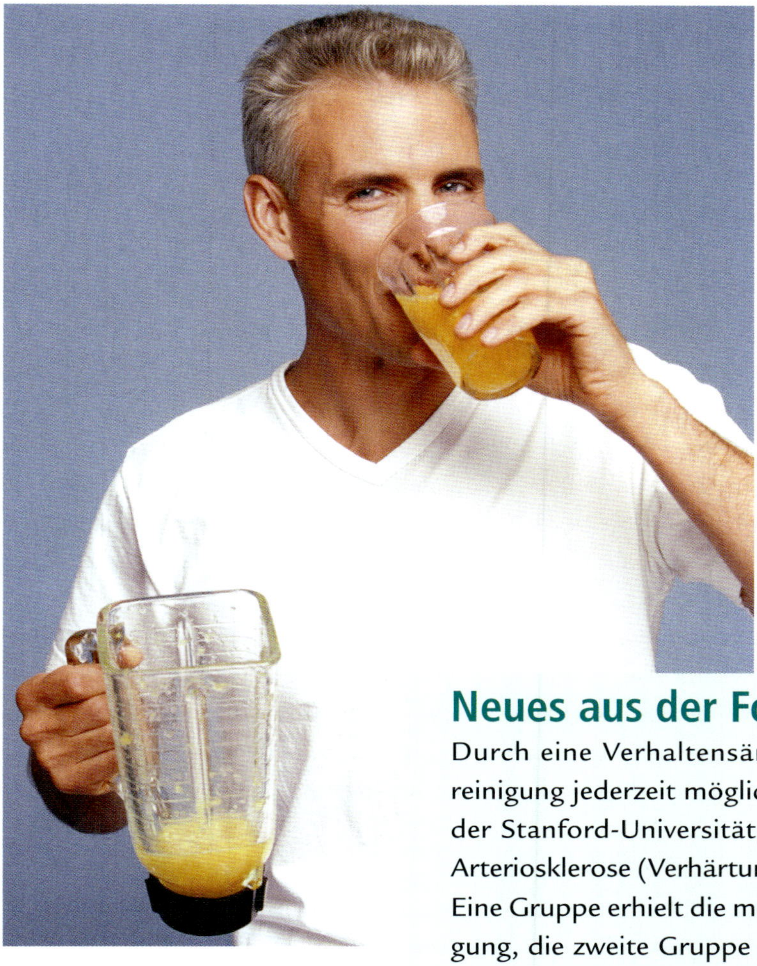

Neues aus der Forschung

Durch eine Verhaltensänderung ist eine Arterienreinigung jederzeit möglich. Dies belegte eine Studie der Stanford-Universität, an der 300 Personen mit Arteriosklerose (Verhärtung der Arterien) teilnahmen. Eine Gruppe erhielt die medizinische Standardversorgung, die zweite Gruppe nahm an einem Programm mit intensiver Beratung zu Ernährung, körperlicher Betätigung und anderen Verhaltensweisen teil. Nach 4 Jahren ergab sich bei der beratenen Gruppe eine um 47 % niedrigere Rate von Gefäßverengung.

Doch liegt all dies im Bereich des Möglichen. Psychologische Studien zur Verhaltensänderung haben zum besseren Verständnis der zugrunde liegenden Prozesse geführt. Dieses Buch gibt viele dieser Erkenntnisse weiter, um Ihren Weg zu einem gesunden Herzen zu ebnen.

Hier sei insbesondere eine Entdeckung genannt. Ob es nun darum geht, das Essverhalten zu korrigieren, das Fingernägelkauen zu lassen oder aktiver zu werden: Man stellte fest, dass sich der Veränderungsprozess in Phasen vollzieht. Laut Dr. James O. Prochaska, Dozent für klinische Psychologie an der Universität von Rhode Island, USA, gibt es fünf Stufen der Verhaltensänderung. Beginnt man z. B., eine Veränderung hin zu einem herzgesunden Lebensstil zu erwägen, befindet man sich im Stadium der Absichtsbildung.

AUS DEM LEXIKON

ARTERIOSKLEROSE Fachbegriff für eine Verhärtung der Arterien, bei der Depots aus Fett, Cholesterin und anderen Substanzen den Blutfluss behindern.
CHOLESTERIN Werden zu große Mengen dieses fettähnlichen Stoffes über die Nahrung aufgenommen, kann dies zu Arteriosklerose führen.
HERZINFARKT Schädigung eines Herzmuskelareals durch Verschluss einer Herzkranzarterie, der die Blut- und Sauerstoffzufuhr unterbricht.
KARDIOVASKULÄRE ERKRANKUNGEN Erkrankungen des Herzens und/oder der Blutgefäße.
KAROTISSTENOSE Teilweiser Verschluss der Halsschlagadern, die das Gehirn versorgen.
KORONARE HERZKRANKHEIT Verengung einer oder mehrerer Herzkranzarterien, die das Herz mit Blut versorgen. Durch Arteriosklerose bedingt.
PRIMÄRPRÄVENTION Maßnahmen, die Herzerkrankungen bei gesunden Menschen vorbeugen.
SCHLAGANFALL Schädigung durch einen Arterienverschluss, der Teile des Gehirns von der notwendigen Blut- und Sauerstoffzufuhr abschneidet.
SEKUNDÄRPRÄVENTION Vorbeugung von Herzinfarkten oder weiteren kardiovaskulären Schädigungen bei bereits bestehenden Herzkrankheiten.

Fanden bereits Änderungsversuche statt, wenn auch ohne Erfolg, ist das Stadium der Vorbereitung erreicht.

Spielt das eine Rolle? Und ob! Sobald feststeht, in welchem Stadium man sich befindet, kann man geeignete Strategien anwenden, um das nächste Stadium zu erreichen. Testen Sie anhand der folgenden Fragen ihre Bereitschaft für ein herzgesundes Leben. Welche der folgenden Aussagen beschreibt am besten, wie Sie sich bei dem Gedanken fühlen, für die Senkung Ihres Herzerkrankungsrisikos ihr Essverhalten zu ändern? Dazu zählt z. B., weniger gesättigte Fettsäuren und mehr Obst, Gemüse und Vollkornprodukte zu essen. Jede der Aussagen entspricht einer Phase der Verhaltensänderung.

1. „Ehrlich gesagt bin ich im Moment zu keinerlei Veränderung bereit.“ (Absichtslosigkeit)
2. „Ich denke über gesündere Ernährung nach, habe aber noch nichts dafür getan.“ (Absichtsbildung)
3. „Hin und wieder versuche ich es, habe aber bisher einfach noch nicht durchgehalten.“ (Vorbereitung)
4. „Seit kurzer Zeit ernähre ich mich gesünder, und mein Ziel besteht darin, meine neuen Essgewohnheiten langfristig durchzuhalten.“ (Aktion)
5. „Ich halte mich bereits seit 6 Monaten oder länger an eine herzgesunde Ernährung.“ (Durchhalten)

Die gewählte Aussage zeigt, inwieweit Sie bereits gelernt haben, Ihre Ernährung vernünftig anzupassen. Dies ist ein wichtiger Schritt auf dem Weg zu einem gesunden Herzen. Keine Sorge, wenn Sie noch nicht so weit sind. Die Standortbestimmung und das Erlernen einiger Tricks werden Sie weiterbringen. Nun folgen Strategien, die jeweils auf eines der fünf Stadien zugeschnitten sind.

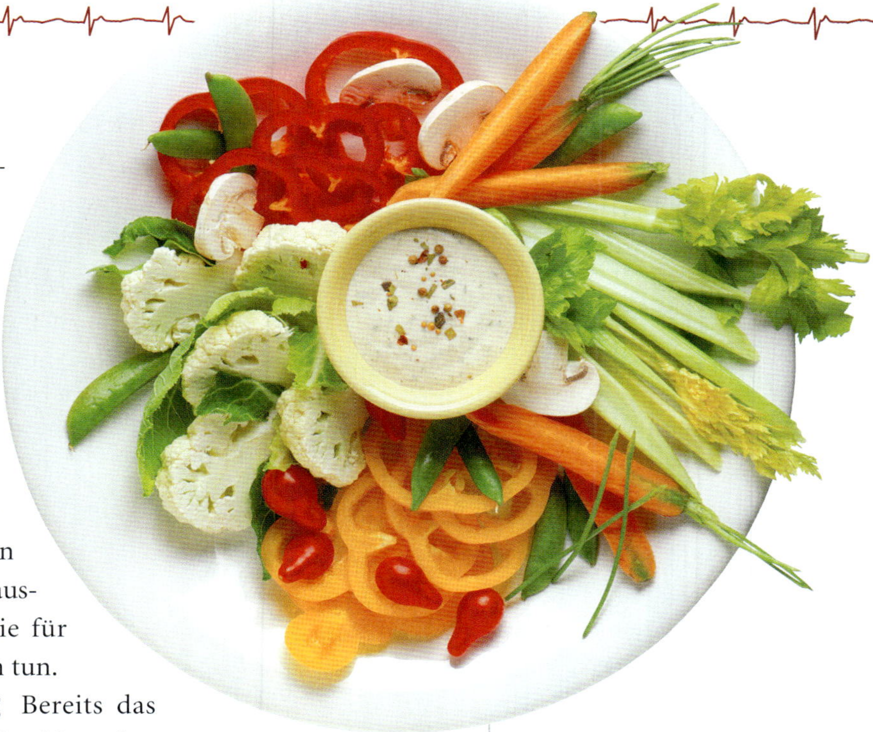

1. Absichtslosigkeit Noch nicht bereit für Veränderungen? Scheinen Ihnen die in Aussicht stehenden Vorteile die Mühe nicht wert? Dann wird Ihnen dieses Buch helfen, Ihre Einstellung zu korrigieren. Verhaltensänderungen können nicht nur Ihr Leben retten. Sie werden sich besser fühlen, besser aussehen und mehr Energie für Dinge haben, die Sie gern tun.

2. Absichtsbildung Bereits das Nachdenken über positive Veränderungen bringt Sie einen Schritt weiter. Nun gilt es zu planen, wie Sie die Vorsätze in die Tat umsetzen, z. B. durch den Kauf eines Kochbuchs mit fettarmen Rezepten oder die Extraportion Gemüse zum Abendessen.

3. Vorbereitung Wer sich erfolglos an gesünderer Kost versucht hat, sollte die Hindernisse unter die Lupe nehmen. Müssen Sie oft in Eile zu Mittag essen und haben nur einen Schnellimbiss in

GESCHÄTZTE HÄUFIGKEIT VON HERZ-KREISLAUF-ERKRANKUNGEN IN DEN USA

Die Hälfte der 60-jährigen US-Bürger leidet an Herz-Kreislauf-Erkrankungen, die zu Herzinfarkt und Schlaganfall führen können.

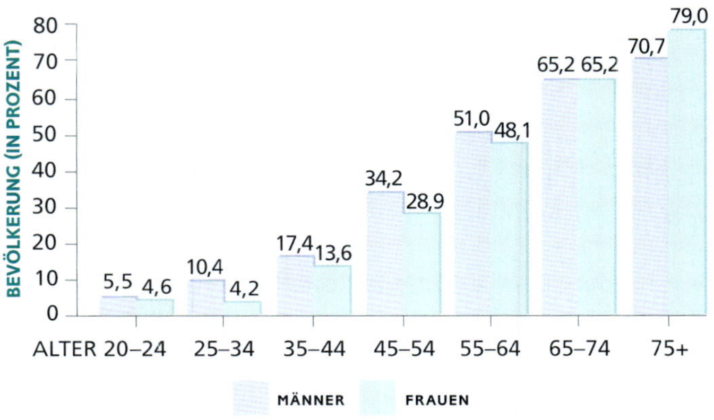

Quellen: NHANES III (1988–1994), CDC/NCHS und die Amerikanische Herzvereinigung

5 Irrtümer über Herzkrankheiten

1

Von Herzinfarkten sind nur Männer betroffen. Falsch. Herzkrankheiten sind auch bei Frauen die führende Todesursache.

2

Bei familiärer Vorbelastung kann man kaum etwas dagegen tun. Selbst bei familiärer Vorbelastung kann man viel unternehmen, um einen Herzinfarkt zu vermeiden.

3

Im Alter sind Herzkrankheiten unvermeidlich. Falsch. In manchen Teilen der Welt sind Herzerkrankungen selbst bei sehr alten Menschen selten.

4

Die größte Gefahr des Rauchens ist, an Lungenkrebs zu erkranken. Stimmt nicht. Ein Großteil der Raucher stirbt an einer Herzkrankheit.

5

Bei normalem Cholesterinspiegel muss man sich um sein Herz keine Sorgen machen. Erhöhte Cholesterinwerte sind nur einer von vielen Risikofaktoren. Daneben spielen u. a. Bluthochdruck und familiäre Vorbelastung eine Rolle.

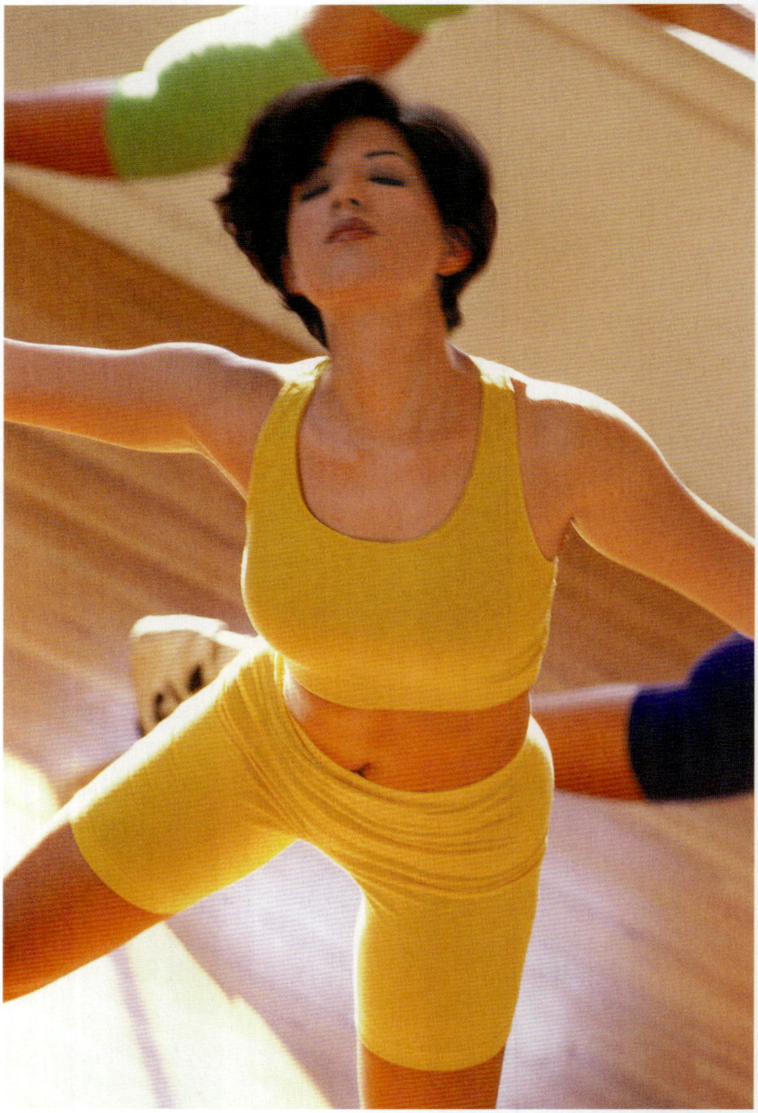

Schon mäßiges Training kann das Herzerkrankungsrisiko halbieren. Bei bereits bestehenden Herzkrankheiten kann Bewegung das Herzinfarkt- und Schlaganfallrisiko senken.

der Nähe? Klappt vielleicht alles, bis Sie auswärts essen und dann viel zu viel bestellen? Für jedes Hindernis gibt es eine Lösung: Nehmen Sie sich z. B. das Mittagessen von zu Hause mit und lassen Sie im Restaurant die Hälfte der Riesenportion Pizza am besten noch vor dem Essen vom Kellner einpacken.

4. Aktion Sie haben Ihr Vorhaben bereits in die Tat umgesetzt. Bei fast jedem, der seinen Lebensstil ändern möchte, treten Hindernisse auf – manchmal aus dem Nichts. Man sollte sich dabei immer vergegenwärtigen, dass ein kleiner Fehltritt noch lange kein

Versagen bedeutet. Vorausplanen ist wichtig für Zeiten, in denen das Durchhalten erwartungsgemäß schwer fällt, z. B. im Urlaub.

5. Durchhalten Haben Sie bereits die fünfte Stufe erreicht, kann man Ihnen gratulieren. Sie sind auf dem besten Weg zu einem gesunden Herzen. In diesem Stadium ist es wichtig, sich immer wieder an die vielen Vorzüge zu erinnern, die auf einen warten, und durchzuhalten. In diesem Buch erhalten Sie zahlreiche Tipps, wie Sie die neuen Gewohnheiten ein Leben lang beibehalten.

Ein Thema für alle Altersgruppen

Junge Menschen halten sich oft für unbesiegbar. Die Gefahr von Krebs oder Herzkrankheiten scheint so fern, dass sie nur selten ernst genommen wird. Ältere Menschen denken wiederum häufig, dass es zu spät für Veränderungen ist, da der Schaden bereits besteht.

Beide Gruppen befinden sich in einem gefährlichen Irrtum. Autopsien an 25-Jährigen ergeben häufig Anzeichen von Fettablagerungen an den Innenwänden der Blutgefäße: Die Arteriosklerose hatte also bereits begonnen. Zwar leiden etwa 0,2 % der Deutschen unter der so genannten familiären Hypercholesterinämie, einer Erbkrankheit, die zu einem abnorm hohen Cholesterinspiegel führt, doch bei den meisten rühren zu hohe Cholesterinwerte daher, dass sie zu viele gesättigte Fettsäuren essen. Es ist also nie zu früh, sich um sein Herz zu kümmern ...

... oder zu spät. Es gibt genügend Beweise dafür, dass ältere Menschen, die einen herzgesunden Lebensstil in Angriff nehmen, in höchstem Maß Nutzen daraus ziehen. So hat beispielsweise der amerikanische Herzexperte Dr. Dean Ornish gezeigt, dass Menschen mit einer fortgeschrittenen Herzerkrankung durch ein strenges Ernährungs- und Sportprogramm in Kombination mit Entspannungstechniken den Zustand ihrer Arterien verbessern können. Wissenschaftler am Cooper Institute for Aerobics Research in Dallas, Texas, fanden heraus, dass Männer fortgeschrittenen Alters, die sich körperlich betätigten und insgesamt fit hielten, ihr Sterberisiko während der Fünf-Jahres-Studie um 44 % senken konnten. Selbst langjährige Raucher können die durch Nikotin verursachten Schädigungen des Herzens zum Teil rückgängig machen, wenn sie das Rauchen aufgeben.

Mit anderen Worten: Es gibt keinen besseren Zeitpunkt als jetzt, um sich für sein Herz einzusetzen. Der *Ratgeber Herz* zeigt Ihnen den richtigen Weg.

»Junge Menschen halten sich oft für unbesiegbar. Ältere Menschen denken wiederum häufig, dass es zu spät für Veränderungen ist.«

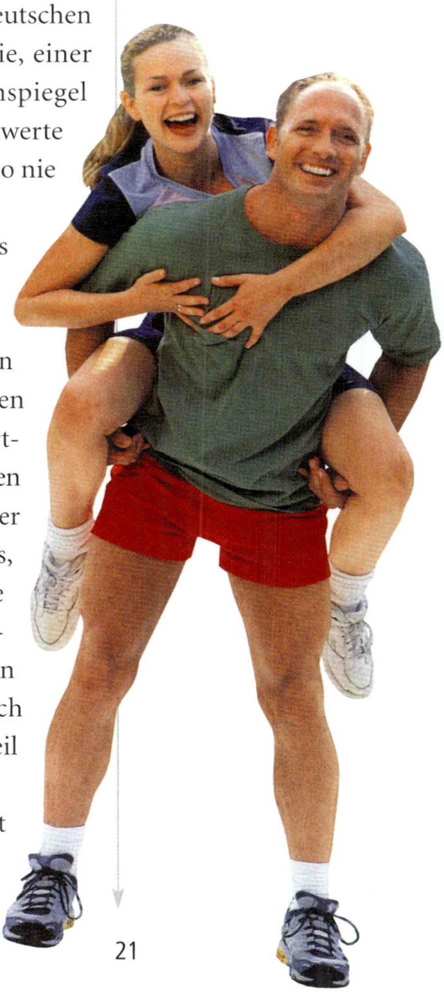

2

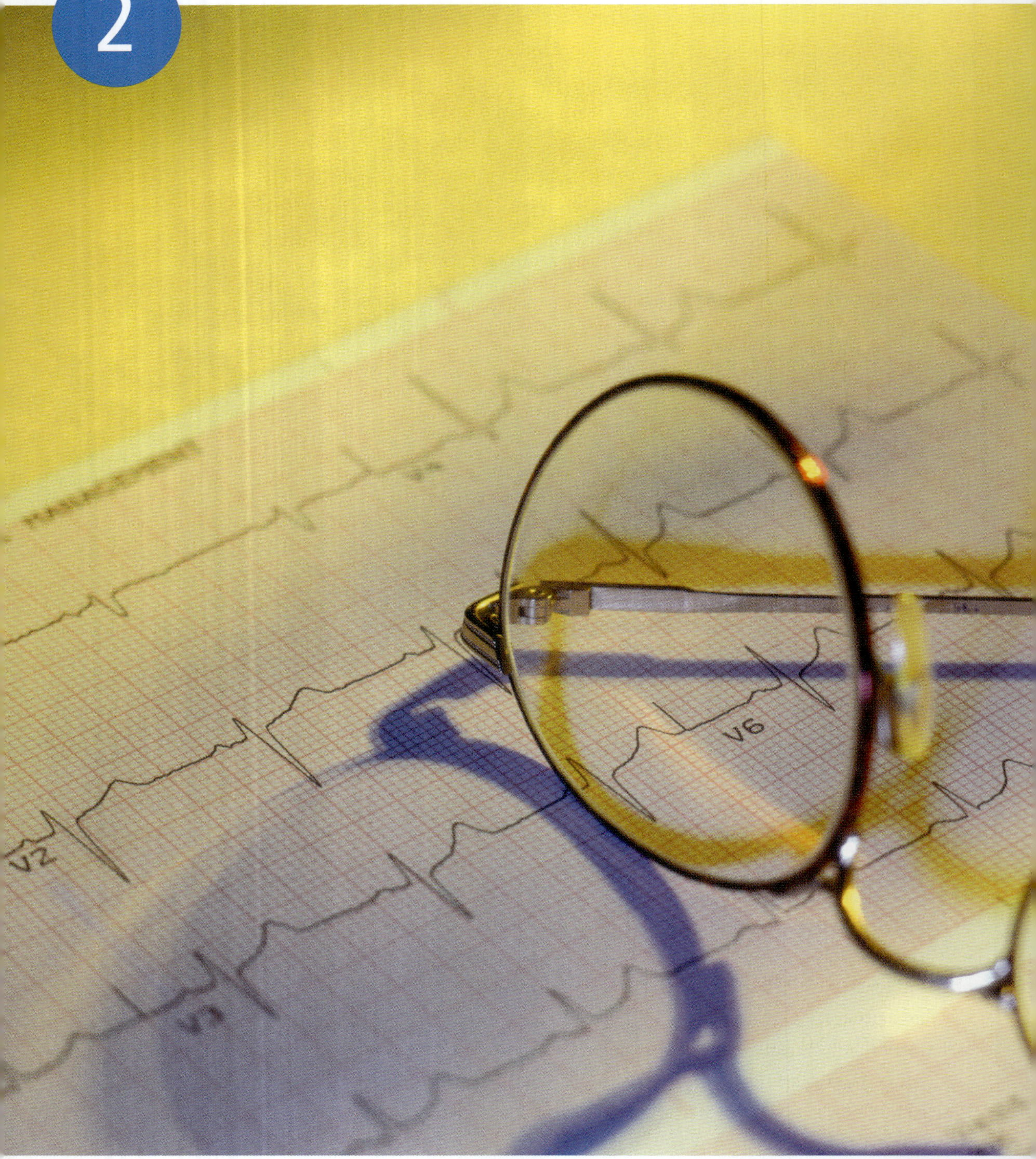

Risiken verringern

Vor 50 Jahren waren die Ursachen der meisten Herzinfarkte unbekannt. Man wusste nicht, wie ein Herzinfarkt entsteht und weshalb manche Menschen dafür anfälliger sind als andere. Inzwischen kennt die Forschung viele der Faktoren, die dem Herzen gefährlich werden können. Wer weiß, wo er steht, kann gemeinsam mit dem Arzt eine wirkungsvolle individuelle Vorbeugung betreiben.

Manche Risikofaktoren, wie die familiäre Vorbelastung, lassen sich nicht ändern. Wer jedoch beeinflussbare Gefahren, wie Bluthochdruck und erhöhte Cholesterinwerte, reduziert, kann sein Herzinfarkt- und Schlaganfallrisiko erheblich senken bzw. einem zweiten Herzinfarkt oder Schlaganfall vorbeugen.

Internationale Spurensuche

Als sich die Wissenschaft auf die Suche nach dem Ursprung von Herzkrankheiten begab, folgte sie einer verheißungsvollen Spur: Das Herzinfarktrisiko war von Land zu Land verschieden. So standen beispielsweise in Finnland Herzkrankheiten auf der Liste der Todesursachen ganz oben, während sie in anderen Ländern wie Griechenland ausgesprochen selten vorkamen.

Dieser Tatsache gingen Forscher in den 1950er-Jahren in der inzwischen berühmten Sieben-Länder-Studie nach. Auf der Basis von Bluttests, Untersuchungen und Umfragen verglichen sie Tausende von Probanden in Japan, den USA, Griechenland, Italien, Finnland, dem ehemaligen Jugoslawien und den Niederlanden. Sehr bald fiel auf, dass auch die Höhe der Cholesterinspiegel länderabhängig variierte. Es schien ein Zusammenhang zwischen den Cholesterinwerten und dem Herzinfarktrisiko zu bestehen: Je höher der Cholesterinspiegel, desto größer das Herzinfarktrisiko.

Seither fand die Forschung viele weitere Faktoren, welche die Wahrscheinlichkeit einer Herzerkrankung erhöhen. Manche Faktoren sind unabänderlich, z. B. das Alter, das Geschlecht und die Krankengeschichte der Familie. Die meisten Faktoren lassen sich jedoch glücklicherweise beeinflussen. Dazu zählen verschiedene Krankheiten wie Diabetes mellitus (Zuckerkrankheit) und Bluthochdruck, die unbehandelt die Arterien schädigen oder das Herz

> „Wer beeinflussbare Gefahren, wie Bluthochdruck und erhöhte Cholesterinwerte, reduziert, kann sein Herzinfarkt- und Schlaganfallrisiko erheblich senken."

AUS DEM LEXIKON

BODYMASS-INDEX (BMI) Der BMI gibt die relative Körpermasse an. Formel: Körpergewicht (kg) geteilt durch die Körpergröße (m) zum Quadrat.

DIASTOLISCH Zweite Zahl des Blutdruckmesswerts (niedrigster Druck). Wird gemessen, wenn sich der Herzmuskel zwischen den einzelnen Schlägen entspannt.

FAMILIÄRE HYPERCHOLESTERINÄMIE Erbliche Form des erhöhten Cholesterinspiegels. Steigert das Herzerkrankungsrisiko deutlich.

HDL Lipoprotein hoher Dichte, von englisch High Density Lipoprotein. Der „gute" Bestandteil des Cholesterins fördert die Aufspaltung und Entfernung des arterienverstopfenden Cholesterins.

HYPERTONIE Bluthochdruck.

LDL Lipoprotein geringer Dichte (von Low Density Lipoprotein). Der „schlechte" Bestandteil des Cholesterins kann an den Blutgefäßinnenwänden Depots bilden, die den Blutfluss behindern.

STAUUNGSINSUFFIZIENZ DES HERZENS Tritt auf, wenn das Herz nicht mehr ausreichend Blut durch den Körper pumpen kann. So staut sich Flüssigkeit in den Lungen und im Körpergewebe.

SYSTOLISCH Erste Zahl des Blutdruckmesswerts (höchster Druck). Wird gemessen, wenn sich der Herzmuskel bei jedem Schlag zusammenzieht.

TRIGLYZERIDE Fettpartikel im Blut, die in hoher Zahl das Risiko von Herz-Kreislauf-Erkrankungen steigern können.

schwächen können. Auch Lebensstilfaktoren, wie Ernährung und Bewegung, lassen sich kontrollieren.

Eine Frage des Risikos

Personen, auf die ein oder mehrere Risikofaktoren für Herzkrankheiten zutreffen, erleiden nicht zwangsläufig einen Herzinfarkt. Ein Vergleich: Wer ohne Sicherheitsgurt fährt, trägt ein wesentlich höheres Risiko, bei einem Unfall schwer verletzt oder getötet zu werden. Doch nicht jeder Gurtmuffel gerät in einen Unfall. Andere wiederum werden trotz Gurt bei Unfällen verletzt oder getötet. Allgemein lässt sich aber feststellen, dass die Risiken ohne Gurt größer sind.

Das Gleiche gilt für Herzerkrankungen: Ein erhöhter Cholesterinspiegel und Bluthochdruck steigern das Risiko, mit der Zeit Herzprobleme zu entwickeln. Werden diese Risiken beseitigt oder zumindest reduziert, kann auch die Gefahr von Herzkrankheiten dramatisch sinken.

Wie verhält es sich nun, wenn keine Risikofaktoren vorliegen? Das kann man leider nicht genau sagen. Die Wahrscheinlichkeit einer Herzerkrankung ist dann wesentlich geringer. Andererseits kommen manche Herzinfarkte plötzlich, ohne dass Risikofaktoren bestanden hätten. Die Gründe hierfür liegen im Dunkeln.

Eines steht jedoch fest: Wer sich mehr bewegt, gesünder ernährt und lernt, richtig mit Stress umzugehen, hat eine kluge Entscheidung getroffen, selbst wenn keine unmittelbare Gefahr besteht. Sehen Sie diese Verhaltensänderungen einfach als eine Art Versicherung gegen Herzprobleme und alle möglichen anderen Erkrankungen, darunter Diabetes und Krebs.

Nicht beeinflussbare Risikofaktoren

Es scheint vielleicht müßig, sich um etwas Unabänderliches zu sorgen. Andererseits lässt sich anhand dieser Risikofaktoren die Wahrscheinlichkeit einschätzen, innerhalb der nächsten 10 Jahre eine Herzerkrankung zu entwickeln. Zudem liefert dies einen Anreiz, endlich die beeinflussbaren Risiken anzugehen. Nachfolgend die Hauptrisiken, mit denen Sie möglicherweise leben müssen:

1. Erbliches Risiko Personen, in deren Familie Herzerkrankungen – insbesondere Herzinfarkte bei Männern unter 50 und bei Frauen unter 55 Jahren – häufig vorkommen, tragen ein erhöhtes Risiko. Am gefährlichsten ist die Erbkrankheit Hypercholesterinämie, die zu bedenklich hohen Cholesterinwerten (350 mg/dl, also 350 Milligramm pro Deziliter Blut) führt. Auch Bluthochdruck, Übergewicht und Diabetes können erblich bedingt sein.

Eine familiäre Vorbelastung bedeutet jedoch kein unabwendbares Schicksal. Die Kenntnis der Familiengeschichte trägt erheblich dazu bei, dass der Arzt gemeinsam mit dem Patienten die besten Vorbeugemaßnahmen ergreifen kann. So rät der Arzt bei einer Hypercholesterinämie meist zur Ernährungsumstellung und verschreibt Medikamente, um das Cholesterin dauerhaft zu senken.

2. Geschlecht Männer neigen stärker zu Herz-Kreislauf-Erkrankungen und erkranken rund 10 Jahre früher als Frauen. Noch ist unklar, weshalb das Risiko bei Frauen vor der Menopause geringer ist. Das Hormon Östrogen scheint eine Rolle zu spielen, denn

WEISSKITTEL-HOCHDRUCK

Nervosität und Stress führen im Normalfall zu einem Anstieg des Blutdrucks. Ironischerweise gehören Arztpraxen zu jenen Orten, die Stress auslösen und damit den Blutdruck der Patienten erhöhen. Wissenschaftler nennen dieses Phänomen „Weißkittel-Hochdruck", was auf die typische Berufskleidung des Arztes Bezug nimmt. Erweist sich Ihr Blutdruck beim Arztbesuch als zu hoch, empfiehlt Ihnen der Arzt eventuell, selbst einige Messungen vorzunehmen. Um den Blutdruck zu Hause zu messen, benötigen Sie ein Blutdruckmessgerät mit Armmanschette. Ihr Arzt wird Ihnen erklären, wann und wie Sie messen sollen. Ansonsten bieten Apotheken Blutdruckmessungen an, in manchen können Sie die Messung auch selbst durchführen.

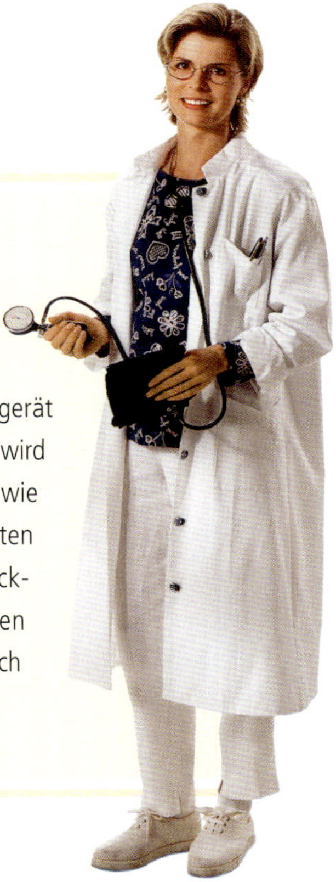

mit dem Absinken seines Spiegels nach der Menopause steigt das Risiko bei Frauen. Bei den 60- bis 70-Jährigen ist der Unterschied zur Erkrankungshäufigkeit der Männer bereits wesentlich geringer, und schließlich treffen 47 % aller tödlichen Herzinfarkte Frauen.

3. Alter Das Risiko steigt mit dem Alter. 70 % aller Deutschen, die an einem Herzinfarkt versterben, sind über 70 Jahre alt. Dies bedeutet jedoch nicht, dass Herz-Kreislauf-Erkrankungen ein unvermeidlicher Bestandteil des Alterungsprozesses sind. In manchen Weltgegenden treten Herzerkrankungen altersunabhängig wesentlich seltener auf als in den westlichen Industrienationen. Woran liegt das? Wer sich immer gesund ernährt und ausreichend bewegt, ist meist lebenslang vor diesen Erkrankungen geschützt.

Beeinflussbare Risikofaktoren

Die gute Nachricht: Es gibt mehr beeinflussbare Risikofaktoren als nicht beeinflussbare. Selbst einer erblichen Vorbelastung kann man also ein Schnippchen schlagen. Die beeinflussbaren Faktoren lassen sich zwei Gruppen zuordnen: Krankheiten, die Herzerkrankungen fördern, und durch den Lebensstil bedingte Risikofaktoren.

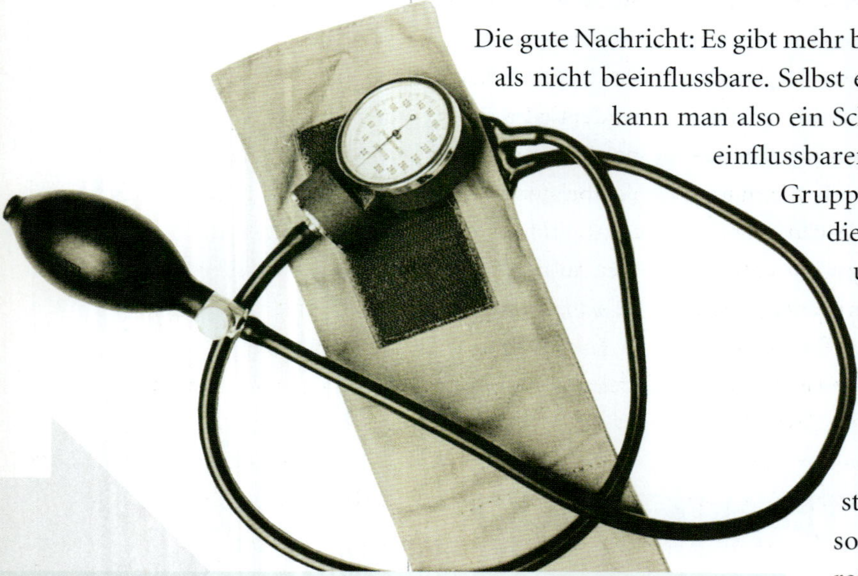

Krankheiten

1. Bluthochdruck Um den gesamten Körper mit Sauerstoff und Nährstoffen zu versorgen, muss das Herz mit reichlich Kraft oder Druck pumpen, damit ein stetiger Blutfluss gewährleistet bleibt. Ist dieser in den kleineren Verästelungen der Arterien eingeengt, muss sich der Druck erhöhen, um das Blut durch die Adern zu transportieren. (Ähnlich funktioniert das bei einem Gartenschlauch, wenn man den Finger über die Öffnung legt: Schränkt man den Durchfluss

Neues aus der Forschung

Sogar ein Blutdruckwert an der Obergrenze des Normalbereichs (130–139/85–89 mm Hg) kann zu hoch sein, so eine 2001 veröffentlichte Meldung von Wissenschaftlern, die an der Framingham-Studie arbeiten. Im Vergleich zu optimalen Werten (unter 120/80 mm Hg) bestehe bei leicht erhöhten Werten ein doppelt so hohes Risiko von Herz-Kreislauf-Erkrankungen. Werte an der Obergrenze des Normalbereichs wirkten sich v. a. bei Frauen gefährlich aus.

DEN ARZT FRAGEN

Es ist falsch, Cholesterin aufgrund des Zusammenhangs mit Herzkrankheiten pauschal als schädlich zu beurteilen. Man sollte zwischen „gutem" und „schlechtem" Cholesterin unterscheiden. Was genau aber ist der Unterschied?

Der Unterschied zwischen gutem und schlechtem Cholesterin ergibt sich aus der Richtung, die das Cholesterin im Blut nimmt: in das Körpergewebe, wo es sich an den Arterienwänden ablagern kann, oder zurück zur Leber, die es abbaut.

Zunächst ein Wort zum Cholesterin: Es wird im Blut in Form kleiner Pakete, der Lipoproteine, transportiert. Diese bestehen aus Fett (Lipide) und Protein. So wie sich Öl und Wasser nicht vermischen, vermischen sich auch Fett und Blut nicht. Lipoproteine bestehen aus einem Fettkern in einer Hülle aus Proteinmolekülen, was ihren Transport im Blutstrom erleichtert.

Lipoprotein mit geringer Dichte (LDL), das schlechte Cholesterin, befindet sich auf dem Weg in die Körpergewebe, also auch zu den Arterienwänden. Sammelt sich zu viel davon an, können sich an den Blutgefäßinnenwänden Plaques bilden. An diesen können sich wiederum Blutgerinnsel festsetzen und den Blutfluss stoppen, was zu einem Herzinfarkt führt. Das Cholesterin mit hoher Dichte (HDL), das gute Cholesterin, wird hingegen vom Gewebe weg zur Leber transportiert und dort abgebaut.

Es ist sicher sinnvoll, das LDL niedrig zu halten und das HDL auf hohem Niveau zu stabilisieren. Handfeste Beweise belegen, dass eine Senkung des LDL-Spiegels auch das Herzinfarktrisiko reduziert. Noch nicht eindeutig belegt ist, dass ein HDL-Anstieg das Risiko ebenfalls vermindert, auch wenn die meisten Wissenschaftler davon überzeugt sind. Zufällig ist es einfacher, das LDL durch Ernährung und Medikamente zu senken, als das HDL zu erhöhen.

Es gibt Mittel, um den HDL-Wert zu steigern, z. B. sich mehr bewegen und das Rauchen aufgeben, was für ein gesundes Herz sehr wichtig ist. Der Schwerpunkt der Bemühungen sollte jedoch darauf liegen, den LDL-Spiegel zu senken.

ein, erhöht sich der Druck.) Das Ergebnis ist Bluthochdruck (Hypertonie). Er belastet die Blutgefäße und das Herz. Unbehandelt kann Bluthochdruck das Risiko von Herz-Kreislauf-Erkrankungen verdreifachen und jenes von Schlaganfällen versiebenfachen.

Bluthochdruck ist eine Volkskrankheit: In Deutschland gibt es rund 16 Mio. Hypertoniker. Fast jeder Dritte ahnt nichts von seiner Krankheit, denn sie bleibt symptomlos. In Österreich hat etwa jeder vierte Bluthochdruck, in der Schweiz jeder siebte. Die hohe Dunkelziffer zeigt, wie wichtig die Messung ist. Sind Ihre Werte zu hoch (siehe S. 28), gibt es viele Möglichkeiten, etwas dagegen zu tun.

WAS DIE MESSWERTE AUSSAGEN

BLUTDRUCK

Der Blutdruck wird in Millimeter Quecksilber (mm Hg) gemessen und mit zwei Zahlen angegeben, die meist durch einen Schrägstrich getrennt werden. Die erste Zahl steht für den systolischen Druck, also den höchsten Druck bei der Kontraktion des Herzmuskels. Die zweite Zahl gibt den diastolischen Druck wieder, den niedrigsten Druck bei entspanntem, sich mit Blut füllendem Herzmuskel.

Gesunde Menschen haben einen Blutdruck von 120/70. Der Messwert von 140/90 gilt als Grenze zum hohen Blutdruck. Werte über 150/100 werden als Bluthochdruck bewertet.

CHOLESTERIN

Bis vor kurzem wurde bei Bluttests nur das Gesamtcholesterin gemessen. Inzwischen weiß man, dass eine Form des Cholesterins, das Lipoprotein geringer Dichte (LDL), die Arterien in besonderem Maß schädigen kann. Das Lipoprotein hoher Dichte (HDL) reinigt sie hingegen, indem es das LDL entfernt. Durch den Vergleich von LDL- und HDL-Spiegel kann man das Herzerkrankungsrisiko einschätzen. Der Cholesterintest erleichtert es dem Arzt, den sichersten Weg zur Verbesserung der Werte und zur Senkung des Herzerkrankungsrisikos zu finden. Folgende Empfehlungen der WHO und der Amerikanischen Herzgesellschaft stellen Idealwerte dar. Höhere Werte haben insbesondere bei Frauen und älteren Menschen nicht zwingend Krankheitswert.

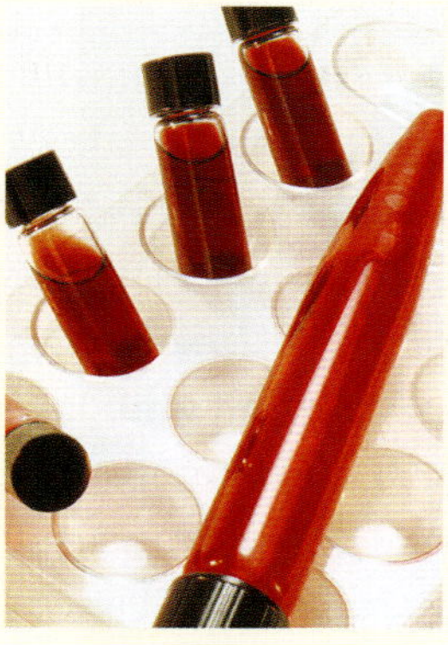

Bei gesunden Personen:

- Gesamtcholesterin: unter 200 mg/dl
- HDL-Cholesterin: über 40 mg/dl
- LDL-Cholesterin: unter 150 mg/dl

Bei koronaren Herzkrankheiten:

- Gesamtcholesterin: unter 200 mg/dl
- HDL-Cholesterin: über 40 mg/dl
- LDL-Cholesterin: unter 100 mg/dl

TRIGLYZERIDE

Bei Cholesterintests werden meist auch die Triglyzeride, die andere wichtige Fettart im Blut, gemessen. Viele Studien zeigten einen Zusammenhang zwischen Triglyzeridspiegel und Herzerkrankungsrisiko, auch wenn dieser nicht so frappant ist wie bei Cholesterin und Bluthochdruck. Der Triglyzeridspiegel kann individuell stark variieren. Männer haben tendenziell höhere Werte als Frauen. Auch ist nicht bewiesen, dass ein hoher Wert tatsächlich Herzerkrankungen verursacht (während Cholesterin hier eine Schlüsselrolle spielt). Dennoch kann eine Überprüfung des Triglyzeridspiegels die Feinabstimmung des Behandlungsplans zur Senkung des Herzinfarktrisikos erleichtern.

Ein Triglyzeridspiegel unter 200 mg/dl gilt als normal, beträgt er mehr als 200 mg/dl, deutet dies auf ein erhöhtes Risiko hin. Verhaltensänderungen zur Senkung des Cholesterinspiegels verbessern auch die Triglyzeridwerte. Da Übergewicht mit erhöhten Triglyzeridspiegeln in Verbindung gebracht wird, kann Abnehmen besonders wichtig sein.

2. Erhöhte Cholesterinwerte Je höher der Cholesterinwert liegt, desto größer ist die Gefahr. Die Framingham-Studie ergab, dass bei einem Gesamtcholesterinwert von 300 mg/dl ein doppelt so hohes Herzerkrankungsrisiko besteht wie bei Werten um die 150 mg/dl. Eine jüngere Studie mit 360 000 männlichen Teilnehmern lieferte noch dramatischere Ergebnisse: Männer, deren Werte über 300 mg/dl lagen, hatten im Vergleich zu Männern mit Werten unter 180 mg/dl ein vierfaches Risiko, während der Laufzeit der Studie an einer Herzerkrankung zu sterben.

Was ist so schlimm an hohen Cholesterinwerten? Die als LDL-Cholesterin oder Lipoprotein geringer Dichte (von englisch Low Density Lipoprotein) bekannte, wächserne Substanz kann sich an den Arterieninnenwänden ansammeln und Ablagerungen (Plaques) bilden. Diese führen zu Arteriosklerose und können schließlich einen Herzinfarkt oder Schlaganfall verursachen. Es gibt viele Möglichkeiten, die LDL-Werte zu reduzieren: Dazu zählen eine Ernährung mit weniger gesättigten Fettsäuren sowie mehr Obst und Gemüse und neue cholesterinsenkende Medikamente.

Daneben spielt das HDL (von englisch High Density Lipoprotein), das Lipoprotein hoher Dichte, eine wichtige Rolle. Es unterstützt die Beseitigung des LDL. Je höher der HDL-Spiegel liegt, desto weniger droht eine Verstopfung der Arterien und damit ein Herzinfarkt. Die Deutsche Herzstiftung empfiehlt einen HDL-Wert von über 40 mg/dl. Das Amerikanische Cholesterin-Erziehungsprogramm korrigierte kürzlich den empfohlenen HDL-Wert von 35 auf 40 mg/dl. Studien zeigten, dass bei Werten unter 40 mg/dl ein überdurchschnittliches Risiko von Herz-Kreislauf-Erkrankungen besteht. Bei über 60 mg/dl ist das Risiko deutlich geringer.

3. Diabetes mellitus Bei Diabetes mellitus (Zuckerkrankheit) ist der Glukosestoffwechsel gestört. Normalerweise wird ein Teil der Nahrung in Glukose, einen Einfachzucker, umgewandelt. Mithilfe des Hormons Insulin dringt die Glukose in die Körperzellen ein, wo sie als Energiespender dient. Zwei Diabetesformen können dieses System stören: Bei Typ-1-Diabetes produziert die Bauchspeicheldrüse zu wenig oder gar kein Insulin für die Glukoseumwandlung. Bei Typ-2-Diabetes (erworbener Diabetes) reagieren die Zellen nicht mehr richtig auf Insulin. Liegt eine der Diabetesformen vor, verdoppelt sich das Risiko von Herz-Kreislauf-Erkrankungen im Vergleich zur Durchschnittsbevölkerung. Jedoch lässt sich Diabetes durch Medikamente und Verhaltensänderungen meist so weit beeinflussen, dass die Herzinfarkt- und Schlaganfallgefahr gebannt ist.

FAKTEN

Schätzungen zufolge leiden in Deutschland rund 8 Mio. Menschen an Diabetes mellitus. Die Hälfte davon ahnt nichts von ihrer Krankheit, die das Risiko von Herz-Kreislauf-Erkrankungen verdoppeln kann.

Durch den Lebensstil bedingte Risikofaktoren

Eine der wichtigsten Entdeckungen der modernen Medizin hat nichts mit raffinierten Hightech-Verfahren zu tun: Viele chronische Krankheiten, darunter die Herz-Kreislauf-Erkrankungen, werden größtenteils durch falsche Lebensgewohnheiten verursacht. Die wichtigsten Lebensstilfaktoren mit Einfluss auf das Herz sind Rauchen, Übergewicht, Bewegungsmangel und falsche Ernährung.

1. Rauchen Zigarettenrauch transportiert Hunderte giftiger Substanzen und Gase in die Lungen und das Blut. Einige davon schädigen das Herz direkt. Nikotin erhöht den Blutdruck und den Herzschlag. Kohlenmonoxid, das auch in Autoabgasen enthalten ist, senkt die im Blut transportierte Sauerstoffmenge, sodass das Herz mehr als normal arbeiten muss. Es raubt dem Herzmuskel Blut und Sauerstoff, den er zur normalen Funktionsweise benötigt.

Weltweit sterben jährlich rund 5 Mio. Menschen an den Folgen des Rauchens, rund 140 000 davon in Deutschland. Man schätzt, dass pro Jahr 70–100 000 deutsche Raucher vorzeitig invalide werden. Rauchen erhöht das Arterioskleroserisiko um 50 %, die Arterienschädigung tritt 10 Jahre früher ein. Die Gefahr korreliert mit dem Einstiegsalter und der Zigarettenmenge. Bei einem Päckchen Zigaretten pro Tag ist das Risiko von Herz-Kreislauf-Erkrankungen mindestens doppelt so hoch wie bei Nichtrauchern. Bei zwei oder mehr Päckchen steigt das Risiko auf das Dreifache. Wer vergeblich versucht hat, mit dem Rauchen aufzuhören, sollte es erneut probieren. Hilfsmittel wie Nikotinpflaster können die Chancen auf Erfolg verdoppeln.

Neues aus der Forschung

Rauchen ist für Frauen womöglich noch bedenklicher als für Männer, denn es senkt den Östrogenspiegel im weiblichen Körper. Das ist Besorgnis erregend, da viele Experten der Ansicht sind, dass das Östrogen vor der Menopause vor Herz-Kreislauf-Erkrankungen schützt. Frauen (insbesondere über 35-jährige), die rauchen und orale Verhütungsmittel nehmen, tragen ein höheres Herzerkrankungsrisiko als Nichtraucherinnen. Rauchen scheint in Kombination mit oralen Verhütungsmitteln Blutdruck und Cholesterinspiegel zu erhöhen. Die Gründe hierfür sind noch unklar.

Passivrauchen ist nicht so gefährlich wie das direkte Inhalieren. Dennoch tragen Passivraucher ein bis zu 30 % erhöhtes Risiko, koronare Herzkrankheiten zu entwickeln, die schließlich zum Herzinfarkt führen können.

2. Übergewicht Rund 20 % der mitteleuropäischen Erwachsenen gelten als fettleibig bis extrem dick und weitere 40 % als übergewichtig. In Deutschland sind rund 56 % der Männer und 39 %

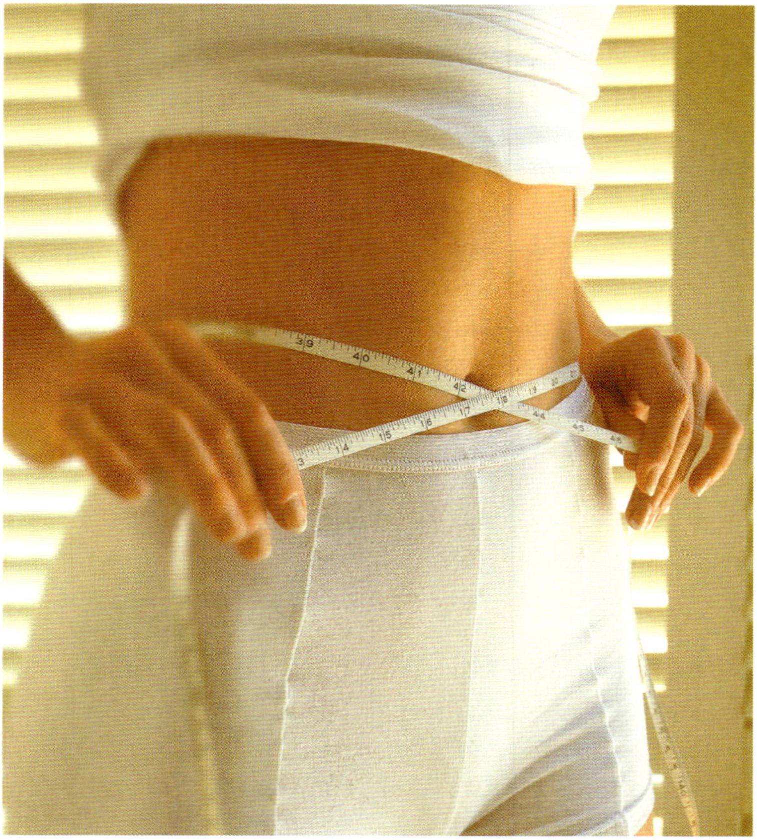

Bereits eine Gewichtsabnahme von 4 % kann das Gesamtcholesterin deutlich senken.

der Frauen übergewichtig. Übergewicht erhöht das Herzerkrankungsrisiko, denn auch das Körperfett muss über das Blut mit Sauerstoff und Nährstoffen versorgt werden. Mehr Fett bedeutet mehr Blut und damit einen höheren Blutdruck. Zudem steigert Übergewicht das Diabetesrisiko. Und die Tatsache, dass der Körper mehr Gewicht tragen muss, als eigentlich vorgesehen, belastet das Herz und erhöht bei Herz-Kreislauf-Erkrankungen das Risiko einer Herzinsuffizienz.

3. Bewegungsmangel Wer sich zu wenig bewegt, erhöht sein Diabetes- und Bluthochdruckrisiko. Auch sind Stubenhocker eher übergewichtig. Wie alle Muskeln gerät auch das Herz bei Bewegungsmangel außer Form und wird anfälliger für Schäden. Studien zeigen, dass Bewegungsmangel das Herzinfarktrisiko verdoppelt.

Obwohl bereits 30 Minuten Bewegung viermal pro Woche vielen Krankheiten effektiv vorbeugen würden, bewegen sich viele Menschen viel zu wenig. So treibt z. B. nur ein Drittel der Schweizer ausreichend Sport, ein Drittel kaum und ein Drittel verzichtet ganz. In Österreich wird der Anteil der Bewegungsmuffel auf 60 %

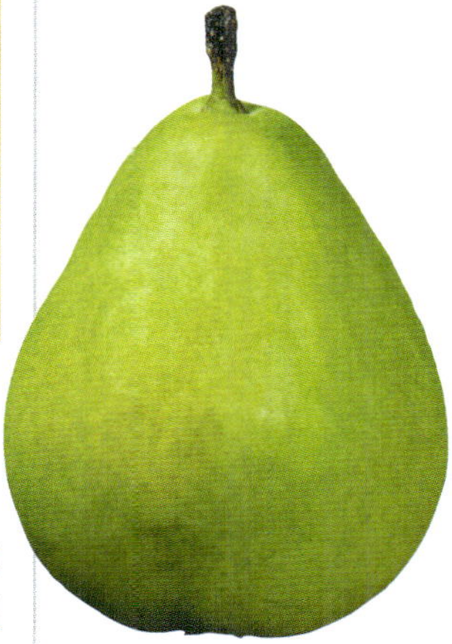

FAKTEN

Gleicht Ihre Figur eher einem Apfel oder einer Birne? Wenn sich das Körperfett v. a. in der Bauchgegend (statt an Gesäß, Hüften und Oberschenkeln) konzentriert, tragen Sie ein höheres Herzerkrankungsrisiko.

geschätzt, und nur 28 % der Deutschen treiben mindestens zweimal pro Woche Sport. Verbringen auch Sie die meiste Zeit im Sitzen? Dann ist es höchste Zeit, das Herz höher schlagen zu lassen.

„Rauchen und ein hoher Cholesterinspiegel scheinen eine besonders gefährliche Kombination zu sein."

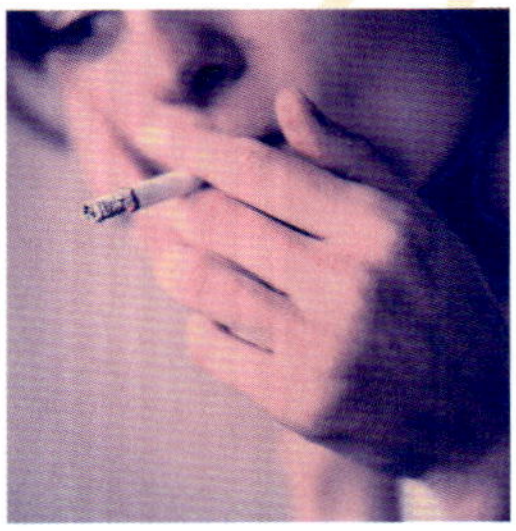

Tödliche Kombinationen

Mit der Zahl der Risikofaktoren steigt das Risiko von Herz-Kreislauf-Erkrankungen bzw., falls bereits solche Krankheiten vorliegen, die Gefahr eines Herzinfarkts oder Schlaganfalls. Das Zusammentreffen mancher Faktoren stellt jedoch ein noch höheres Risiko dar, als man erwarten möchte. So scheinen z. B. Rauchen und ein hoher Cholesterinspiegel eine besonders gefährliche Kombination zu sein.

Zum Glück hat das Ganze auch eine gute Seite. Wird nur ein Risikofaktor beseitigt, z. B. das Rauchen, verlieren andere Gefahren wie erhöhte Cholesterinwerte ihren Schrecken. Streichen Sie zwei Risikofaktoren, bringt Ihr Einsatz womöglich doppelten Gewinn.

Bekämpfung der drei Hauptfeinde

Schon lange hat die Forschung Bluthochdruck, erhöhte Cholesterinwerte und das Rauchen als Hauptgefahren für das Herz identifiziert. Wie steht es um die Fortschritte in ihrer Bekämpfung?

In der MONICA-Studie (1984–1994) wurden Daten aus 21 Ländern, davon 16 europäische, ausgewertet. Sie ergab z. B., dass in Deutschland die Infarktsterblichkeit bei den 35- bis 64-Jährigen im Untersuchungszeitraum um 22 % gesunken war. Es stellte sich jedoch auch heraus, dass sich die durchschnittlichen Cholesterin- und Blutdruckwerte in diesem Zeitraum nur unwesentlich verändert hatten. Der einzig positive Trend zeigte sich bei den männlichen Rauchern: Ihr Anteil war von 36 auf rund 31 % gesunken.

Die drei Hauptrisikofaktoren für Herzerkrankungen sind nach wie vor weit verbreitet. So leidet z. B. in Deutschland fast ein Viertel der Bevölkerung an Bluthochdruck, mehr als 8 Mio. haben Cholesterinwerte über 300 mg/dl und etwa 22 Mio. Deutsche über 15 Jahren, also 27,4 % der Bevölkerung, rauchen. Besorgnis erregend ist auch, dass die Zahl Übergewichter und Fettleibiger in den westlichen Industrieländern seit Jahrzehnten stetig steigt und sich die Menschen immer weniger bewegen.

Dabei geht es hier nicht um ein unabänderliches Schicksal. Selbst kleine Erfolge bei der Bekämpfung der Hauptrisikofaktoren bewirken viel. So kann jede Reduzierung des Gesamtcholesterins um 1 % das Herzerkrankungsrisiko um 2–3 % senken. Solange der

WIE HOCH IST MEIN RISIKO?

Mit diesem Fragebogen können Sie Ihr Risiko, innerhalb der nächsten 10 Jahre eine Herzkrankheit zu entwickeln, relativ gut einschätzen. Dafür müssen Sie Ihren Blutdruck, Ihren Gesamtcholesterinwert und Ihren Bodymass-Index (BMI, siehe S. 131) kennen. Der Test eignet sich nicht, wenn bereits eine Herz-Kreislauf-Erkrankung diagnostiziert wurde. Auch kann er eine medizinische Untersuchung und den Rat Ihres Arztes nicht ersetzen. Ihr Risiko ergibt sich aus der Summe der angekreuzten Zahlen.

Ich bin

- männlich und unter 40 Jahre alt 1
- männlich und 40 Jahre oder älter 2
- weiblich und die Menopause hat noch nicht stattgefunden 1
- weiblich und die Menopause hat bereits stattgefunden 2

Mein BMI beträgt

- 19–24 0
- 25–29 1
- 30 oder mehr 2

Ich treibe Sport

- fast täglich über 30 Minuten 0
- fast täglich bis zu 30 Minuten 1
- sehr wenig 2

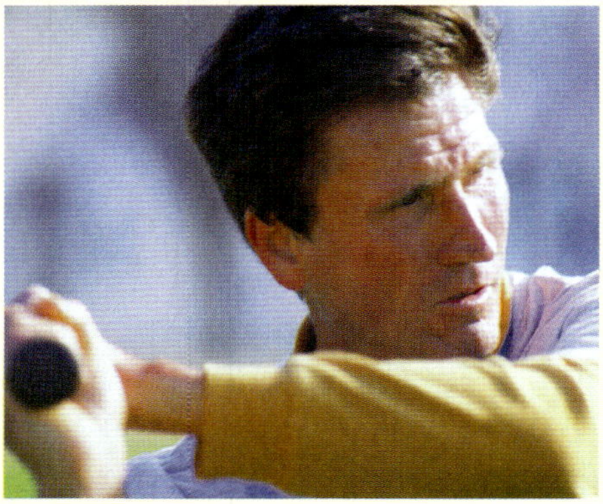

Mein Gesamtcholesterin liegt bei

- 200 mg/dl oder niedriger 0
- 200–240 mg/dl 1
- über 240 mg/dl 2

Mein Blutdruck beträgt

- unter 140/90 mm Hg 0
- zwischen 140/90 und 160/90 mm Hg 1
- über 160/90 mm Hg 2

Ich rauche

- gar nicht 0
- seit über 3 Jahren nicht mehr 1
- gar nicht, lebe aber in einem Raucherhaushalt 2
- seit weniger als 3 Jahren nicht mehr . . 2
- momentan 3

Ich haben einen hohen Blutzuckerspiegel oder Diabetes

- nein 0
- ja 2

Familiengeschichte

- Bisher keine frühen Herzinfarkte in der Familie bekannt 0
- Mutter oder Schwester hatten vor dem 65. Lebensjahr einen Herzinfarkt 2
- Vater oder Bruder hatten vor dem 55. Lebensjahr einen Herzinfarkt 2

0–4 Punkte: Ihr Herzerkrankungsrisiko ist sehr gering.

5–8 Punkte: Sie tragen ein mäßiges Herzerkrankungsrisiko.

9–17 Punkte: Ihr Herzerkrankungsrisiko ist hoch.

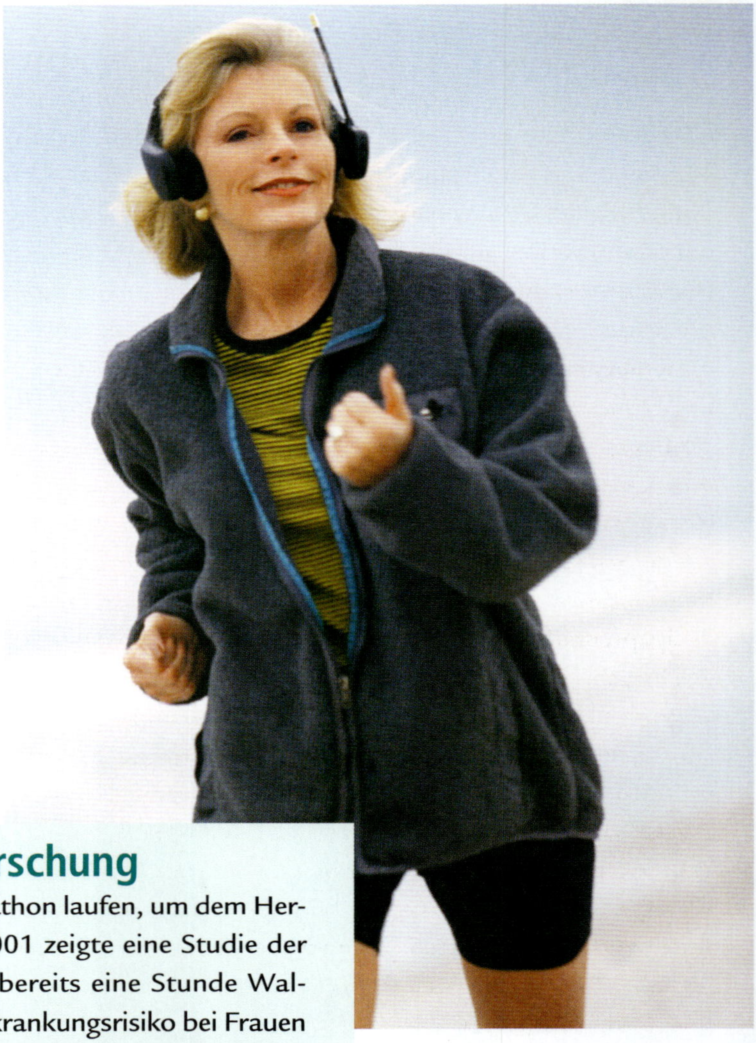

Neues aus der Forschung

Man muss nicht gleich Marathon laufen, um dem Herzen etwas Gutes zu tun. 2001 zeigte eine Studie der Harvard-Universität, dass bereits eine Stunde Walking pro Woche das Herzerkrankungsrisiko bei Frauen um 14 % senkt. Teilnehmerinnen, die 1,5 Stunden pro Woche marschierten, reduzierten ihr Risiko im Vergleich zu den Nicht-Walkerinnen um 51 %. Für die Reduzierung des Risikos zählte dabei mehr der zeitliche Umfang des Walkens als die Geschwindigkeit.

Cholesterinwert nicht enorm hoch liegt, bestehen gute Chancen, ihn durch Verhaltensänderungen auf ein unbedenkliches Maß zu senken. An erster Stelle steht dabei eine gesündere Ernährung. Die DGE (**D**eutsche **G**esellschaft für **E**rnährung) empfiehlt, nicht mehr als 30 % der täglichen Energiezufuhr mit Fett zu decken, davon höchstens 10 % mit gesättigten Fettsäuren. Für gewöhnlich lässt sich so der LDL-Cholesterinspiegel um 15 % reduzieren. Auch Ballaststoffe können die Werte verbessern. Die 2001 veröffentlichten Untersuchungsergebnisse des amerikanischen Wissenschaftlers Dr. David Jenkins lassen darauf schließen, dass eine

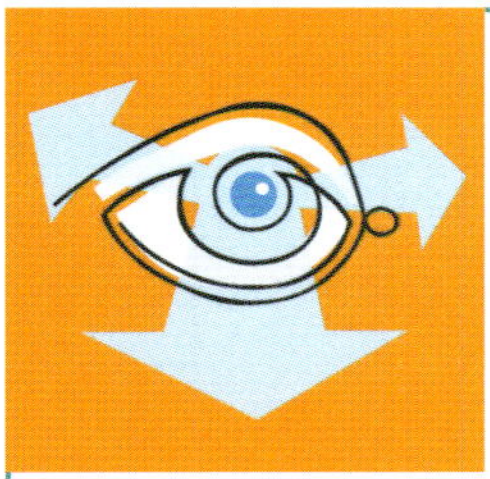

MEDIZIN DER ZUKUNFT

Neue Erkenntnisse zum Herzerkrankungsrisiko

Hauptrisikofaktoren wie Bluthochdruck und erhöhte Cholesterinwerte lassen auf die mögliche Entwicklung einer Herzkrankheit schließen. Dennoch erkennen Ärzte nicht alle Risikopatienten. Eine erhebliche Anzahl von Herzinfarkten tritt auf, ohne dass Risikofaktoren gegeben waren. Die Forschung ergab einige neue Hinweise, die es vielleicht ermöglichen, weitere Risiken ausfindig zu machen.

Homozystein Hohe Blutspiegel dieser Aminosäure erhöhen eventuell das Herzerkrankungsrisiko. Homozystein scheint die Zellen an den Innenwänden der Koronararterien zu schädigen. Der Homozysteinspiegel lässt sich allerdings mit Folsäure, einer Form von Vitamin B, kontrollieren. Daher wird die tägliche Einnahme von 400 µg Folsäure empfohlen. Noch besser ist es, dies mit einer täglichen Multivitamintablette zu ergänzen. In Ländern wie der Schweiz, Ungarn und den USA wird Folsäure bestimmten Lebensmitteln zugesetzt. In Deutschland würde dies aber eine Zwangsmedikation darstellen und ist daher verboten.

Lipoprotein(a) Obwohl die Lipoproteine niedriger Dichte (LDL, „schlechtes" Cholesterin) berüchtigt dafür sind, die Blutgefäße zu verstopfen, können andere Lipoproteine vielleicht ebenso schädlich sein. Eines dieser Lipoproteine, das so genannte Lp(a), wird derzeit untersucht. Es steht in Zusammenhang mit einem höheren Risiko, vorzeitig Herzkrankheiten zu entwickeln. Lp(a) verhindert womöglich die Auflösung von Blutgerinnseln und steigert so die Gefahr einer Blockade des Blutflusses zum Herzen.

Krankheitserreger Es gibt Hinweise darauf, dass Krankheitserreger wie das Zytomegalovirus, Chlamydien und *Helicobacter pylori* die Gefäßwände schädigen und so das Risiko von Arteriosklerose und Blutgerinnseln erhöhen. Laut einer 2001 veröffentlichten Studie, an der 1018 Personen mit koronaren Herzkrankheiten teilnahmen, steigt die Wahrscheinlichkeit, an den Krankheitsfolgen zu sterben, mit der Anzahl der positiv getesteten Erreger.

C-reaktives Protein Entzündungen – die natürliche Reaktion des Körpers auf Verletzungen oder Infektionen – könnten Arteriosklerose beschleunigen. Das C-reaktive Protein ist ein Marker für Entzündungen. In einer jüngeren Studie war bei Männern mit hohen Spiegeln dieses Proteins das Herzinfarktrisiko dreifach erhöht. Obwohl einige Wissenschaftler diese Ergebnisse anzweifeln, testen manche Kardiologen Patienten nun auf das Protein.

HPA-2 Met Das HPA-2-Met-Gen, eine häufige genetische Variante, macht laut einer finnischen Studie von 2001 das Blut zähflüssiger, sodass es zu Verklumpungen kommen kann. Männliche Genträger haben demnach ein doppeltes Risiko eines plötzlichen Herztods und eventuell auch eine Veranlagung für Koronarthrombosen oder Blutgerinnsel im Herzen. Bisher gibt es keinen Screeningtest. Personen, in deren Familie bereits Fälle von plötzlichem Herzstillstand aufgetreten sind, sollten sich auf andere Risikofaktoren wie Bluthochdruck und erhöhte Cholesterinwerte untersuchen lassen. Eines Tages, so glauben Forscher, spielen genetische Tests eine Schlüsselrolle bei der Einschätzung des Herzerkrankungsrisikos.

Ernährung, die über ein Drittel der Kalorien aus Obst, Gemüse und Nüssen bezieht, den LDL-Wert um beachtliche 33 % senken kann.

Vielleicht können Sie diese Zahlen noch übertreffen! Als Testpersonen in einer kürzlich durchgeführten Studie der Stanford-Universität auf fettarme Ernährung umstiegen, fielen ihre LDL-Werte um 7–11 %. Als sie zusätzlich Sport trieben und rund 16 km pro Woche gingen oder joggten, sank der Wert fast um das Doppelte. Sport hat den Vorteil, dass man dadurch das arterienfreundliche HDL erhöhen kann. In einer anderen Stanford-Studie gelang es den Teilnehmern, die wöchentlich knapp 15 km gingen oder joggten, ihre HDL-Werte um 13 % zu erhöhen. Insgesamt bedeutet dies, dass sich erhöhte Cholesterinwerte allein durch Verhaltensänderungen um 20–30 % reduzieren lassen. Auf diese Weise könnten viele Betroffene auf cholesterinsenkende Medikamente verzichten bzw. die Dosierung zumindest verringern.

BRENNPUNKT

Gefährliche Kombination: Syndrom X

Experten wissen schon lange, dass die Gefahr einer Herzerkrankung mit der Zahl der Risikofaktoren steigt. Laut Dr. med. Gerald Reaven von der medizinischen Fakultät der Stanford-Universität ist ein bestimmtes Faktoren-Quartett jedoch besonders gefährlich: Bluthochdruck, hohe Triglyzeridwerte, ein niedriger HDL-Cholesterinspiegel und Übergewicht. Zusammen erhöhen diese vier Faktoren, deren Kombination auch als Syndrom X oder metabolisches Syndrom bezeichnet wird, das Risiko einer koronaren Herzkrankheit erheblich.

Kernproblem des Syndrom X ist die Insulinresistenz, d. h., die Zellen reagieren nicht mehr ausreichend auf Insulin. Zum Ausgleich produziert der Körper mehr Insulin, um die Menge des Blutzuckers (Glukose) im Blutstrom unter Kontrolle zu bringen, indem Glukose in die Zellen transportiert wird. Dieses überschüssige Insulin kann wiederum die Gefäßwände schädigen und die Gefahr eines Herzinfarkts erhöhen. Laut der Quebec Cardiovascular Study, einer Langzeitstudie, steigert eine 30%ige Insulinerhöhung das Herzerkrankungsrisiko in einem Zeitraum von 5 Jahren um 70 %.

Treffen die Risikofaktoren des Syndrom X auf Sie zu, ist es äußerst wichtig, dass Ihre Glukose-, Cholesterin- und Blutdruckwerte regelmäßig kontrolliert werden. Gewichtsreduktion und Bewegung sind ebenfalls nötig.

Bei einer Insulinresistenz rät Dr. Reaven von einer fettarmen, kohlenhydratreichen Ernährung ab, wie sie z. B. die Amerikanische Herzvereinigung befürwortet, denn der Körper muss dann mehr Insulin produzieren, um Kohlenhydrate zu verstoffwechseln. Auch eine eiweißreiche Ernährung steigert die Insulinproduktion. Nahrungsfette haben hingegen keinen Einfluss auf den Insulinspiegel. Daher empfiehlt Dr. Reaven eine relativ fettreiche Ernährung mit 40 % Fettsäuren (30–35 % herzgesunde ungesättigte Fettsäuren), 45 % Kohlenhydraten und 15 % Proteinen.

Gleicher Aufwand – gleicher Effekt?

Ernährung und Sport wirken nicht bei jedem gleich. Bei manchen zeigen bereits kleine Veränderungen große Wirkung. Andere arbeiten hart, jedoch mit geringem Effekt. So fand die Forschung z. B. im Zusammenhang mit Cholesterin heraus, dass etwa 20 % der Erwachsenen so genannte Nonresponder sind: Ihr Cholesterinwert ist selbst bei bester Ernährung und strengem Trainingsplan nicht zu beeinflussen. Weitere 20 % sind Hyperresponder, die sich nie um ihren Cholesterinspiegel sorgen müssen, egal, was sie essen.

Das ist zwar unfair, doch bedenken Sie: Selbst wenn sich Ihr Cholesterin nur medikamentös senken lässt, bringen gesunde Ernährung und Bewegung viele andere Gesundheitsvorteile mit sich.

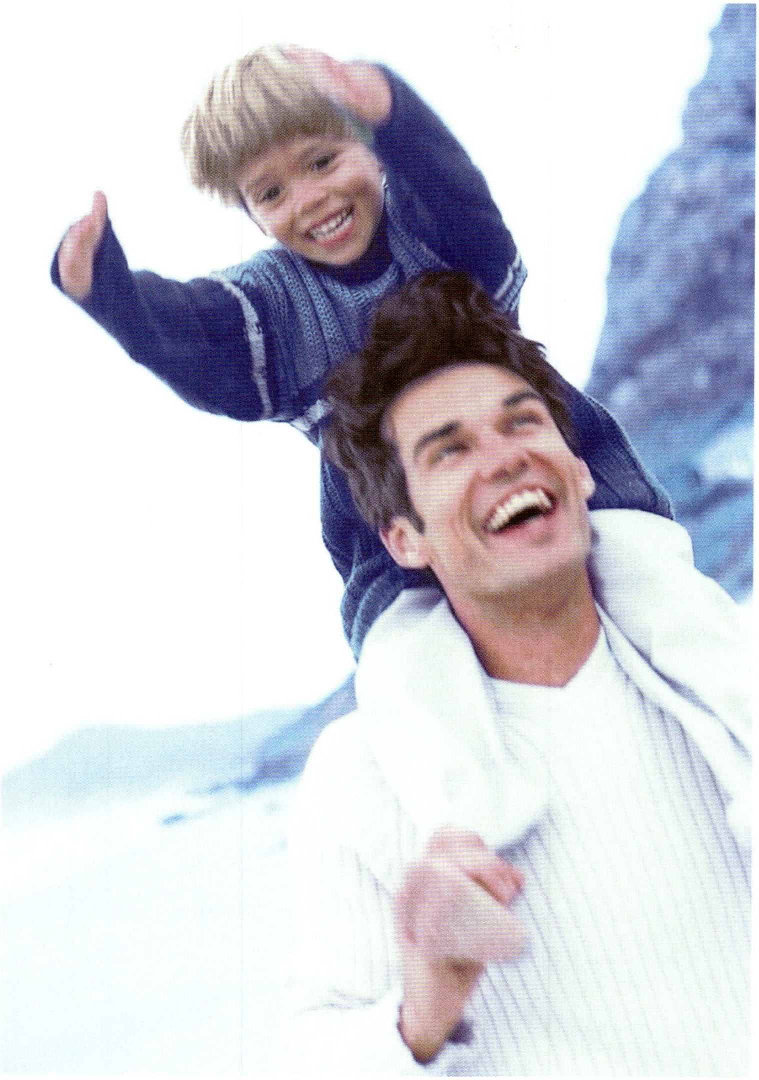

5 Dinge, die noch heute Ihr Risiko senken

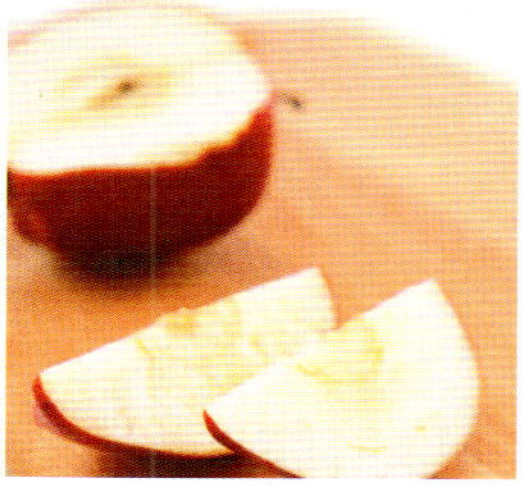

1

Essen Sie eine Extraportion Obst und eine Extraportion Gemüse.

2

Nehmen Sie ein Multivitaminpräparat.

3

Gehen Sie spazieren. Wie schnell Sie gehen, ist nicht so wichtig. Versuchen Sie nur, mindestens 30 Minuten lang zu marschieren (wie es Ihre momentane körperliche Fitness zulässt).

4

Wenn Sie Ihren Cholesterinwert nicht kennen, vereinbaren Sie einen Termin beim Arzt.

5

Falls Sie rauchen: Rauchen Sie ab heute jeden Tag eine Zigarette weniger, bis Sie bereit zum Aufhören sind.

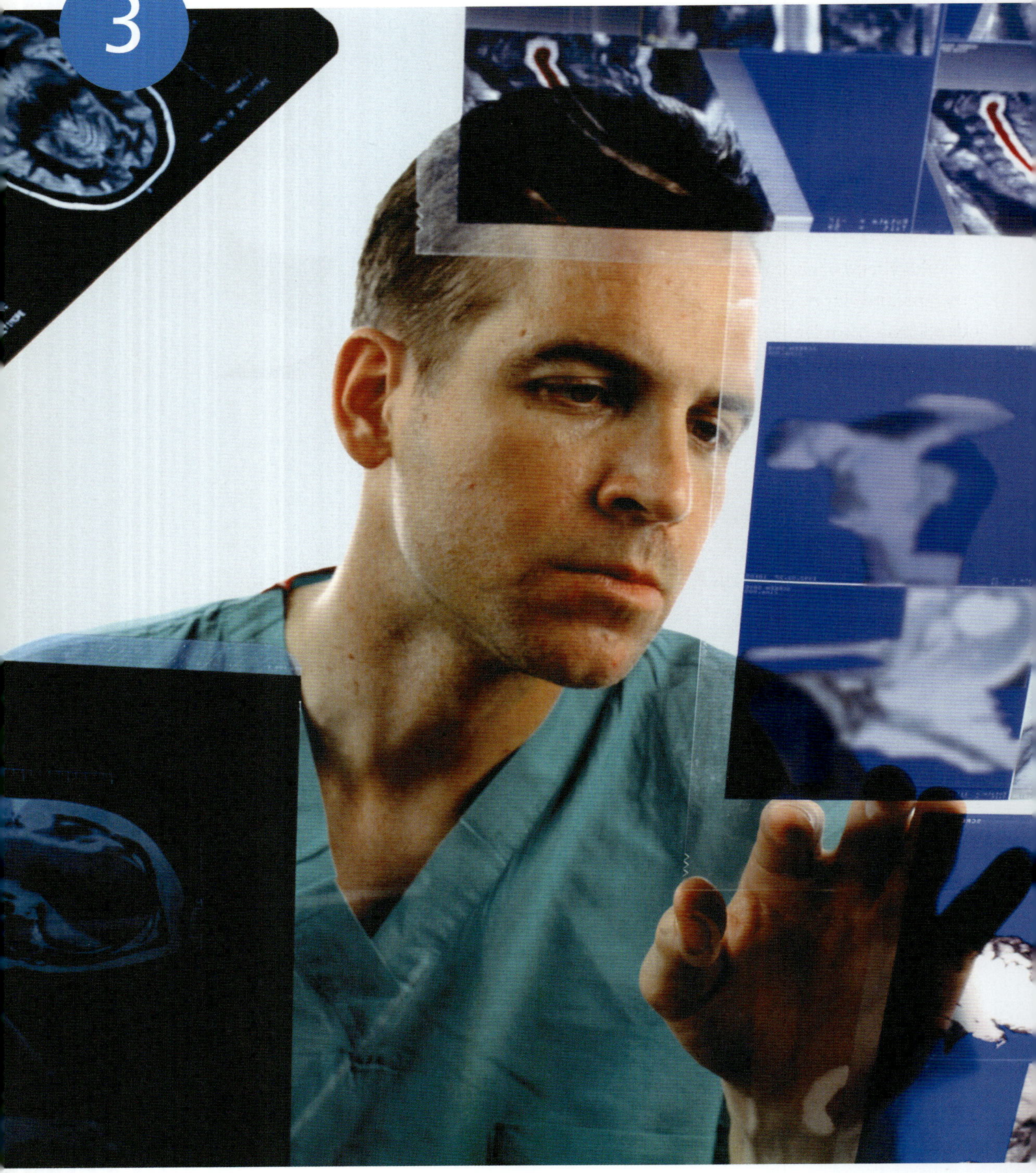

3 Probleme erkennen

Viele Menschen ahnen nichts von ihrer Herzerkrankung, bis der erste Herzinfarkt eintritt, der in über der Hälfte der Fälle tödlich verläuft. Dabei könnte dies häufig verhindert werden. Die Medizin verfügt heute über hoch entwickelte Testverfahren, dank derer sich Warnzeichen früher erkennen lassen.

Bildgebende Verfahren ermöglichen detaillierte Aufnahmen des Herzens und der Arterien. So lassen sich Cholesterinablagerungen oder Schäden am Herzmuskel genau bestimmen, ohne dass dazu ein Eingriff nötig wäre. Die gewonnenen Erkenntnisse erleichtern eine gezielte Behandlung und retten so manchem Patienten das Leben.

Probleme bei der Diagnose

Trotz neuester medizinischer Fortschritte kann sich die Diagnose einer Herzkrankheit mitunter schwierig gestalten. Ein Grund dafür sind die vielen unterschiedlichen Krankheitstypen, die auftreten können. Manche schädigen die Herzklappen, andere hängen mit dem Blutfluss zum Herzen zusammen, wieder andere greifen entfernter gelegene Blutgefäße an.

In komplizierteren Fällen treten gleich mehrere Probleme auf einmal auf: So kann ein Arteriosklerose-Patient sowohl eine koronare Herzkrankheit entwickeln, bei der die Versorgung des Herzens beeinträchtigt ist, als auch eine Karotisstenose, die den Blutfluss zum Gehirn hemmt. Ein Herzinfarkt kann zu einer Stauungsinsuffizienz führen, wodurch das geschädigte Herz in seiner Aufgabe, Blut in alle notwendigen Bereiche zu pumpen, beeinträchtigt wird.

Ein weiteres Problem: Koronare Herzkrankheiten, die häufigste Ursache von Herzinfarkten, entwickeln sich schleichend, meist über mehrere Jahre. Bei der Arteriosklerose lagern sich Substanzen wie Cholesterin in Fettstreifen an den Arterienwänden ab. Frühe Anzeichen dieses Prozesses finden sich bereits bei 25-Jährigen. Bei einer Anhäufung der Fettdepots können auch faseriges Gewebe sowie unterschiedliche Blutbestandteile und Kalzium haften bleiben. Diese verhärten zu krustenartigen Strukturen (Plaques), die den Blutfluss behindern. Aus Gründen, die man erst ansatzweise versteht, kann sich ein Plaquebereich lösen und eine Arterie komplett verschließen oder es bildet sich ein Blutgerinnsel auf einer Plaque, welches die Blutzufuhr zum Herzen unterbricht und so zum Infarkt führt.

„Koronare Herzkrankheiten, die häufigste Ursache von Herzinfarkten, entwickeln sich schleichend, meist über mehrere Jahre."

Die meisten Betroffenen ahnen nichts, bis ihre Herzkranzarterien so verstopft sind, dass der Blutfluss ernsthaft eingeschränkt ist und Symptome wie Druck in der Brust oder Kurzatmigkeit auftreten – oder ein Blutgerinnsel plötzlich eine verengte Arterie vollständig verschließt und einen Herzinfarkt auslöst.

Frühe Warnzeichen

Der Großteil aller Herzinfarkte könnte vermieden werden. Ist eine koronare Herzkrankheit einmal diagnostiziert, kann man ihr Fortschreiten verlangsamen, stoppen oder ihre Auswirkungen sogar rückgängig machen. Dies gelingt durch effektive Behandlung und eine gesündere Lebensweise mit richtiger Ernährung und Sport. Ein wichtiger Faktor bei der Vorsorge ist das Erkennen früher Symptome, v. a. bei Risikopatienten. Diese Erkrankungen äußern sich nicht bei jedem gleich, doch gibt es einige allgemeine Warnzeichen.

IST ES ANGINA PECTORIS?

Woher weiß man, ob Schmerzen in der Brust von einer Angina pectoris herrühren? Selbst Ärzte haben mitunter Probleme, eine Angina pectoris von anderen möglichen Ursachen abzugrenzen. Angina pectoris wird meist als Druckschmerz in der Brustmitte, hinter dem Brustbein, beschrieben, der oft als heftig und vernichtend empfunden wird. Er kann bis zum Hals oder zum Kiefer sowie in die linke Schulter und den linken Arm ausstrahlen. Der Zustand verschlechtert sich oft bei kalter Witterung, körperlicher Betätigung, nach Mahlzeiten oder emotionalem Stress.

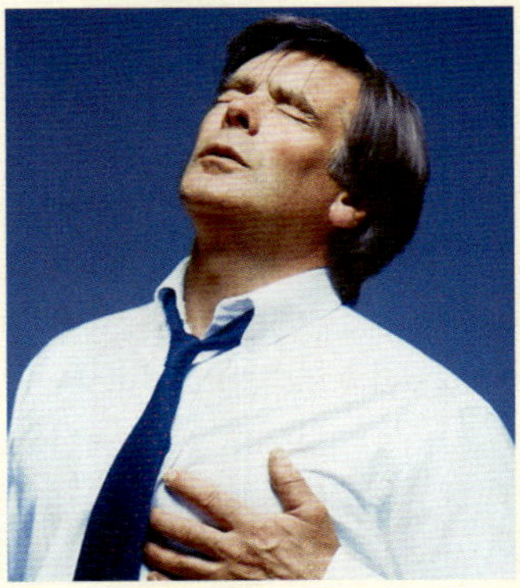

Symptome wie Druck in der Brust oder Kurzatmigkeit können natürlich auch andere Ursachen haben. Kurzatmigkeit entsteht bei Lungenerkrankungen wie Bronchitiden oder Emphysemen. Brustschmerz kann auf virale Infektionen, eine Muskelzerrung oder eine Magenverstimmung zurückgehen. Man sollte die Symptome aber ernst nehmen und zum Arzt gehen! Er führt eventuell einige Untersuchungen, z. B. ein EKG, durch.

Wenn der Schmerz nicht nach wenigen Minuten wieder verschwunden ist, sollten Sie eine Tablette Acetylsalicylsäure (ASS) einnehmen und sich in eine Notaufnahme fahren lassen bzw. den Notarzt rufen (Telefonnummern: Deutschland 112, Österreich und Schweiz 144). Dies gilt umso mehr, wenn Sie ein erhöhtes Risiko von koronaren Herzkrankheiten tragen.

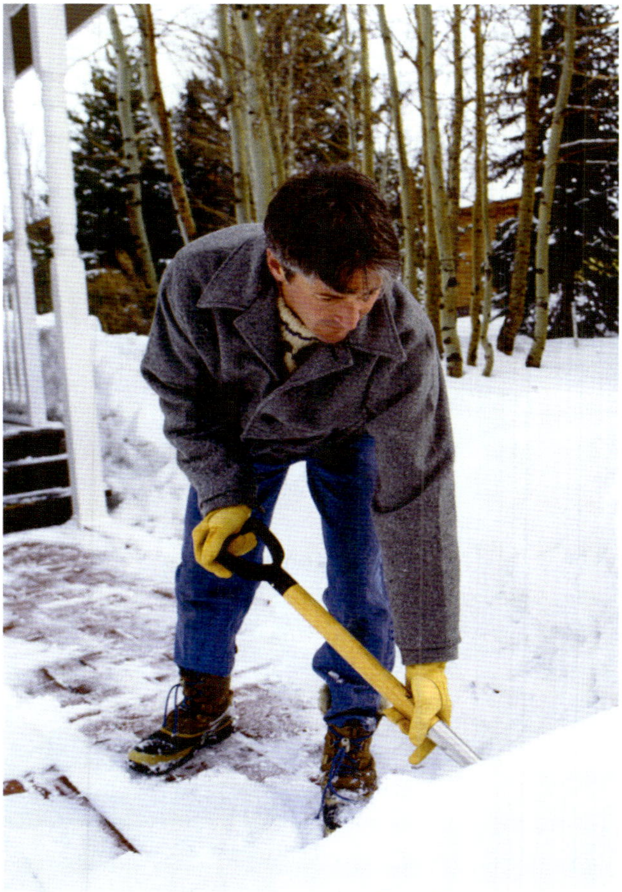

Ischämie: reduzierter Blutfluss Die Ischämie (reduzierter Blutfluss) ist das erste Anzeichen ernster Herzprobleme durch Arteriosklerose. Bei einer Myokardischämie ist der Blutfluss durch die Herzkranzarterien vermindert. Manche Betroffenen klagen über Symptome wie Beklemmungsgefühl in der Brust oder Schwäche bei körperlicher Beanspruchung. Diese weisen auf eine Unterversorgung des Herzens hin.

Angina pectoris: Schmerz in der Brust Wenn sich die Arterien, die das Herz versorgen, mehr und mehr verengen, leiden manche Patienten unter Druckschmerz in der Brust: Angina pectoris. Häufig treten die Beschwerden bei physischer Belastung oder emotionalem Stress auf, etwa beim Schneeschaufeln oder während eines Ehekrachs. Durch körperliche Belastung hervorgerufene Angina pectoris wird auch als Belastungsangina bezeichnet. Sie legt sich meist, wenn die auslösende Aktivität unterbrochen wird. Verengen sich die Arterien noch mehr, kann Angina pectoris auch in Ruhephasen auftreten.

In diesem Fall deutet sie meist auf eine ernstere Form der Ischämie hin. Die Arterien können den Herzmuskel nicht länger versorgen, nicht einmal mehr mit dem Minimum an sauerstoffhaltigem Blut. Erreicht die Erkrankung dieses Stadium, spricht man auch von instabiler Angina pectoris: Die Versorgung des Herzens ist so eingeschränkt, dass ein Herzinfarkt nun jederzeit eintreten kann.

> „Durch körperliche Belastung hervorgerufene Angina pectoris wird auch als Belastungsangina bezeichnet. Sie legt sich meist, wenn die auslösende Aktivität unterbrochen wird."

Herzinfarkt: gefährliche Blockade

Leider gibt es Patienten, die keinerlei Schmerz in der Brust verspüren, bis ihre Herzkranzarterien so blockiert sind, dass der Blutfluss zum Herzmuskel teilweise unterbrochen wird, was zum Infarkt führt. Dies geschieht, wenn sich eine der Plaques von der Gefäßwand löst und einen verengten Arterienbereich verschließt oder wenn sich ein Blutgerinnsel in einer von Arteriosklerose verengten

Arterie bildet. Ist die Blutzufuhr längere Zeit (etwa 30 Minuten) unterbrochen, beginnen Herzmuskelzellen abzusterben.

Die Deutsche Gesellschaft für Kardiologie hat drei allgemein gültige Warnzeichen für einen Herzinfarkt definiert:

- Spannungsgefühl, unangenehmer Druck oder Schmerz in der Brustmitte über einen Zeitraum von mehr als einigen Minuten. (Der Druck tritt nicht notwendigerweise direkt über dem Herzen auf. Er kann überall im Brustbereich spürbar sein.)
- Schmerz, der in Schultern, Hals oder Arme ausstrahlt.
- Schwindelgefühl, Ohnmacht, Schweißausbrüche, Übelkeit oder Kurzatmigkeit, meist begleitet von einem Gefühl des Unbehagens in der Brust.

Seltener treten auch Magen- oder Unterleibsschmerzen, Atemnot, unbegründete Angst, Müdigkeit, Herzrhythmusstörungen oder kalter Schweiß auf. Vorsicht: Nicht alle Symptome treten bei jedem Infarktpatienten auf, und nicht alle sind konstant spürbar.

50 % der Herzinfarkte werden nicht überlebt. Im Jahr 2000 starben 67 000 Deutsche an Herzinfarkten. Im Krankenhaus sterben 4–12 % der Herzinfarktpatienten. Wer das Gefühl hat, einen Herzinfarkt zu erleiden, sollte den Notarzt rufen und ASS (Acetylsalicylsäure) nehmen. Die Tablette sollte gekaut oder unter die Zunge gelegt werden, um die Absorption zu beschleunigen. ASS fördert die Blutverdünnung und den Blutfluss.

Neues aus der Forschung

In Deutschland sterben jährlich rund 100 000 Menschen am plötzlichen Herztod, in Österreich 15 000, in der Schweiz 10 000. Viele davon könnten überleben, so Experten, wenn mehr Defibrillatoren an öffentlichen Plätzen wie Bahnhöfen, Flughäfen und Einkaufszentren verfügbar wären, und mehr Menschen wüssten, wie man diese benutzt. Der Rettungsdienst setzt Automatische Externe Defibrillatoren (AEDs) ein, um das Herz bei Stillstand mittels Elektroschocks wieder zum Schlagen zu bringen. Als amerikanische Forscher AEDs in Casinos in Las Vegas platzierten und die Ordnungskräfte in der Anwendung schulten, stieg die Überlebensrate bei Herzinfarkten erheblich.

Herzinsuffizienz: geschwächtes Herz

Herzinfarkt und Herzinsuffizienz (chronische Herzschwäche) stellen zwei sehr unterschiedliche Zustände dar. Bei einem Herzinfarkt stoppt eine Blockade in einer Herzkranzarterie plötzlich die Blutzufuhr zum Herzen und schädigt so das Herzgewebe. Eine Herzinsuffizienz entwickelt sich hingegen langsam: Der Herzmuskel wird schwächer und kann seine Pumpfunktion, immer weniger erfüllen. (Das Herz

LIPIDE UNTER DER LUPE

Internisten und Kardiologen können heute dank neuester Technik Untersuchungen durchführen, die subtilere Hinweise auf das Herzinfarktrisiko liefern, als dies mit einem normalen Cholesterintest möglich wäre.

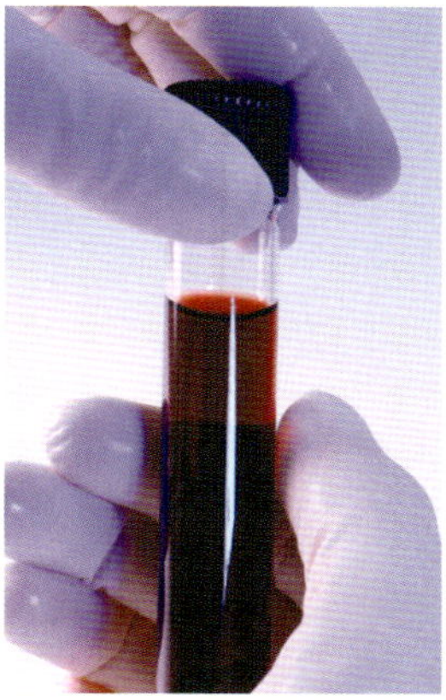

Dies ist insofern eine sehr wichtige Errungenschaft, als bei koronaren Herzkrankheiten die bekannten Risikofaktoren nur in der Hälfte der Fälle greifen. Bei etwa 50 % der Patienten, die Herzprobleme entwickeln, liegen im Vorfeld keine der üblichen Warnzeichen wie Bluthochdruck oder erhöhte Cholesterinwerte vor. Aus diesem Grund sucht man mit ausgefeilteren Bluttests nach Risikofaktoren, die bisher unberücksichtigt blieben.

Solche Bluttests können beispielsweise bei Patienten notwendig sein, die an Arteriosklerose oder Angina pectoris leiden oder bereits einen Herzinfarkt erlitten haben. Darüber hinaus können sie bei einer familiären Vorbelastung für vorzeitige Herzinfarkte wichtige Hinweise liefern.

So ist es z. B. möglich, dass sich bei Personen mit einem normalen HDL-Spiegel bei genauerer Untersuchung Schäden herausstellen, die den Cholesterinabbau behindern. Auch haben Forscher schon Defekte an LDL-Partikeln feststellen können, die den Abbau dieser Partikel im Blut verhindern.

Solche Bluttests erleichtern die Entscheidung, welche Behandlungsart für den individuellen Patienten am besten geeignet ist. So reagieren z. B. Personen mit einem bestimmten LDL-Defekt weniger auf Medikamente, die den Cholesterinspiegel senken. In diesen Fällen empfiehlt sich eventuell die Einnahme von Niacin, um den Cholesterinspiegel durch eine Erhöhung des HDL positiv zu beeinflussen. Liegen hohe Spiegel des C-reaktiven Proteins vor, was auf eine Entzündung im Körper hinweist, kann mit Antibiotika behandelt werden. Chronische Entzündungen können zu Verletzungen der Arterienwände führen, was diese anfälliger für Ablagerungen macht.

Auch weiterhin wird auf diesem Gebiet nach bisher unbekannten Risikofaktoren für Herzerkrankungen gesucht. An einer Uni-Klinik in San Francisco wird momentan das Blut von 20 000 Arteriosklerose-Patienten auf genetische Marker untersucht. Man hat bereits drei genetische Störungen entdeckt, die mit der koronaren Herzkrankheit in Zusammenhang stehen.

stellt seine Tätigkeit jedoch nicht ein.) Herzinsuffizienz und Herzinfarkt können miteinander in Zusammenhang stehen. So kann nach einem Infarkt eine Herzinsuffizienz entstehen. Letztere ist aber auch ohne vorangegangenen Infarkt möglich. Die häufigste Ursache einer Herzinsuffizienz sind mehrere Herzinfarkte. Auch

Bluthochdruck, eine Schädigung der Herzklappen sowie Alkohol- und Drogenmissbrauch können zu Herzinsuffizienz führen.

Die beiden Herzseiten erfüllen unterschiedliche Funktionen. Daher lassen die Symptome oft Rückschlüsse auf die betroffene Seite zu. Die linke Seite pumpt das von den Lungen mit Sauerstoff angereicherte Blut in die Arterien. Arbeitet diese Seite nicht effizient, können sich Blut und Flüssigkeit in den Lungen ansammeln, was sich in Kurzatmigkeit und Husten äußert. Das aus den verschiedenen Körperregionen abfließende Blut gelangt in die rechten Herzkammern. Treten hier Probleme auf, staut sich Flüssigkeit in den Venen, die das Blut zum Herzen zurückleiten. Der sich aufbauende Druck kann Leberschmerzen und geschwollene Beine (Ödem) verursachen. Dies wird als Stauungsinsuffizienz bezeichnet.

Weitere mögliche Herzprobleme

Koronare Herzkrankheiten sind die bei weitem häufigsten Herzerkrankungen. Daneben gibt es jedoch noch zahlreiche weitere Formen von Herz-Kreislauf-Problemen. Die vier häufigsten sind:

BRENN-PUNKT

Schlafapnoesyndrom gefährdet das Herz

Wer schnarcht, während der Nacht häufig aufwacht und sich tagsüber erschöpft fühlt, sollte diese Symptome dem Arzt schildern. Vielleicht handelt es sich um das Schlafapnoesyndrom, was auch dem Herzen Probleme machen kann. Bei Schlafapnoe setzt die Atmung während des Schlafes immer wieder kurz aus. Die Betroffenen wachen während dieser Phasen meist auf, können sich daran aber nicht erinnern. Forscher stellten fest, dass Schlafapnoe mit einem erhöhten Risiko von Herz-Kreislauf-Erkrankungen, darunter Ischämie und Herzrhythmusstörungen, in Zusammenhang steht.

Laut einer amerikanischen Studie von 2000 neigen Schlafapnoe-Patienten verstärkt (rund 50 % der Betroffenen) zu Bluthochdruck. Personen mit den gravierendsten Schlafstörungen scheinen auch den höchsten Blutdruck und oft die größten Probleme zu haben, ihn zu kontrollieren. Schnarchen allein ist noch nicht Besorgnis erregend, tritt es aber mit Schlafapnoe oder Fettleibigkeit auf, steigt das Bluthochdruckrisiko.

Der Zusammenhang zwischen Schlafstörungen und Herzkrankheiten ist noch nicht eindeutig geklärt. Man weiß jedoch, dass eine Behandlung der Schlafapnoe – meist mit einer Spezialmaske, die durch Druckluft die Luftröhre passierbar macht – den Blutdruck senken kann. Eine französische Studie von 2004 zeigte, dass die Behandlung der Schlafapnoe bei koronaren Herzerkrankungen das Risiko eines plötzlichen Herztods signifikant herabsetzen kann.

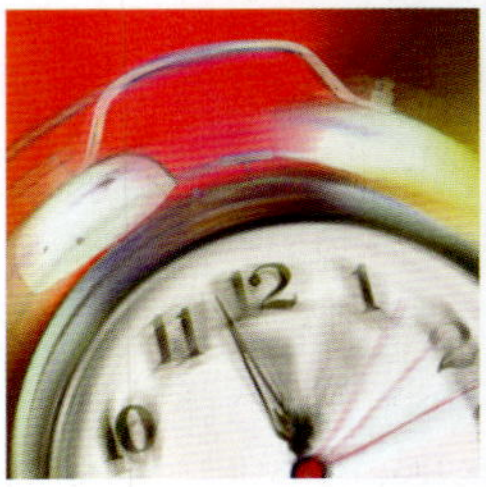

Kongenitale Herzkrankheit 8–10 von 1000 Lebendgeborenen leiden an einer Fehlbildung des Herzens und des Gefäßsystems. Die Ursachen sind oft unbekannt. Bewiesenermaßen können Infektionskrankheiten während der Schwangerschaft sowie Alkohol- und Drogenmissbrauch der Mutter das Herz des Ungeborenen schädigen. Angeborene Schäden treten häufiger auf, wenn die Mutter an angeborenen Herzkrankheiten wie Herzklappenfehlern, Anomalien, die den Blutfluss behindern, oder Defekten der Herzstruktur leidet. Angeborene Herzfehler sind ab der 16. Schwangerschaftswoche feststellbar und lassen sich nach der Geburt oft operativ beheben.

Kardiomyopathie Mangelhafte Ernährung, durch virale Infektionen verursachte Entzündungen oder Komplikationen während der Schwangerschaft können zu Kardiomyopathie, einer Herzmuskelerkrankung, führen. Dies kann die Pumpfunktion des Herzens erheblich beeinträchtigen. In 80 % der Fälle ist die Ursache unklar. Man spricht dann von idiopathischer Kardiomyopathie. Im Gegensatz zu den meisten anderen Herzkrankheiten sind hiervon auch junge Menschen betroffen. Die Kardiomyopathie ist eine der Hauptursachen eines plötzlichen Herzstillstands. Im fortgeschrittenen Stadium kann dem Patienten oft nur noch durch eine Herztransplantation geholfen werden.

Herzrhythmusstörungen Bei fast jedem setzt das Herz manchmal einen Schlag lang aus oder es schlägt doppelt. Meist sind diese so genannten Arrhythmien unbedenklich. Besondere Formen der Arrhythmie, die auf koronaren Herzkrankheiten beruhen, stellen hingegen eine ernste Gefahr dar. Beim Kammerflimmern etwa ziehen sich die Muskelfasern der Herzkammern (Ventrikel) rasch und unkoordiniert zusammen, sodass das Herz keine Pumparbeit mehr leisten kann. Mit Medikamenten und Herzschrittmachern lassen sich jedoch viele Arrhythmieformen kontrollieren.

Erkrankung der Herzklappen Vier Herzklappen kontrollieren den Blutfluss zum und aus dem Herzen. Das zum Herzen strömende Blut fließt durch den rechten Vorhof und die Trikuspidalklappe in die rechte Herzkammer und von dort durch die Klappe des Lungenarterienstamms in die Lunge, wo es Sauerstoff aufnimmt. Dann gelangt es in den linken Vorhof und fließt durch die Mitralklappe zur linken Herzkammer, von wo aus es durch die Klappe der Aorta wieder in den Körper gepumpt wird. Angeborene Schäden, Infektionen oder Kalziumablagerungen können die Herzklappenleistung beeinträchtigen. Die meisten Herzklappenprobleme sind medikamentös oder operativ behandelbar.

FAKTEN

Bei 50 % der Männer und 63 % der Frauen, die plötzlich an einer koronaren Herzkrankheit starben, traten im Vorfeld keine Symptome der Erkrankung auf.

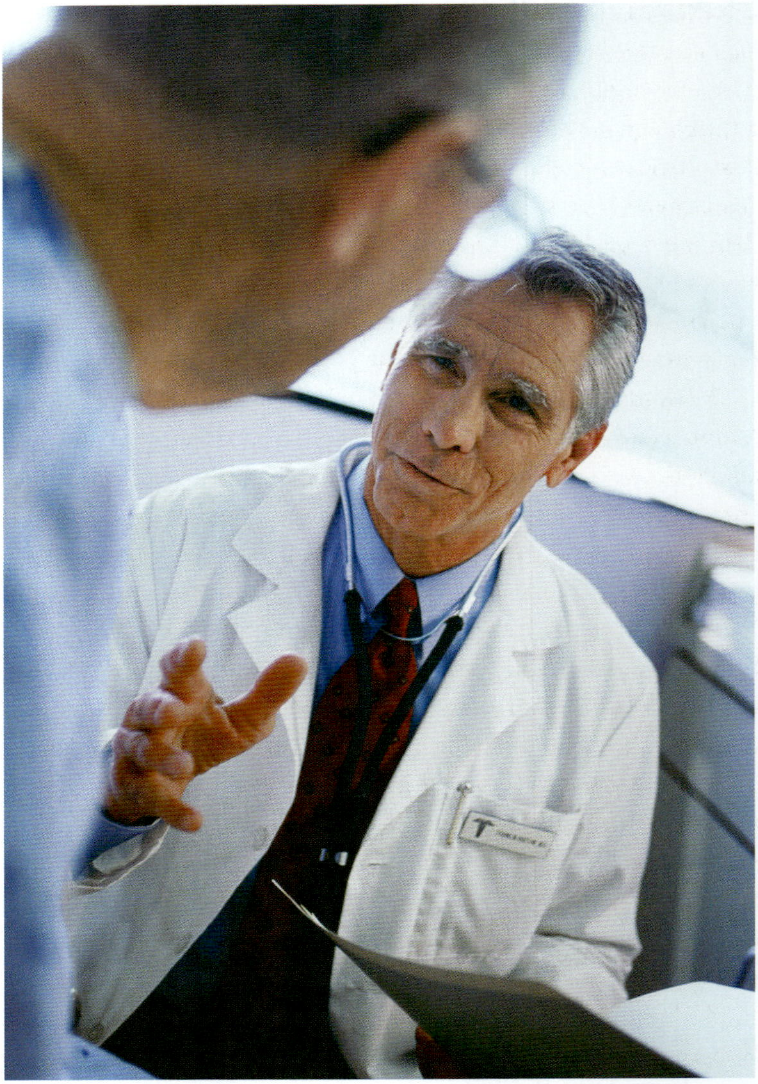

Herzprobleme feststellen

Die Antworten auf einige simple Fragen sowie Tests, die in der Arztpraxis durchgeführt werden können, liefern erstaunlich detaillierte Informationen über das Herz sowie den allgemeinen Gesundheitszustand. Der Arzt befragt den Patienten zu seinem allgemeinen Befinden, der Familiengeschichte, möglichen Risikofaktoren und Symptomen. Es ist wichtig, diese Fragen so exakt und offen wie möglich zu beantworten. Die Schilderung eines bestimmten Symptoms kann dem Arzt möglicherweise einen lebenswichtigen Hinweis geben. Daher empfiehlt es sich, vor dem Arztbesuch eine Liste anzufertigen, um keinen wichtigen Punkt zu vergessen.

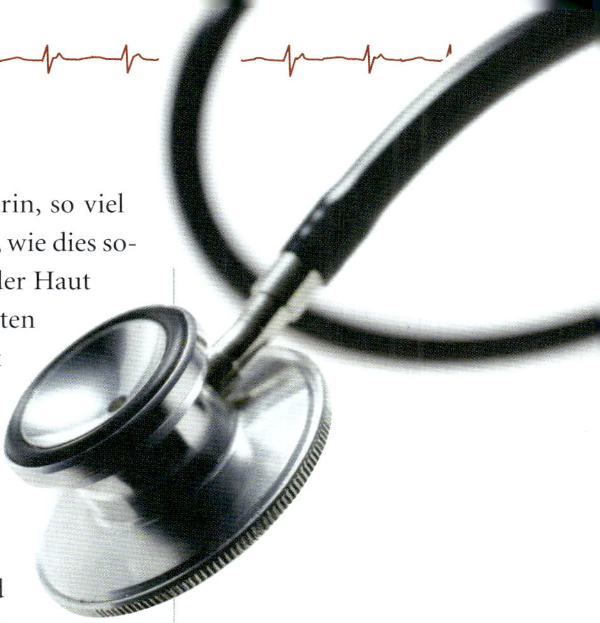

Die körperliche Untersuchung

Das Ziel der körperlichen Untersuchung besteht darin, so viel über die Vorgänge innerhalb des Körpers zu erfahren, wie dies sozusagen von außen möglich ist. Schon die Färbung der Haut lässt Rückschlüsse darauf zu, ob das Herz des Patienten ausreichend Sauerstoff in die Körpergewebe leitet. Mit dem Stethoskop hört der Arzt, wie die vier Herzkammern zusammenarbeiten und ob Herzklappen undicht oder zu eng sind. Herz und Blutgefäße werden anhand von fünf Tests geprüft.

1. Blutdruck Bei dieser Untersuchung wird eine Manschette um den Oberarm des Patienten gelegt und aufgepumpt, um Druck zu erzeugen. Bei manchen Apparaten ist die Manschette mit einem thermometerähnlichen, mit Quecksilber gefüllten Messgerät verbunden. Während des Aufpumpens der Manschette und des anschließenden Ablassens der Luft hört der Arzt den Puls ab. So kann er den Wert bestimmen, bei dem der Herzschlag nicht mehr zu hören ist, und den Druck, ab dem er wieder hörbar wird. Der Quecksilberpegel informiert über den Druck im Gefäßsystem, wenn das Herz schlägt und ruht.

2. Herzschlagrate und Rhythmus Durch Fühlen des Pulses lassen sich Unregelmäßigkeiten im Herzrhythmus feststellen. Auch wird auf diesem Weg der Ruhepuls (Herzschläge pro Minute) geprüft.

3. Venenpuls Der Arzt kann den Puls regelrecht sehen, wenn er auf eine Vene im Halsbereich blickt: die Jugularvene. Indem er beobachtet, wie sich die Vene ausdehnt, wenn das Herz schlägt, schätzt er den Druck im venösen System ein. Erhöhter Venendruck deutet auf eine Rechtsherzinsuffizienz oder eine Überfüllung des Herz-Kreislauf-Systems, z. B. bei länger bestehender Herzinsuffizienz, hin.

4. Ödem Wenn das Herz nicht effizient schlägt und der Venendruck erhöht ist, kann sich Flüssigkeit in den Beinen einlagern. Dieser Zustand

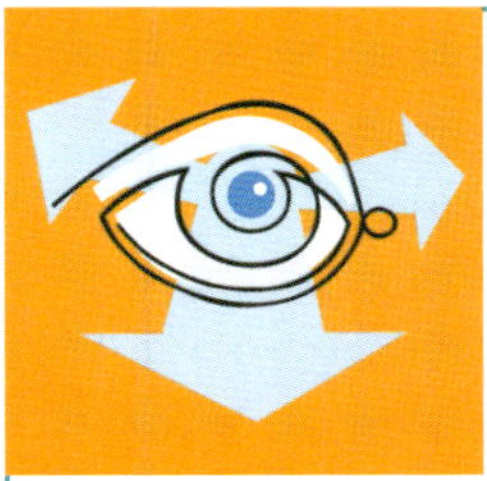

MEDIZIN DER ZUKUNFT

Vor einer Angioplastie

Mit einem neuen Test kann man den Blutdruck in verstopften Arterien messen. Damit lässt sich einschätzen, wer von welcher Behandlung am meisten profitiert. Bei dieser experimentellen Technik wird ein Katheter zur Messung des Blutflusses verwendet, während zeitgleich ein Angiogramm erstellt wird (siehe S. 54). Studien zeigten, dass selbst bei Arteriosklerose die Aufweitung der Arterie mittels Ballon-Angioplastie bei nur geringfügig reduziertem Blutfluss keinen Nutzen bringt. Ist der Blutfluss hingegen mäßig reduziert, kann die Angioplastie lebensrettend sein, auch wenn die Verengung selbst nicht wesentlich scheint.

AUS DEM LEXIKON

ANGINA PECTORIS Typische Symptome der Angina pectoris sind Druck und Engegefühl in der Brust, die in den Hals oder den linken Arm ausstrahlen.
ANGIOGRAPHIE Röntgentest. Nach Injektion eines Kontrastmittels in die Blutgefäße erhält man ein detailliertes Bild z. B. der Herzkranzarterien.
ARRHYTHMIE Gestörter Herzrhythmus.
DEFIBRILLATOR Gerät zur Abgabe von Elektroschocks, mit dessen Hilfe Patienten mit Kammerflimmern wiederbelebt werden können.
ECHOKARDIOGRAPHIE Nichtinvasives Diagnoseverfahren, bei dem mittels Ultraschallwellen ein Bild des Herzens erstellt wird.
ELEKTROKARDIOGRAPHIE (EKG) Gebräuchlicher diagnostischer Test, bei dem Elektroden die elektrische Herzaktivität aufzeichnen.
HERZVERSAGEN Zustand, in welchem das Herz nicht länger ausreichend Blut pumpen kann.
KARDIALE ENZYME Herzenzyme im Blut, die eine Schädigung des Herzmuskels signalisieren können.
KARDIOMYOPATHIE Schwere Form der strukturellen oder funktionellen Herzmuskelerkrankung.
MYOKARDISCHÄMIE Zustand, der entsteht, wenn als Folge einer Arterienverstopfung zu wenig Blut und Sauerstoff den Herzmuskel erreichen.
MYOKARD-SZINTIGRAPHIE Diagnostischer Test. Nach Injektion radioaktiver Substanz ins Blut erstellt man ein Bild der Durchblutung des Herzens.
ÖDEM Durch Flüssigkeitsansammlung im Bindegewebe verursachte Schwellung; mögliches Symptom einer Herzinsuffizienz.
PLAQUE Depot aus Fett und anderen Substanzen an den inneren Schichten einer Arterienwand.
STUMME ISCHÄMIE Blockade des Blutflusses, die keine Symptome verursacht.

wird als Ödem bezeichnet und ruft eine Schwellung an den Fußknöcheln, den Schienbeinen, im Steißbein- und Unterleibsbereich oder an den Händen hervor. Um ein Ödem festzustellen, drückt der Arzt kurz auf die Haut, um zu sehen, ob nach dem Loslassen eine Delle zurückbleibt.

5. Herzschlag, Atmung und Blutfluss An der Stelle über dem Herzen kann der Arzt mittels des Stethoskops hören, wie sich die Herzklappen öffnen und schließen. So genannte fauchende (hochfrequente) oder gurrende (niederfrequente) Strömungsgeräusche weisen auf mögliche Klappenschäden hin. Während der Patient ein- und ausatmet, achtet der Arzt auf Geräusche, die auf eine Flüssigkeitsansammlung in den Lungen hinweisen. An anderen Körperstellen (z. B. am Hals) wird der Blutfluss in den Arterien abgehört.

Diagnostische Verfahren

Ergibt die körperliche Untersuchung einen Krankheitsverdacht, greift man zu komplexeren Tests wie Blutuntersuchungen und bildgebenden Verfahren für Herz und Blutgefäße.

Bluttests

Das menschliche Blut hält eine Fülle an Informationen bereit, sei es zum Zustand des Immunsystems oder zur Funktion von Organen wie Leber und Nieren. Wie bereits erwähnt, liefert ein simpler Bluttest den Gesamtcholesterinwert einschließlich der

HDL- und LDL-Spiegel. Diese wichtige Messung gibt Aufschluss über den Zustand der Blutgefäße. Der Test kann auch andere Risikofaktoren aufdecken, z. B. hohe Homozysteinwerte oder Enzyme, die auf einen Entzündungsherd hinweisen.

Bei Verdacht auf eine Schädigung des Herzens durch Arterienverschluss kann mit Bluttests das Ausmaß der Erkrankung festgestellt werden. Die Blutwerte bestimmter Herzenzyme steigen in den Stunden nach der Schädigung des Herzmuskels an. Vier Enzyme geben Auskunft über den Zustand des Herzens: Kreatinkinase, Laktat-Dehydrogenase, Troponin-I und Troponin-T.

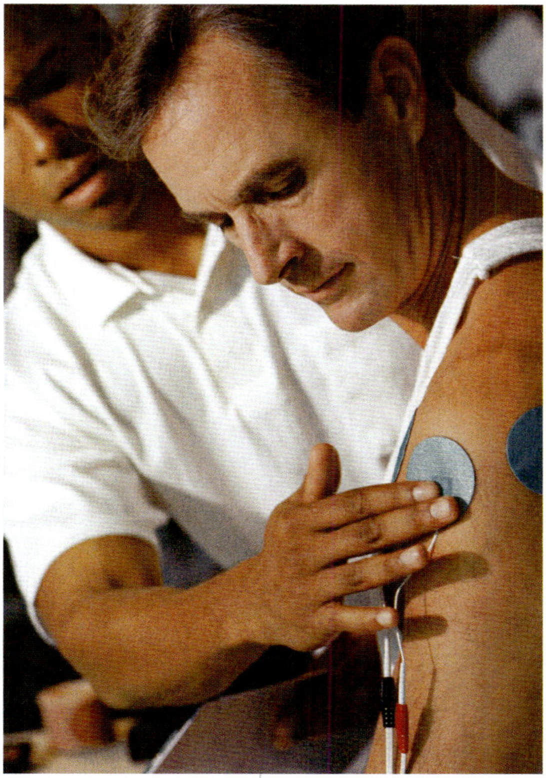

Beim Belastungs-EKG wird der erhöhte Herzschlag gemessen. Dies erleichtert das Aufspüren von Ischämien (verminderte Blut- und Sauerstoffversorgung des Herzens) und Herzrhythmusstörungen.

Elektrokardiogramm

Der bekannteste Test zur Diagnose des Herzzustands ist das EKG (Elektrokardiogramm). Elektrokardiogramme können in dreierlei Form aufgezeichnet werden: Ruhe-EKG, Belastungs-EKG und Langzeit-EKG.

1. Ruhe-EKG Bei Verdacht auf eine Herzerkrankung erfolgt zunächst meist ein Ruhe-EKG. Dabei fertigt man ein Kurvenbild der elektrischen Herzströme an, während der Patient ruhig liegt.

WAS DEN PATIENTEN ERWARTET Zunächst werden Metallplättchen (Elektroden) an bestimmten Stellen des Körpers, meist an den Fuß- und Handgelenken sowie an der Brust, befestigt. Von den Elektroden ausgehende Drähte leiten die elektrischen Signale zu einem kleinen Gerät, das auf Grundlage dieser Informationen eine Herzstromkurve zeichnet und Daten über die Herzschlagrate und den Herzrhythmus liefert. Das Ruhe-EKG kann direkt beim Arzt durchgeführt werden und dauert ungefähr 5 Minuten.

WAS DIE ERGEBNISSE ZEIGEN EKGs erleichtern die Diagnose von Herzrhythmusstörungen, Schäden durch einen Herzinfarkt und von anderen Herzanomalien. Durch ein EKG wird auch eine unzureichende Blut- und Sauerstoffversorgung in spezifischen Bereichen des Herzmuskels erkennbar.

2. Belastungs-EKG Manchmal treten die Symptome von Herzproblemen bei körperlicher Anstrengung auf. Ist das Ruhe-EKG unauffällig, ordnet der Arzt meist ein Belastungs-EKG an.

WAS DEN PATIENTEN ERWARTET Wie beim Ruhe-EKG werden Elektroden am Körper befestigt. Anschließend geht der Patient auf ein Laufband. Nach einem langsamen Start werden Tempo und Belastung stufenweise erhöht, um das Herz stärker zu fordern. Keine Sorge: Während des gesamten Tests wird der Patient überwacht. Sobald Schmerzen oder Ermüdung auftreten, wird der Test gestoppt. Ein Belastungs-EKG wird gewöhnlich in einem Krankenhaus durchgeführt und dauert etwa eine halbe Stunde.

WAS DIE ERGEBNISSE ZEIGEN Wie das Ruhe-EKG kann auch das Belastungs-EKG eine ganze Reihe von Unregelmäßigkeiten im Herzrhythmus sichtbar machen. Treten auf dem Laufband Druck oder gar Schmerzen in der Brust auf, bestätigt der Test eine Angina pectoris. Die schmerzfrei auf dem Laufband verbrachte Zeit liefert wichtige Informationen zum Schweregrad der Erkrankung.

3. Langzeit-EKG Bei unregelmäßigem, stolperndem Herzschlag rät der Arzt eventuell zu einem so genannten Langzeit- oder 24-Stunden-EKG. Dabei wird die Herzaktivität über einen Zeitraum von 24 Stunden aufgezeichnet.

WAS DEN PATIENTEN ERWARTET Das Langzeit-EKG kann auch zu Hause durchgeführt werden. Die Elektroden sind mit einem taschenbuchgroßen Aufzeichnungsgerät verbunden, das 24 Stunden, also auch im Schlaf, getragen wird. Das Gerät zeichnet die Ableitungen der elektrischen Signale des Herzens auf. Manchmal wird der Patient auch gebeten, Protokoll über den fraglichen Tag zu führen und neben Tätigkeiten auch Symptome zu notieren. Später werden die Daten analysiert und die elektrischen Ableitungen mit dem Protokoll abgeglichen.

WAS DIE ERGEBNISSE ZEIGEN Durch die lange Zeitspanne der Überwachung entdeckt der Arzt auf dem Langzeit-EKG auch Anomalien, die sich vielleicht nur einmal

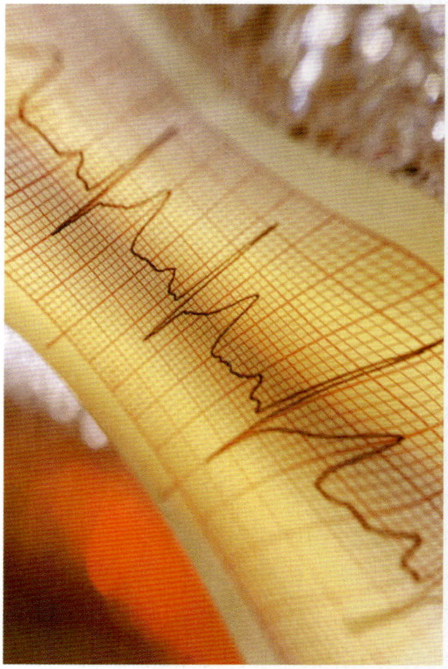

Die EKG-Kurve visualisiert die elektrischen Ströme während der Herztätigkeit. Zwischen den Schlägen ruht das Herz, es fließt kein Strom.

in 24 Stunden zeigen. Zudem lässt sich erkennen, in welchem Maß bestimmte Tätigkeiten das Herz beanspruchen – ein wichtiger Hinweis darauf, was einen anormalen Herzrhythmus auslöst.

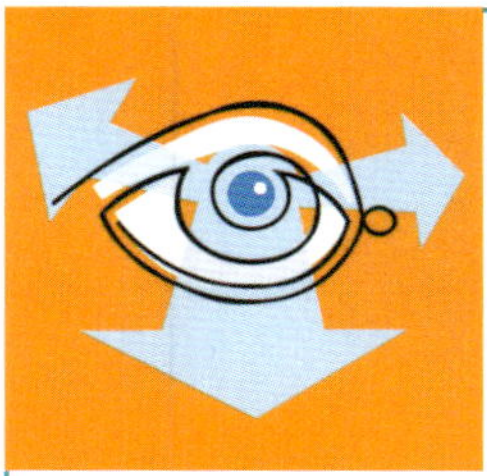

MEDIZIN DER ZUKUNFT

Der tiefste Einblick in die Arterien

Vor kurzem lieferte eine neue Art der hochauflösenden Magnetresonanztomographie (MRT) das bisher detaillierteste Bild vom Inneren der Herzkranzarterien. Anhand dieser Technologie lassen sich mögliche Problembereiche in Arterien feststellen, lange bevor Symptome von Arteriosklerose auftreten, so Forscher der Mount Sinai School of Medicine in New York. Experten hoffen, dass es diese so genannte Black-Blood-Technik ermöglichen wird, Plaques zu erkennen, die sich zu lösen drohen. Damit könnte man Behandlungsmethoden präziser einsetzen, um Herzinfarkte zu verhindern. Obwohl der Test viel versprechend klingt, ist er noch experimentell.

Elektrophysiologische Tests

Ähnlich wie das EKG misst auch der elektrophysiologische Test die elektrischen Signale des Herzens mittels Elektroden. Diese werden jedoch nicht auf der Haut befestigt, sondern durch Venen oder Arterien direkt in die Herzkammern geführt, um elektrische Signale innerhalb des Herzens aufzuzeichnen. Es handelt sich also um ein invasives Verfahren. Kardiologen lösen manchmal absichtlich unregelmäßige Herzrhythmen aus, um zu prüfen, ob ein bestimmtes Medikament oder ein chirurgischer Eingriff das Problem beheben könnte. Elektrophysiologische Tests kommen manchmal zum Einsatz, wenn das EKG ergebnislos blieb.

WAS DEN PATIENTEN ERWARTET Der Test erfolgt meist in einem speziellen Behandlungsraum oder Labor. Der Bereich, in den die Elektrodenkatheter eingeführt werden (meist in der Leistengegend), wird gewaschen und rasiert. Normalerweise verwendet man drei oder vier dünne Katheter. Wenn der Arzt eine kleine elektrische Ladung einsetzt, um eine Arrhythmie hervorzurufen, bemerkt der Patient eventuell einen ungewohnten Herzschlag oder ein flatterndes Gefühl im Herzen. Zu Beginn liegt der Patient horizontal auf dem Behandlungstisch. Später bringt man den Tisch eventuell in eine aufrechte Position, um die Reaktion des Herzens auf den Positionswechsel zu verfolgen. Der Test dauert 1–4 Stunden.

WAS DIE ERGEBNISSE ZEIGEN Elektrophysiologische Studien liefern eine Karte des elektrischen Leitsystems des Herzens. Sie zeigen, wie Nervenimpulse von einem Teil des Herzens zum anderen geleitet werden. Damit lässt sich leichter feststellen, an welchem Punkt des Leitsystems die elektrischen Impulse, die den Herzschlag hervorrufen, fehlgeleitet werden, und welche Behandlung sich anbietet.

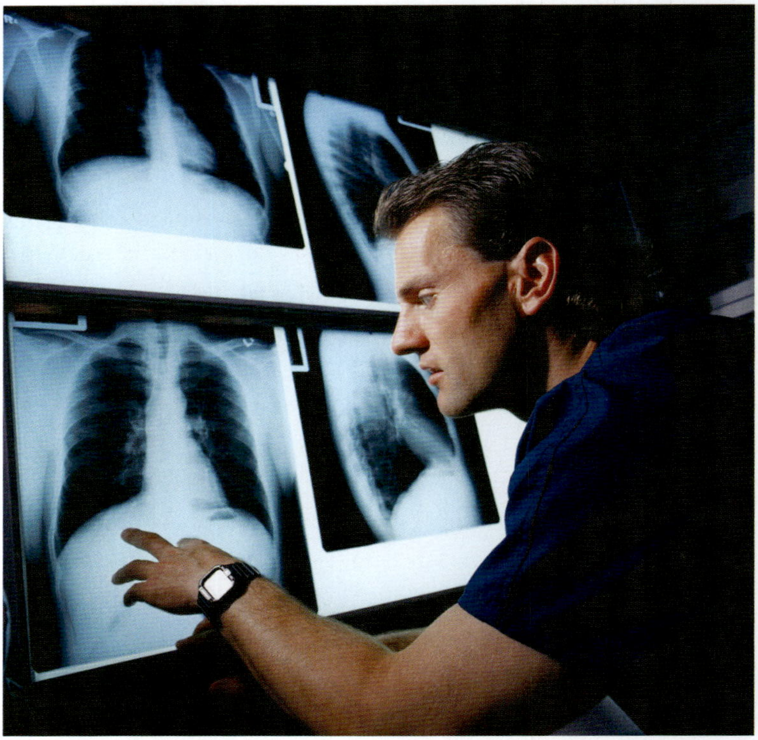

Das Bruströntgenbild kann Kalkablagerungen, Herzvergrößerungen und Veränderungen der Lunge durch Herzinsuffizienz zeigen.

Bildgebende Verfahren

Die Medizin verfügt über zahlreiche Hilfsmittel, um Bilder des Herzens und des Kreislaufsystems zu erstellen. Diese reichen von Röntgenaufnahmen bis zu hoch komplizierten Verfahren, die ein dreidimensionales und sogar bewegtes Bild des Herzens liefern. Folgende Verfahren werden mit am häufigsten angewandt:

1. Röntgenaufnahme der Brust Das Röntgenbild der Brust kann wichtige Informationen über den Zustand des Herzens liefern.

WAS DEN PATIENTEN ERWARTET Zunächst legt der Patient Kleidung und Schmuck oberhalb der Taille ab. Dann stellt er sich vor eine Platte, die den Röntgenfilm enthält. Die Röntgenstrahlen werden auf die Brust gerichtet. Die Körpergewebe sind unterschiedlich durchlässig für die Strahlen. So entsteht eine Aufnahme der Knochen, des Herzens und der Lunge.

WAS DIE ERGEBNISSE ZEIGEN Das Röntgenbild zeigt Größe und Form des Herzens. Es macht eventuell größere Kalkablage-

GUTER TIPP

Falls Ihnen ein bevorstehender diagnostischer Test Angst macht, wenden Sie sich an Ihren Arzt.

- **Wenn Sie nicht sicher sind, warum der Test erfolgt, bitten Sie den Arzt um eine Erklärung.**
- **Sind Sie besorgt wegen eines bestimmten Tests, lassen Sie sich den Ablauf genau beschreiben.**
- **Wenn Sie Angst vor einer bestimmten Untersuchung haben, sagen Sie es Ihrem Arzt. Er kann Ihnen Medikamente zur Beruhigung geben.**

rungen sichtbar, die auf Herzkrankheiten hinweisen können. Zudem liefert die Aufnahme Informationen über den Zustand der Lunge.

2. Herzszintigraphie Wie beim Röntgen wird auch bei diesem Verfahren radioaktive Strahlung eingesetzt, um ein Bild vom Herzen zu erhalten. Während die Strahlung beim Röntgen von einer externen Quelle stammt, injiziert man hier jedoch Radioisotope in den Blutstrom. Spezialkameras verfolgen das radioaktive Material auf seinem Weg durch das Herz und die Arterien. So erhält man wichtige Informationen über die regionale Durchblutung des Herzens.

DIAGNOSE EINES SCHLAGANFALLS

Ein Schlaganfall tritt auf, wenn die Blutzufuhr zu Teilen des Gehirns unterbrochen ist. Es gibt zwei Hauptarten von Schlaganfällen. Bei einem ischämischen Schlaganfall wird der Blutfluss durch Arteriosklerose unterbrochen. Oft ist das plötzliche Auftreten eines Blutgerinnsels die Ursache. Bei einem hämorrhagischen Schlaganfall platzt ein Blutgefäß im Gehirn. Der vom Schlaganfall betroffene Bereich lässt sich durch eine Fülle von Tests exakt eingrenzen.

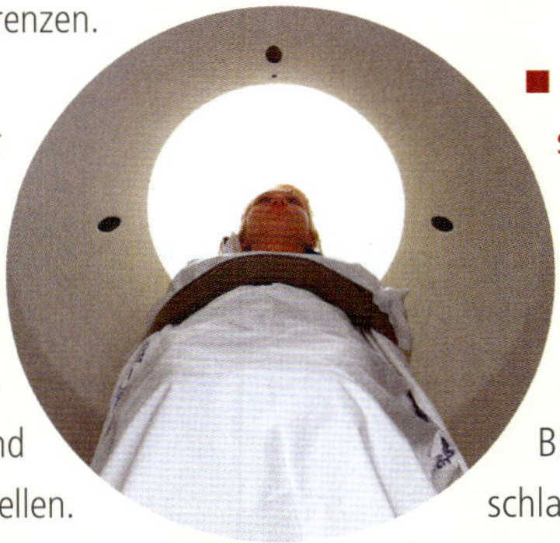

■ **Aufnahmen** Einige der Tests zur Diagnose von Herzkrankheiten setzt man auch bei Schlaganfällen ein. Mithilfe der Computertomographie (CT) lassen sich die Art und der Ort des Schlaganfalls feststellen. Die Magnetresonanztomographie (MRT) liefert detaillierte Bilder des Gehirns, anhand derer die exakte Position und Größe des betroffenen Bereichs bestimmbar ist. Ähnlich wie bei der Visualisierung der Herzkranzgefäße können Angiogramme auch Karten des Blutflusses im Gehirn liefern und zeigen, in welchen Bereichen die Blutzufuhr unterbrochen ist.

■ **Aufzeichnung der Hirnströme** Die elektrischen Aktivitäten des Gehirns lassen sich mit einem Elektroenzephalogramm (EEG) verfolgen. Mittels Elektroden, die auf der Kopfhaut befestigt werden, misst man die elektrischen Impulse in unterschiedlichen Teilen des Gehirns. Informationen zu Intensität, Dauer, Frequenz und Position der elektrischen Aktivität erleichtern die Einschätzung der Schädigung.

■ **Sonographie/Ultraschall** Auch Untersuchungen mit Schallwellen liefern wichtige Hinweise. Auf diese Weise lässt sich z. B. die Fließgeschwindigkeit des Blutes in den beiden Hauptschlagadern, die das Gehirn mit Blut versorgen (Karotiden), messen. Bei einem Karotis-Phonoangiogramm platziert man ein kleines Mikrofon am Hals, um das Geräusch des Blutflusses durch die Karotiden aufzunehmen. Das hoch empfindliche Mikrofon kann den Unterschied zwischen normalem Blutfluss und zum Teil erheblich beschleunigtem Blutfluss bei Gefäßverengung differenzieren.

WAS DEN PATIENTEN ERWARTET Auch wenn es vielleicht erschreckend klingt, dass bei dieser Untersuchung radioaktives Material injiziert wird, handelt es sich dabei doch um ein sehr sicheres Verfahren. Die Strahlung entspricht in etwa jener einer Standardröntgenaufnahme. Das Material, Tracer genannt, wird in den Arm injiziert. Während des Tests liegt der Patient. Eventuell wird er vor der Injektion auf ein Laufband oder ein Fahrradergometer gebeten. Anschließend fertigt eine Kamera Bilder aus unterschiedlichen Winkeln an, was bis zu 25 Minuten dauern kann. Dieser Test ist exakter (und deutlich teurer) als ein Belastungs-EKG. Er wird manchmal eingesetzt, wenn die EKGs ergebnislos bleiben.

WAS DIE ERGEBNISSE ZEIGEN Die Bilder des Herzens und der Blutgefäße, die es versorgen, zeigen die Schädigung des Herzmuskels nach einem Infarkt. Sie informieren auch darüber, wie viel Blut bei jedem Herzschlag durch das Herz strömt. Eine Form der Szintigraphie, die SPECT (**S**ingle-**P**hoton-**E**missionscomputer**t**omographie), liefert dreidimensionale Bilder. Diese Untersuchungen sind hilfreich, um Ischämien bzw. Bereiche mit vermindertem Blutfluss zu entdecken.

3. Koronarangiographie Bei diesem Verfahren wird ein Kontrastmittel in die Arterien injiziert, die das Herz versorgen. So lässt sich die Herzaktivität durch Röntgenkameras verfolgen. Dieser Test ist bei der Diagnose koronarer Herzkrankheiten üblich. Er zeigt verengte Arterienbereiche, die auf einer herkömmlichen Röntgenaufnahme nicht zu sehen sind.

WAS DEN PATIENTEN ERWARTET Nach der lokalen Betäubung wird ein dünner Schlauch, der Katheter, in der Leistengegend, manchmal auch am Handgelenk oder am Ellbogen, in eine Arterie eingebracht. Man führt den Katheter durch die Arterie, bis eine Herzkranzarterie erreicht ist. Dann spritzt man das Kontrastmittel und fertigt einige Röntgenbilder an. Das Einführen des Katheters bereitet meist keine

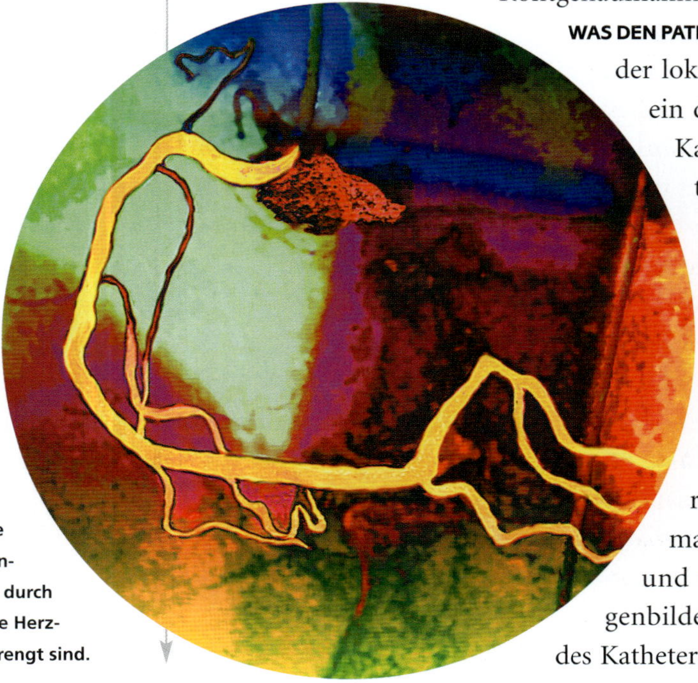

Die Koronarangiographie zeigt Arterienbereiche, die durch eine koronare Herzkrankheit verengt sind.

Schmerzen. Manche Patienten verspüren ein leichtes Herzklopfen, wenn der Schlauch das Herz erreicht. Der Test dauert etwa 40 Minuten und wird meist ambulant durchgeführt.

WAS DIE ERGEBNISSE ZEIGEN Man erhält ein genaues Bild vom Zustand der Blutgefäße am Herzen, einschließlich möglicher Blockaden. Die Angiographie wird eingesetzt, wenn man annimmt, dass ein Patient von einer Herzoperation oder einer Angioplastie (Aufdehnung verengter Blutgefäße) profitieren könnte.

4. Echokardiographie

Die Echokardiographie zählt zu den nichtinvasiven Verfahren: Anstelle von Röntgenstrahlen und Kontrastmitteln kommen Schallwellen (Ultraschall) zum Einsatz, die mittels eines Schallkopfs auf das Herz gerichtet werden. Über die Aufzeichnung der vom Herzen zurückgeworfenen Echos entsteht ein Bild des schlagenden Herzens.

WAS DEN PATIENTEN ERWARTET Die Untersuchung erfolgt beim Kardiologen oder im Krankenhaus. Der Arzt streicht Gel auf die Brust des Patienten, um die Übertragung der Ultraschallwellen zu verbessern. Normalerweise ist der Test nicht schmerzhaft. Allerdings wird es eventuell als unangenehm empfunden, dass der Schallkopf teils relativ fest auf die Haut gedrückt werden muss. Eine Echokardiographie dauert zwischen 5 und 15 Minuten.

WAS DIE ERGEBNISSE ZEIGEN Das Echokardiogramm kann Schäden am Herzmuskel sowie Klappenprobleme, einen anormalen Blutfluss und andere Abweichungen sichtbar machen.

Neues aus der Forschung

Dank einer neuen Art von hochauflösender Magnetresonanztomographie (MRT) lassen sich beinahe alle erkrankten Herzkranzarterien erkennen. Dies kann so manchem Patienten die deutlich invasivere Angiographie ersparen. Die MRT wird seit Jahren eingesetzt, um große Blutgefäße zu untersuchen. Doch erst seit kurzem ist sie so weit entwickelt, dass sie auch für kleine Herzkranzarterien geeignet ist. Laut einer 2001 veröffentlichten Studie deckte die so genannte Ultrafast-MRT bei 75 % der Patienten sämtliche erkrankten Herzkranzarterien auf. In 81–100 % der Fälle schloss sie eine koronare Herzkrankheit exakt aus. Ein zusätzlicher Vorteil: Die Magnetresonanztomographie kostet nur etwa 1000 Euro, während die Kosten für ein Angiogramm rund 5000 Euro betragen.

Fortgeschrittene bildgebende Verfahren

Einige Verfahren liefern noch detailliertere Bilder des Herzens, einschließlich dreidimensionaler Darstellungen. Dazu zählen die CT (Computertomographie), die MRT (Magnetresonanztomographie) sowie die PET (Positronenemissionstomographie). Durch neue Erkenntnisse sind die Verfahren exakter denn je. Bei der CT rotiert eine

Röntgenröhre um den Körper, sodass Aufnahmen aus allen Winkeln entstehen. Das Ergebnis sind Schichtaufnahmen von inneren Organen. Ein noch neuerer Test, eine durch Elektronenstrahlen ultraschnelle Computertomographie, liefert dreidimensionale, bewegte Bilder des Herzens. Bei der MRT werden Energiesignale aufgezeichnet, die von Wasserstoffatomen der Zellen in unterschiedlichen Gewebeschichten abgegeben werden. Die PET, das neueste Diagnoseverfahren, wird momentan in erster Linie zu Forschungszwecken genutzt. Mit diesem bildgebenden Verfahren lassen sich Emissionen subatomarer Partikel feststellen. PET-Scans zeigen, inwieweit die Stoffwechselfunktion eines durch verminderten Blutfluss geschädigten Herzmuskels erhalten ist. Dies erleichtert die Entscheidung, ob die Anlage eines Bypasses in dieser Region sinnvoll ist.

WAS DEN PATIENTEN ERWARTET Der Patient liegt auf einem beweglichen Tisch. Während einer CT wird der Tisch langsam durch eine Röhre geschoben und der Körper aus allen Winkeln aufgenommen. Bei der MRT wird der Tisch in eine magnetische Kammer geschoben, der Patient sollte dabei möglichst still liegen. Die schmerzlose Prozedur kann eine halbe Stunde oder länger dauern. Bei einer PET injiziert man kleine Mengen radioaktiven Materials ins Blut. Die Untersuchung dauert etwa eine Stunde.

WAS DIE ERGEBNISSE ZEIGEN Hightechscans dienen der Beurteilung von Ischämien und Herzklappenerkrankungen.

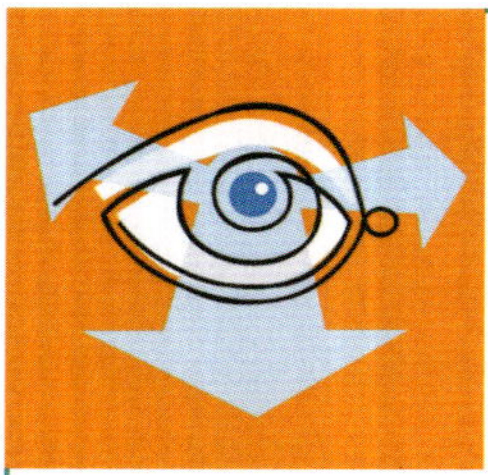

MEDIZIN DER ZUKUNFT

Frühe Warnzeichen eines Herzinfarkts

Die Wissenschaft ist vielleicht bald in der Lage, Plaques auszumachen, die sich zu lösen drohen, was zur Blockade des Blutflusses und so zu einem Infarkt führen kann. 2001 injizierten Forscher an einer Bonner Universität magnetisierte Moleküle in den Blutstrom, die sich an Fibrin binden. Diese Substanz bildet sich auch in Plaques. Dann stellte man mittels MRT fest, wo sich die Moleküle ansammelten. Eines Tages könnte dies Ärzten helfen, das Risiko durch Plaques einzuschätzen und diese optimal zu behandeln.

Jeder kann vorsorgen

Die heute zur Verfügung stehenden Diagnoseverfahren informieren erstaunlich exakt über den Zustand von Herz und Kreislaufsystem. So lassen sich Krankheitsursachen leichter erkennen und Krankheiten effektiver behandeln. Trotz dieser Entwicklung hofft die Forschung jedoch auch, die Menschen zur Vorbeugung von Herz-Kreislauf-Erkrankungen zu motivieren. Zu den wichtigsten Präventionsmaßnahmen zählt ein nikotinfreies Leben – mehr dazu im nächsten Kapitel.

AUS DER PRAXIS

Geschichte eines Arztes

Es hatte Warnzeichen gegeben, erklärt Dr. Uwe Weiss heute. Hätte er sie nur genügend beachtet. „Jetzt weiß ich, dass ich 2 Jahre lang unter dem litt, was Ärzte als Belastungsangina bezeichnen – Brustschmerzen, die bei körperlicher Anstrengung auftreten", so Dr. Weiss, 46, Allgemeinarzt aus Hessen. „Ich fühlte eine Enge in meiner Brust, und beim Radfahren geriet ich außer Atem. Aber offen gestanden führte ich das auf das Älterwerden zurück."

Nach einer Grippe merkte er, dass er nicht mehr richtig in Form kam. In der Arbeit verspürte er Schmerzen und Beklemmung in der Brust, selbst wenn er nur kurze Strecken ging.

Doch erst einige Tage später, als er gerade zu Hause war, erkannte er, dass etwas ernsthaft nicht in Ordnung war. „Ich ging hinaus, um ein Paket in Empfang zu nehmen. Bis ich wieder im Haus war, fühlte ich mich derart schwach, dass ich mich auf den Boden legen musste." Seine Frau fuhr ihn sofort ins nächstgelegene Krankenhaus, wo er von einem Kardiologen untersucht wurde. „Auf den ersten Blick schien alles in Ordnung – Blutdruck, Puls, das Röntgenbild der Brust, Herzenzyme, C-reaktive Enzyme, Cholesterinspiegel."

Der Kardiologe führte ein Belastungs-EKG durch. 3 Monate zuvor hätte Dr. Weiss eine dreistündige Radtour problemlos geschafft. Jetzt reichte es nicht einmal mehr für 10 Minuten Laufband. Der Kardiologe ordnete ein Angiogramm an. Dabei werden Kontrastmittel gespritzt, um ein genaues Bild der Herzkranzarterien zu erhalten. Die Ergebnisse zeigten, dass Dr. Weiss Glück hatte, überhaupt noch am Leben zu sein. Eine Koronararterie war zu 99 % verstopft. Ein Blutgerinnsel hätte sie jeden Moment vollständig blockieren und einen Herzinfarkt auslösen können.

Schließlich führte der Kardiologe eine Angioplastie durch. Bei diesem Verfahren wird ein kleiner, gefalteter Ballon in die Arterie eingebracht und aufgeblasen, um das Gefäß aufzuweiten. Anschließend wurde ein Stent – ein Metallgeflecht – eingesetzt, um einer erneuten Verengung vorzubeugen.

Das Ganze liegt nun 6 Monate zurück. Dr. Weiss arbeitet inzwischen wieder Vollzeit und kehrt langsam zu seinen normalen Aktivitäten zurück. Doch sein Leben sieht anders aus. Als Erstes gab es drastische Veränderungen in der Ernährung: Die Familie begann eine fettarme Diät mit viel Obst, Gemüse und Vollkorn. Das Ziel besteht darin, einige der durch die koronare Herzkrankheit verursachten Schäden mittels richtiger Ernährung und ausreichend Bewegung rückgängig zu machen. Auch achtet Herr Weiss darauf, den Stresspegel unter Kontrolle zu halten. Er nimmt sich genügend Zeit für sich selbst und praktiziert Entspannungstechniken wie Meditation.

„Es war beängstigend", gibt er zu. „Doch es hat mich auch zu einem anderen, hoffentlich besseren Arzt gemacht. Ich merke, dass ich mehr Zeit mit meinen Patienten verbringe und ihnen genauer zuhöre. Ich habe die ersten Warnzeichen bei mir übersehen. Ich will nicht, dass mir das bei einem Patienten passiert."

4

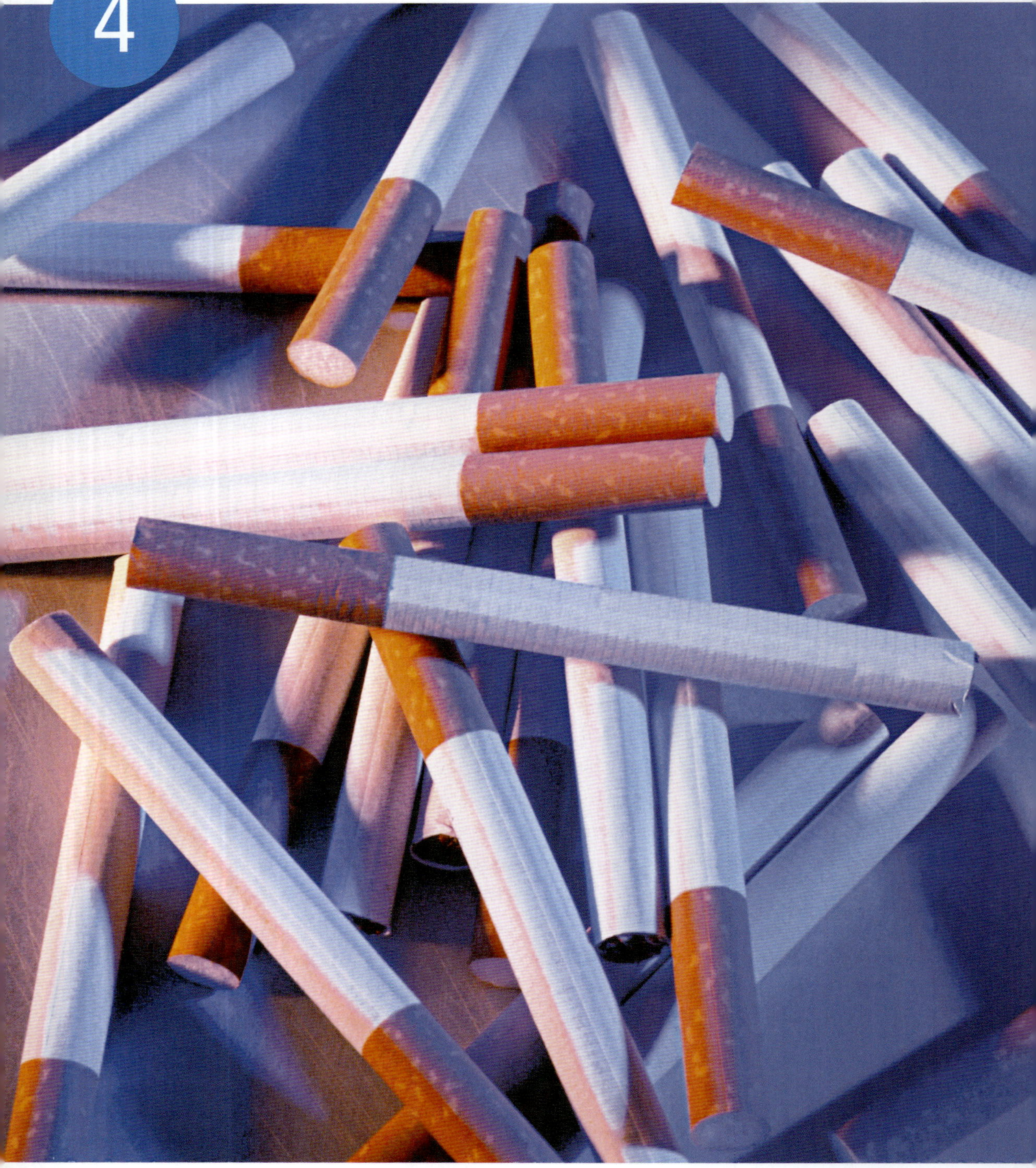

Nikotinfrei leben

Rauchen schadet dem Körper und somit auch dem Herzen. Um nur einige Gefahren zu nennen: Rauchen kann den Blutdruck erhöhen, die Blutgefäße verengen sowie das Verhältnis von gutem und schlechtem Cholesterin negativ beeinflussen. Auch erhöht es das Risiko von Blutgerinnseln, die Herzinfarkte und Schlaganfälle verursachen. Doch selbst langjährige Raucher können ihr Risiko eines vorzeitigen Todes beachtlich reduzieren, wenn sie aufhören.

Nach Angaben der WHO raucht rund ein Drittel der Weltbevölkerung über 15 Jahren regelmäßig. In Deutschland gibt es etwa 20 Mio. Raucher, in Österreich und der Schweiz je rund 2,3 Mio. Viele würden ihre Nikotinsucht gern überwinden: So versucht es jährlich ein Drittel der Schweizer Raucher, doch nur 2–3 % schaffen es ohne Hilfe. Dabei ist das Rauchen heute die wichtigste vermeidbare Ursache von Krankheit und vorzeitigem Tod.

> Nach einem Jahr als Nichtraucher ist das hohe Herzerkrankungsrisiko bereits um die Hälfte gesunken.

Wer vergeblich versucht hat, das Rauchen aufzugeben, sollte neuen Mut fassen: Den meisten gelingt es erst nach zwei bis drei Anläufen. Erfolglose Versuche bedeuten kein Versagen. Man sollte sie eher als Generalprobe sehen, bei der man geeignete Strategien entwickelt. Zudem gibt es Hilfsmittel wie Nikotinpflaster, Kaugummi und Medikamente, um die Entzugserscheinungen zu lindern.

Von den Zigaretten loszukommen, bringt viele Vorteile mit sich. Einige stellen sich sofort ein: Das Essen schmeckt besser. Der Mund ist frischer. Man hat mehr Energie. Was noch wichtiger ist: Nach einem Jahr als Nichtraucher ist das hohe Herzerkrankungsrisiko bereits um die Hälfte gesunken. Und nach 3–4 Jahren entspricht das Risiko von Ex-Rauchern jenem lebenslanger Nichtraucher.

Hartnäckige Gewohnheit

Nikotin macht körperlich abhängig. Laut neueren Untersuchungen ist es die Droge mit dem größten Suchtpotenzial. Die Entwöhnung verursacht oft Reizbarkeit, Benommenheit und Anspannung. In den ersten 2 Wochen sind Konzentrationsprobleme möglich.

Rauchen macht auch psychisch abhängig. Es wird Teil der täglichen Routine. So gehört die Zigarette oft schon zum Morgenritual.

FAKTEN

Nach Angaben der Weltgesundheitsorganisation (WHO) stirbt jeder zweite Langzeitraucher an den Folgen des Tabakkonsums.

Viele bringen das Rauchen mit dem Essen in Verbindung: Nach den Mahlzeiten ist das Verlangen nach einer Zigarette besonders stark. Solche psychischen Auslöser lassen sich jedoch überwinden, indem man seinen Tagesablauf ändert und Situationen meidet, die mit dem Rauchen verbunden werden.

Angst vor der Gewichtszunahme

Viele fürchten, Gewichtsprobleme zu bekommen, wenn sie das Rauchen aufgeben. Auch wenn dies nicht zwingend der Fall ist, hat sich doch gezeigt, dass während der ersten 6 Monate nach dem Aufhören im Durchschnitt eine Gewichtszunahme von 3–6,5 kg eintritt. Es gibt dafür noch keine erschöpfende Erklärung. Mit ein Grund mag sein, dass sich Geschmacks- und Geruchssinn wieder schärfen, sodass das Essen einen noch größeren Genuss verschafft. Zudem lässt mit dem Rauchstopp der Stoffwechsel ein bisschen nach, der Körper verbrennt also etwas weniger Kalorien.

Man schätzt, dass Raucher bei ansonsten gleichen Voraussetzungen täglich rund 200 kcal mehr verbrauchen als Nichtraucher. Zum Ausgleich genügt ein flotter 30-minütiger Spaziergang oder der Verzicht auf einen einzigen kalorienreichen Snack, z. B. einen Schokoriegel. Ein paar Pfund mehr sind in jedem Fall besser, als den Körper zu vergiften und die gesundheitlichen Gefahren des Rauchens in Kauf zu nehmen.

Wie Studien zeigten, erhöht Sport die Erfolgschancen der Raucherentwöhnung. Auch wirkt er Gewichtsproblemen entgegen.

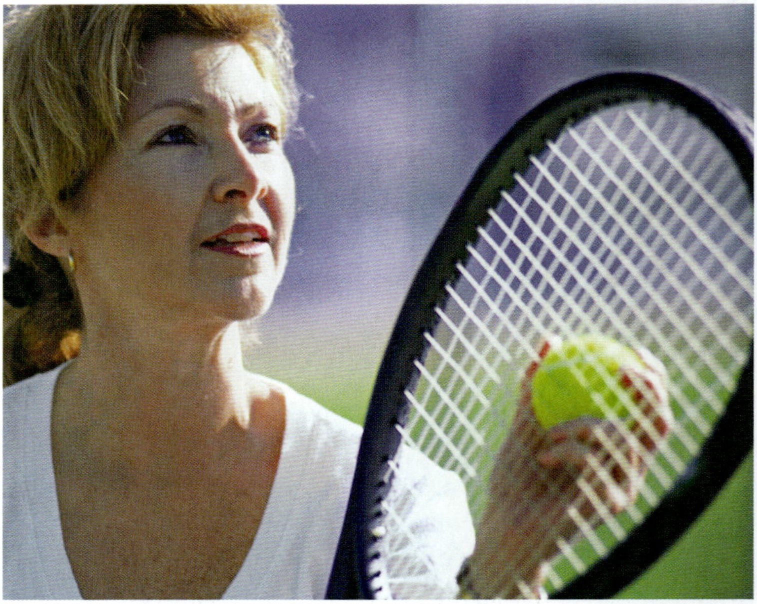

Zwölf Gründe aufzuhören

Der erste Schritt jeder dauerhaften Veränderung besteht darin, sich davon zu überzeugen, dass die Vorteile die Mühe wert sind. Falls Sie noch nicht sicher sind, hier einige Anreize:

1. Wer das Rauchen aufgibt, lebt länger. Männer, die vor dem 39. Lebensjahr aufhören, gewinnen im Schnitt 5 Jahre, Frauen 3. Wer nach dem 60. Lebensjahr aufhört, lebt immerhin noch ein Jahr länger.

2. Sie haben mehr Energie und Ausdauer für Dinge, die Sie gern tun.

3. Sie sehen besser aus. Rauchen verfärbt die Zähne und verursacht trockene Haut und frühe Fältchen.

4. Rauchen ist die Hauptursache von Lungenkrebs, Emphysemen und Bronchitiden.

5. Raucher setzen ihre Mitmenschen den Gefahren des Passivrauchens aus. Das Deutsche Krebsforschungszentrum geht davon aus, dass jährlich etwa 400 Krebstodesfälle auf Passivrauchen zurückgehen.

6. Rauchen verändert das Verhältnis zwischen LDL (schlechtem Cholesterin) und HDL (gutem Cholesterin). Es reduziert das HDL.

7. Durch Rauchen entstehen freie Radikale. Diese instabilen Moleküle lösen einen Oxidationsprozess der Cholesterindepots an den Gefäßinnenwänden aus: Die Plaques reißen leichter auf, was zum Herzinfarkt führen kann.

8. Nach dem Rauchen einer Zigarette steigt der Blutdruck durch das Nikotin um 15–25 mm Hg.

9. Rauchen erhöht die Gefahr von Blutgerinnseln, die Herzinfarkte verursachen.

10. Rauchen verengt vorübergehend die Blutgefäße. Damit erhöht sich die Wahrscheinlichkeit, dass Arterien, die bereits durch

DEN ARZT FRAGEN

Ist Zigarrenrauchen weniger gefährlich als Zigarettenrauchen?

Dies ließe sich mit der Frage vergleichen, ob es weniger gefährlich ist, aus dem vierten Stockwerk statt aus dem achten zu springen. Die Antwort würde immer gleich lauten: In beiden Fällen können die Folgen tödlich sein.

Manche denken, das Rauchen von Zigarren sei weniger gefährlich, weil die meisten Zigarrenraucher nicht inhalieren. Studien konnten allerdings zeigen, dass 10 % der Zigarrenraucher sehr wohl inhalieren. Und selbst jene, die nicht inhalieren, atmen doch eine Menge Rauch und damit einen wahren Giftcocktail ein: Zigarrenrauch enthält nämlich noch mehr Nikotin, Benzol, Stickoxide und andere schädliche chemische Substanzen als der Rauch von Zigaretten.

Zigarrenfans rauchen meist nicht so häufig wie Zigarettenraucher. In einer Studie der Universität von Kalifornien stellte sich heraus, dass der regelmäßige Griff zur Zigarre dennoch das Risiko erhöht, Herzerkrankungen, chronische Lungenkrankheiten und Krebserkrankungen des Mundes, der Speiseröhre und der Lungen zu entwickeln. Der zusätzliche Genuss von Alkohol schien diese Gefahr noch zu steigern.

Arteriosklerose verstopft sind, komplett blockiert werden, und es zu einer Angina pectoris oder einem Herzinfarkt kommt.

11. Bei Männern kann Rauchen zu Impotenz führen.

12. Wenn Sie rauchen, ist es wesentlich wahrscheinlicher, dass Ihre Kinder ebenfalls damit anfangen.

FAKTEN

Zigarettenrauch enthält ein radioaktives Element namens Polonium, das in die Lungen inhaliert wird. Das Rauchen von eineinhalb Päckchen entspricht einer Strahlungsdosis von vier Bruströntgenaufnahmen.

Strategien für Entschlossene

Wer sich entschieden hat, das Rauchen aufzugeben, sollte dies mit dem Arzt besprechen. Der Grund: Erstens zeigten Studien, dass eine persönliche Beratung zur Nikotinabhängigkeit (im Zweiergespräch oder in der Gruppe) die Erfolgschancen erhöht. Mit der Hilfe des Arztes kann ein individuelles Entwöhnungsprogramm entwickelt werden. Zweitens kann der Arzt zu Hilfsmitteln raten, die das Aufhören erleichtern, und gegebenenfalls Medikamente verschreiben.

So sind z. B. in Deutschland vier solcher Tabakentwöhnungsmittel erhältlich. Manche Aufhörwilligen nehmen nur eines davon, andere kombinieren zwei. Drei dieser Medikamente geben eine bestimmte Nikotinmenge an den Körper ab, um die Entzugserscheinungen zu lindern, ohne dass die Nachteile des Tabaks in Kauf genommen werden müssen. Dazu gehören Lutschtabletten, Kaugummi und Pflaster. Eine Studie mit 2000 Teilnehmern zeigte, dass eine Nikotinersatztherapie die Chancen, erfolgreich von der Sucht loszukommen, um 70 % steigern kann.

TABAKENTWÖHNUNGSMITTEL

Alle hier genannten Mittel haben mögliche (meist leichte) Nebenwirkungen, von denen nur einige exemplarisch genannt werden. Der Arzt kann Sie beraten, welches Mittel für Sie geeignet ist.

MEDIKAMENT	NEBENWIRKUNGEN	DAUER	ERHÄLTLICHKEIT	KOSTEN/TAG
Bupropion	Z. B. Schlaflosigkeit, Mundtrockenheit, Krampfanfälle, andere psychovegetative Symptome	7–9 Wochen; Daueranwendung bis zu 6 Monate	Verschreibungspflichtig	Etwa 1,60–3,20 Euro
Nikotinkaugummi	Z. B. Reizung der Mundschleimhaut, Magenbeschwerden	Bis zu 12 Wochen	Rezeptfrei	Etwa 5 Euro
Nikotinlutschtabletten	Z. B. Rachen- und Lippentrockenheit, Husten	Bis zu 6 Monate	Verschreibungspflichtig	Etwa 4–8 Euro
Nikotinpflaster	Z. B. lokale Hautreaktionen	8 Wochen	Verschreibungspflichtig und rezeptfrei	Etwa 3 Euro

BRENNPUNKT

Wirken Hypnose und Akupunktur?

Bei manchen Rauchern führen diese Methoden bereits nach einer Sitzung zur erfolgreichen Entwöhnung. Andere halten sie für Schwindel. Was ist wirklich dran?

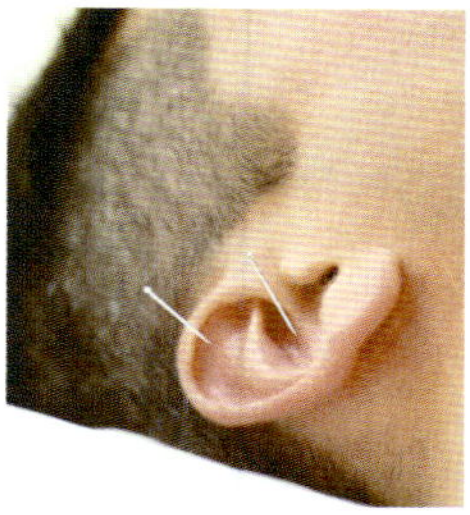

Hypnotische Suggestion wird seit Jahrzehnten in der Raucherentwöhnung eingesetzt. Zur Wirksamkeit dieser Methode herrscht unter Experten jedoch noch Uneinigkeit.

Pro Hypnose spricht eine Untersuchung aus den USA: Man befragte 452 Teilnehmer einer hypnoseunterstützten Gruppentherapie zur Raucherentwöhnung, die von der Amerikanischen Lungengesellschaft finanziert wurde. 5–15 Monate nach dem Programm gaben 22 % an, im vorangegangenen Monat nicht geraucht zu haben. Daraus schloss man, dass Hypnose eine vernünftige Alternative zu anderen Entwöhnungsmethoden ist.

Doch nicht alle sind davon überzeugt. Die Auswertung von neun Studien an der Universität von Leicester, England, ergab keine Beweise dafür, dass Hypnose die Raucherentwöhnung unterstützt.

Auch die Meinungen zur Akupunktur gehen auseinander. Bei dieser alten Heilmethode werden Nadeln an bestimmten Körperstellen, wie Ohrläppchen, Brust oder Armen, unter die Haut gestochen.

Einige Studien ergaben eine deutliche Wirkung der Akupunktur. An der Universität von Oslo teilten Forscher 46 Männer und 39 Frauen willkürlich in zwei Gruppen ein. Eine Gruppe wurde an den entsprechenden Suchtpunkten des Körpers akupunktiert. Die andere erhielt eine Plazebobehandlung: Die Nadeln wurden an Punkten gesetzt, die nichts mit Sucht zu tun haben. Teilnehmer beider Gruppen reduzierten die Anzahl der täglich gerauchten Zigaretten. Während in der Gruppe mit der richtigen Akupunkturbehandlung 31 % der Raucher während des Kurses das Rauchen aufgaben, gelang dies keinem einzigen Teilnehmer aus der Plazebogruppe.

Eine britische Studie von 1998 ergab ähnlich positive Ergebnisse. In einem Experiment mit 78 Rauchern hatten 12,5 % der Teilnehmer in der Akupunkturgruppe das Rauchen nach 6 Monaten aufgegeben. In der Kontrollgruppe gelang dies hingegen keinem einzigen.

Doch nicht alle Ergebnisse sind so ermutigend. 2001 überprüften deutsche Wissenschaftler 39 Studien zur Wirkung der Akupunktur. Sie konnten keine überzeugenden Beweise finden, dass eine Akupunktur der Suchtpunkte die Raucherentwöhnung effektiver unterstützt als eine Plazebobehandlung.

Was heißt das im Endeffekt? Wer sich dafür entscheidet, Akupunktur oder Hypnose auszuprobieren, sollte sich an einen vertrauenswürdigen Therapeuten wenden, der mit einem örtlichen Krankenhaus oder einem Ärztezentrum zusammenarbeitet. Zeigt sich innerhalb eines Monats kein Effekt, ist es an der Zeit, eine andere Methode zu versuchen.

ERFOLGREICHE KAMPAGNE

1989 startete die kalifornische Regierung ein Programm zur Senkung der Raucherrate. Dazu gehörte, Tabak den Anschein des Normalen zu nehmen: Man setzte Werbebildern, die das Rauchen als glamourös und sexy darstellten, Abbildungen entgegen, welche die Wahrheit über das Rauchen zeigten. So war der Werbeträger einer bekannten Marke mit einer traurig herabhängenden Zigarette zu sehen. Dies spielte darauf an, dass Rauchen bei Männern zu Impotenz führen kann. Eine andere Werbung zeigte die Manager einer Tabakfirma in einem verrauchten Raum: Sie diskutierten gerade Maßnahmen zur Neukundenwerbung, da alle alten Kunden den Rauchertod gestorben waren.

Die Kampagne zeigte großen Erfolg. Einer Meldung zufolge rauchten im Jahr 2001 eine Million Kalifornier weniger. Der Pro-Kopf-Konsum hatte sich halbiert. Experten warnen jedoch, dass die Tabakindustrie ihre Produkte nach wie vor aggressiv bei Teenagern und jungen Erwachsenen sowie ethnischen Minderheiten vermarkte.

Jeder Aufhörwillige kann die Strategien dieses Programms nutzen: Vergegenwärtigen Sie sich, dass Rauchen eine schmutzige Angewohnheit ist, mit der Sie Ihr Umfeld belästigen und gefährden. Reicht das nicht aus, assoziieren Sie die Zigaretten mit den Managern im verrauchten Raum, die jeden nur erdenklichen Trick einsetzen, um ihre Kunden von ihrem potenziell tödlichen Produkt abhängig zu machen. Beschließen Sie hier und jetzt, kein Sklave des Nikotins mehr zu sein.

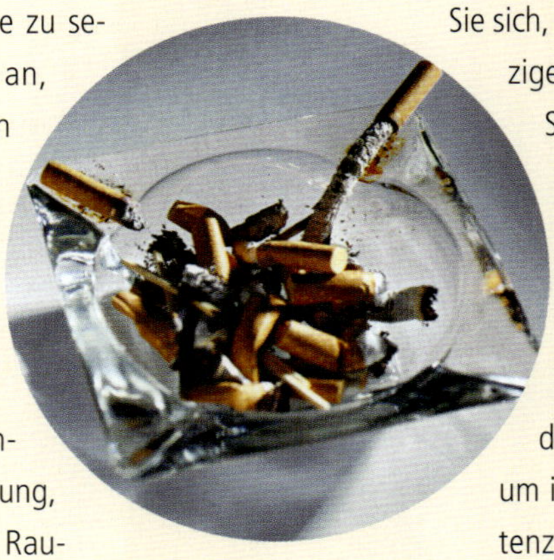

Hilft bei Verlangensattacken: Stellen Sie sich das Rauchen als schmutzige, gefährliche Angewohnheit vor.

Das vierte Hilfsmittel ist ein verschreibungspflichtiges Medikament mit dem Wirkstoff Bupropion. Noch ist man nicht sicher, warum es das Verlangen nach Nikotin zügelt. Doch belegen mehrere Studien, dass es die Raucherentwöhnung unterstützt und auch langjährigen starken Rauchern Erfolg verspricht: In einer deutschen Studie wurden 20 Patienten einer kardiologisch-pulmologischen Facharztpraxis mit Bupropion behandelt. Während der achtwöchigen Behandlung konnte jeder zweite seine Sucht überwinden: Zehn der 20 Teilnehmer waren auch noch nach 6 Monaten abstinent. Die Erfolgsrate überstieg damit sogar jene großer Vergleichsuntersuchungen in den USA. In Kombination mit Nikotinpflastern kann Bupropion allerdings den Blutdruck erhöhen. Daher ist in diesen Fällen eine regelmäßige Blutdruckkontrolle zwingend.

Countdown bis zum Stopp

Nach dem Gespräch mit dem Arzt gilt es, sich auf den Tag vorzubereiten, an dem man sich vom Nikotin verabschieden will. Die meisten Experten empfehlen eine Vorbereitungsphase von etwa einer Woche. (Für starke Raucher ist es eventuell ratsamer, den Konsum vor dem totalen Stopp zunächst auf ein Päckchen pro Tag zu reduzieren, indem sie z. B. jeden Tag eine Zigarette weniger rauchen.) Die Vorbereitung dient dazu, den Entschluss zu festigen und sich Fähigkeiten anzueignen, die das Durchhalten erleichtern.

GUTER TIPP

Der Zeitpunkt zum Aufhören will richtig gewählt sein. Urlaub, starke berufliche Belastung und anderer Stress können den Entschluss gefährden. Man sollte das Rauchen in einer Phase aufgeben, in der man sich auf das Ziel konzentrieren kann.

Noch 5 Tage

- Füllen Sie die Verpflichtungserklärung auf S. 66 aus. Hängen Sie sie an den Kühlschrank und/oder ins Büro.
- Informieren Sie Freunde und Familie über Ihren Entschluss.
- Um Ihren Entschluss zu feiern, rauchen Sie heute eine Zigarette weniger als gestern.
- Falls Sie sich für Bupropion entschieden haben, starten Sie die Einnahme nach ärztlicher Anweisung.
- Vereinbaren Sie für den Tag vor dem Aufhörtag einen Zahnarzttermin, um Ihre Raucherbeläge entfernen zu lassen.

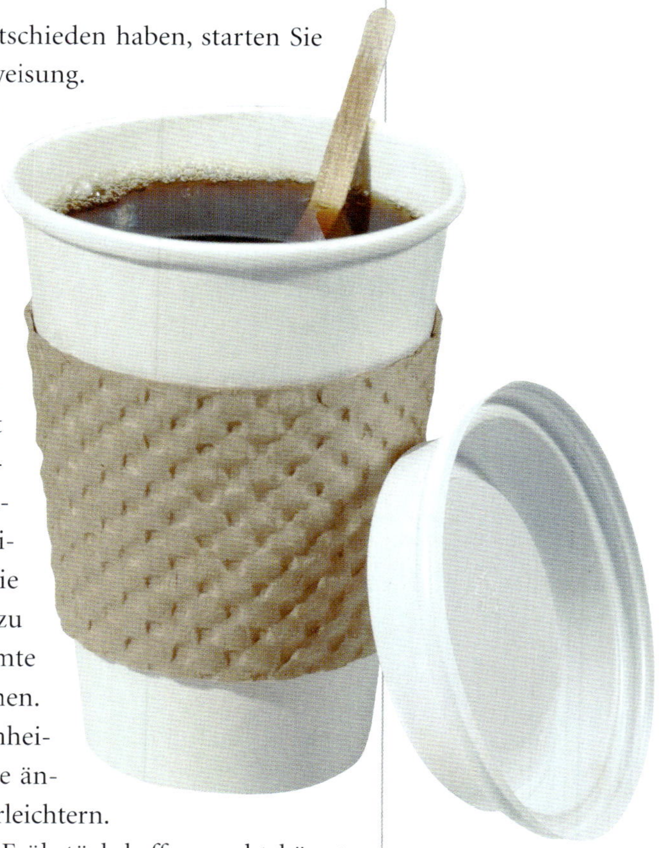

Noch 4 Tage

- Führen Sie eine Liste, wann und warum Sie rauchen. Als Erinnerungshilfe binden Sie diese mit einem Gummiband um die Zigarettenschachtel, sodass Sie das Papier auffalten müssen, um eine Zigarette zu entnehmen. Achten Sie darauf, Auslöser für das Rauchen zu notieren, z. B. Essen, eine bestimmte Umgebung oder stressige Situationen.
- Stellen Sie eine Liste von Gewohnheiten oder Tagesabläufen auf, die Sie ändern wollen, um das Aufhören zu erleichtern. Wer z. B. immer eine Zigarette zum Frühstückskaffee raucht, könnte sich stattdessen unterwegs einen Kaffee holen oder zu Tee wechseln.

VERPFLICHTUNGSERKLÄRUNG

Verwenden Sie dieses Formular, um Ihren Entschluss, das Rauchen aufzugeben, sowie Ihre Umsetzungsstrategien schriftlich festzuhalten. Hängen Sie das Formular gut sichtbar auf.

Ich gebe am ______________________________ (Datum) das Rauchen auf.

Meine fünf Hauptstrategien (inklusive Entwöhnungsmittel) zur Umsetzung:

- ______________________________
- ______________________________
- ______________________________
- ______________________________
- ______________________________

Dies werden voraussichtlich die schwierigsten Momente sein:

- ______________________________
- ______________________________
- ______________________________
- ______________________________
- ______________________________

Drei Menschen, an die ich mich wenden kann, wenn ich Unterstützung brauche:

- ______________________________
- ______________________________
- ______________________________

Meine drei Hauptgründe für das Aufhören:

- ______________________________
- ______________________________
- ______________________________

(Unterschrift)

____

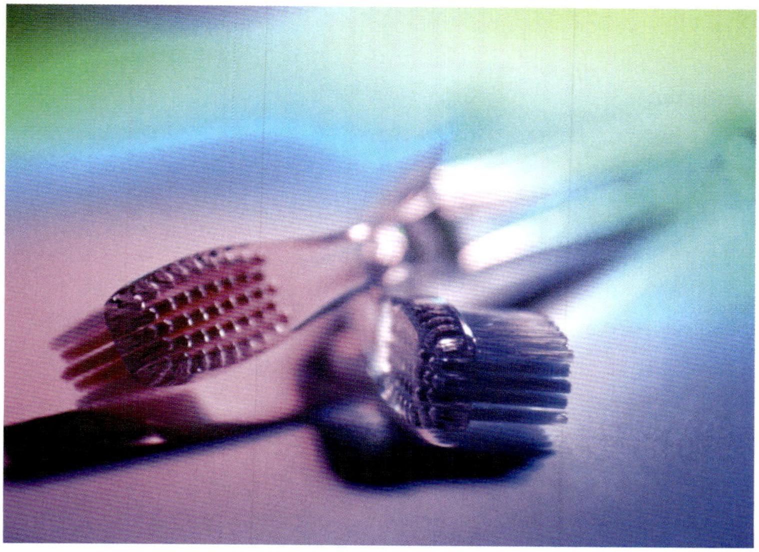

- Planen Sie Entspannungsmethoden ein, z. B. Atemübungen oder eine witzige Website, mit der Sie sich jederzeit ablenken können.
- Überlegen Sie, was Sie statt der Zigarette halten können, z. B. einen Stift, einen kleinen Stein oder einen knetbaren Antistressball.
- Rauchen Sie eine Zigarette weniger als gestern.
- Putzen Sie heute viermal die Zähne und genießen Sie danach bewusst den sauberen, frischen Geschmack im Mund.

Noch 3 Tage

- Notieren Sie die Namen von zwei oder drei Personen, die Sie anrufen können, wenn Sie moralische Unterstützung brauchen – und informieren Sie diese darüber.
- Überlegen Sie, womit Sie sich für das Geld, das Sie in den nächsten 2 Wochen in Zigaretten investiert hätten, belohnen können.
- Putzen Sie auch heute viermal die Zähne.
- Rauchen Sie eine Zigarette weniger als gestern.

Noch 2 Tage

- Kaufen Sie Nikotinkaugummi oder ein anderes Tabakentwöhnungsmittel, falls Sie ein solches verwenden möchten.
- Waschen Sie Ihre Kleidung, um den Zigarettengeruch loszuwerden.
- Putzen Sie viermal die Zähne.
- Rauchen Sie auch heute wieder eine Zigarette weniger als gestern.

GUTER TIPP

Das Verlangen nach einer Zigarette kann überwältigend sein. Solche Attacken dauern jedoch meist nur etwa 5 Minuten. Diese Zeit kann man z. B. mit Telefonieren überbrücken. Selbst wenn Sie nur ein Treffen vereinbaren oder den Kontostand prüfen, stehen die Chancen gut, dass der Drang zu rauchen danach vorbei ist.

Noch ein Tag

- Zigaretten und Streichhölzer wandern am Tagesende in den Müll. Entfernen Sie alles aus Ihrem Blickfeld, was ans Rauchen erinnert: Aschenbecher, Feuerzeug und den Zigarettenanzünder im Auto.
- Erinnern Sie Freunde, Familie und Kollegen daran, dass morgen der Tag ist, an dem Sie aufhören wollen.
- Legen Sie sich einen Vorrat an Bonbons, Kaugummi, Kürbiskernen etc. an, mit dem Sie sich vom Rauchen ablenken können.
- Gehen Sie zum Zahnarzt und lassen Sie Ihre Raucherbeläge entfernen. Putzen Sie die Zähne weiterhin mehrmals täglich.
- Rauchen Sie eine Zigarette weniger als gestern.

Es ist so weit

- Beschäftigen Sie sich. Planen Sie genügend Aktivitäten für heute ein, damit Sie ständig abgelenkt sind.
- Vermeiden Sie Situationen, in denen Sie sonst rauchen würden. Wenn Sie gewöhnlich während der Mittagspause geraucht haben, machen Sie stattdessen einen Spaziergang. Meiden Sie möglichst die Personen, mit denen Sie die Zigarettenpausen verbracht haben.
- Vergegenwärtigen Sie sich die Liste mit Dingen, die Sie bei Verlangensattacken tun wollen. Seien Sie bereit, sie umzusetzen.
- Meiden Sie Alkohol, wenn Sie dazu gerne rauchen würden.
- Tun Sie sich irgendetwas Gutes, um den ersten rauchfreien Tag zu feiern.
- Nicht verzweifeln, wenn Sie nicht den ganzen Tag ohne Zigarette durchhalten. Das Aufhören ist ein langfristiges Projekt, kein einmaliges Ereignis.

Neues aus der Forschung

Eine amerikanische Studie aus dem Jahr 1999 ergab, dass es Frauen durch Sport leichter fällt, das Rauchen aufzugeben und dabei ihr Gewicht im Griff zu behalten. Man teilte 281 unsportliche Raucherinnen in zwei Gruppen auf. Beide Gruppen nahmen an einem Entwöhnungsprogramm teil, eine Gruppe trieb zusätzlich dreimal pro Woche Sport. Bei den Sportlerinnen war die Wahrscheinlichkeit, nach 12 Monaten nicht mehr zu rauchen, mehr als doppelt so hoch. Auch hatten sie weniger zugenommen als die anderen.

Bewährte Widerstandsmethoden

Sie brauchen starken Willen und ein wenig Einfallsreichtum, um der Versuchung zu widerstehen. Fassen Sie es als kreative Herausforderung auf. Für den Anfang elf erprobte Widerstandsmethoden:

1. Ortswechsel Meiden Sie Orte, die als Auslöser wirken könnten. Überkommt Sie der Drang zu rauchen, flüchten Sie in eine rauchfreie Umgebung, z. B. Büchereien, Kirchen, Museen oder

AUS DER PRAXIS

Mit Ausdauer zum Nichtraucher

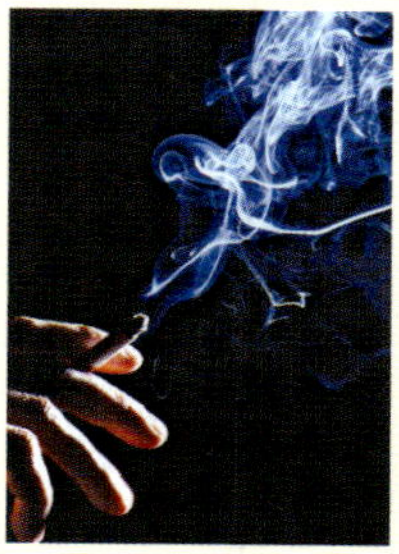

„Es war ein langer Weg", sagt Markus Sander, 53, Küchendesigner aus Hamburg. Sander hatte sich erstmals vor 3 Jahren zum Aufhören entschlossen, nachdem er seit seinem 16. Lebensjahr geraucht hatte. „Ich hatte kurz zuvor wieder geheiratet, und meine Frau hatte wieder angefangen zu rauchen, hauptsächlich weil ich rauchte. Ich wollte aber, dass keiner von uns beiden rauchte. Deshalb entschied ich, dass es an der Zeit war, aufzuhören."

Beim ersten Versuch hielt er mit Nikotinpflastern 6 Monate durch. Dann holte ihn, wie so viele, der Alltagsstress ein. „Meine Kinder, die nun fast alle erwachsen sind, hatten ein Problem nach dem anderen. An einem besonders harten Tag griff ich nach einer Zigarette. Ich rauchte nicht so regelmäßig und viel wie zuvor. Aber ich rauchte wieder."

Wenige Monate später entschloss sich Herr Sander zu einem weiteren Versuch, dieses Mal mithilfe von Akupunktur. Es dauerte allerdings nicht sehr lange, bis die nächste schwierige Phase mit den Kindern eintrat und er wieder schwach wurde. Danach ließ er sich hypnotisieren und versuchte es mit einer Bupropion-Therapie, doch ohne großen Erfolg.

„Zumindest versuchte ich es. Ich hatte nicht aufgegeben", so Sander. Die Kinder sind inzwischen aus dem Haus, das Leben verläuft ruhiger und seit der letzten Zigarette sind rund 6 Monate vergangen.

„Ich befolge alle gängigen Ratschläge. Ich trinke keinen Kaffee mehr, weil ich dazu immer eine Zigarette geraucht habe. Aus demselben Grund habe ich meine Fahrtroute zur Arbeit geändert. Ich trainiere zu Hause auf dem Laufband, weil ich weiß, dass mir das hilft. Aber vor allem fühle ich mich einfach besser und bedeutend gesünder. Ich atme leichter und habe viel mehr Energie als früher. Und glauben Sie mir, das ist etwas, was ich für keinen einzigen Zug an einer Zigarette aufgeben möchte."

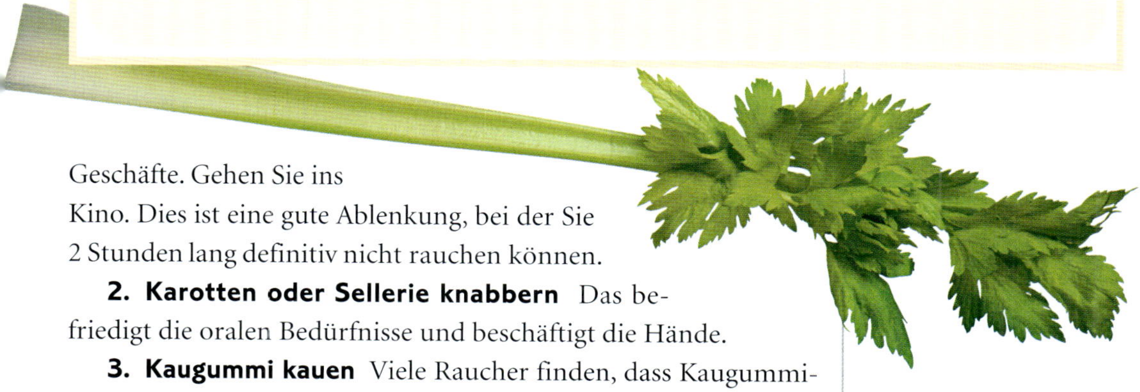

Geschäfte. Gehen Sie ins Kino. Dies ist eine gute Ablenkung, bei der Sie 2 Stunden lang definitiv nicht rauchen können.

2. Karotten oder Sellerie knabbern Das befriedigt die oralen Bedürfnisse und beschäftigt die Hände.

3. Kaugummi kauen Viele Raucher finden, dass Kaugummikauen den Drang, sich eine Zigarette zwischen die Lippen zu stecken, lindert. Falls Sie sich Sorgen wegen Ihres Gewichts machen, wählen Sie zuckerfreie Kaugummi oder Bonbons.

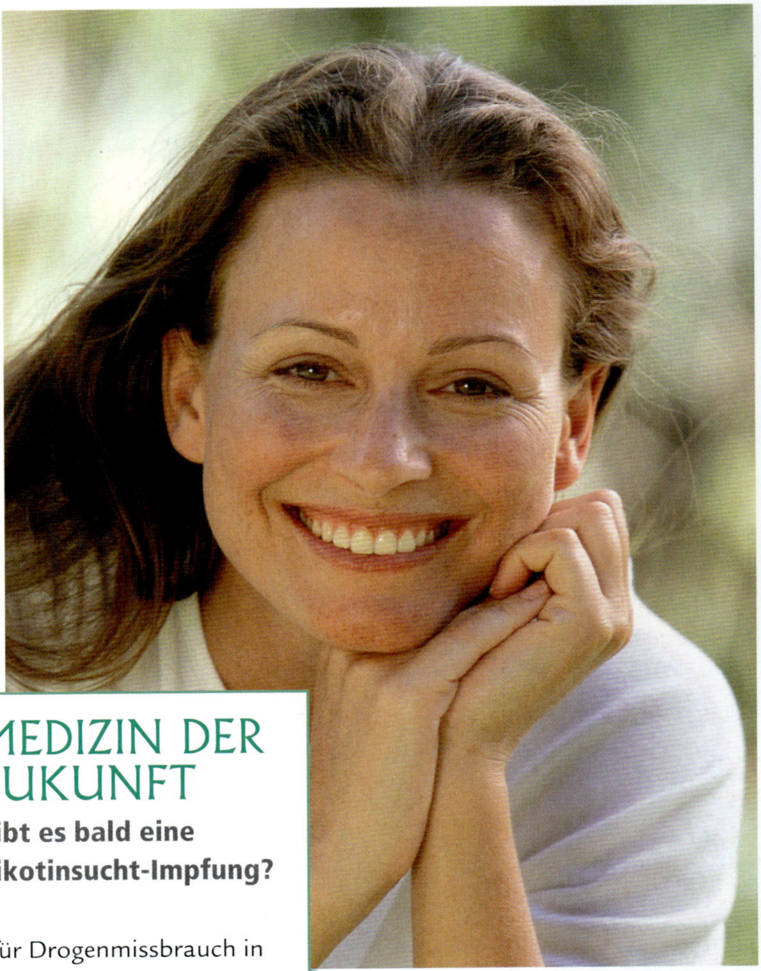

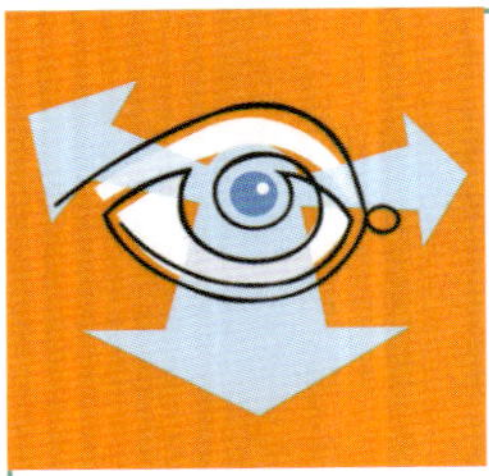

MEDIZIN DER ZUKUNFT

Gibt es bald eine Nikotinsucht-Impfung?

Am staatlichen Institut für Drogenmissbrauch in Bethesda, USA, arbeitet man an der Entwicklung eines Impfstoffs gegen die Nikotinsucht. Zwar wurde ein solcher Impfstoff noch nicht an Rauchern getestet, doch glauben die Forscher, dass die Immunisierung die Aufnahme von Nikotin ins Gehirn blockieren oder reduzieren könnte, was die Sucht erzeugende Wirkung der Substanz mildern würde. Damit ließe sich vermeiden, dass junge Paffer eingefleischte Raucher werden. Auch könnte man Ex-Raucher vor Rückfällen bewahren.

4. Für genug Bewegung sorgen Gehen Sie eine Runde, machen Sie 20 Hampelmänner, springen Sie aufs Fahrrad oder den Hometrainer und kommen Sie ins Schwitzen. Sport beugt dem Verlangen nach Nikotin sowie unerwünschten Pfunden vor. Die Mitgliedschaft im Fitnesscenter garantiert eine neue Beschäftigung.

5. Die großen Mahlzeiten durch mehrere kleine ersetzen Das orale Verlangen nach einer Zigarette wird durch Essen gestoppt. Wer isst und trinkt, verspürt weniger Drang zu rauchen. Häufigere, kleinere Mahlzeiten halten den Blutzuckerspiegel stabil. Auf diese Weise überessen Sie sich nicht und nehmen auch nicht so leicht zu.

6. Freunde anrufen Schämen Sie sich nicht, andere um Hilfe zu bitten. Gute Freunde oder Ihre Lieben werden alles tun, um Sie zu ermutigen oder abzulenken.

7. Atemübungen machen Setzen Sie sich in eine ruhige Ecke, schließen Sie die Augen und entspannen Sie sich, indem Sie zwölfmal langsam ein- und ausatmen. Atmen Sie in den Bauch, nicht in die Brust. Dies kann eine Verlangensattacke im Keim ersticken.

8. Baden oder duschen Dies ist eine gute Methode, um Anspannung abzubauen und den Drang nach einer Zigarette auszuschalten. Rauchen und Wasser passen einfach nicht zusammen.

9. Abspülen Ebenfalls schwierig ist es, zu rauchen und gleichzeitig mit den Händen im Spülwasser zu plantschen. Und anschließend kann man sich über eine saubere Küche freuen!

10. Einen Stift oder eine Schokozigarette halten Wer schon etwas anderes in der Hand hat, greift nicht so leicht zur Zigarette.

11. Zähne putzen Die bewusste Wahrnehmung des frischen Geschmacks im Mund erleichtert das Nichtrauchen vielleicht etwas.

Wenn es beim ersten Mal nicht klappt ...

... dann sind Sie nicht allein. Die meisten langjährigen Raucher versuchen mehrmals aufzuhören, bevor es tatsächlich klappt. Denken Sie daran, dass jeder Versuch Sie Ihrem Ziel etwas näher bringt. Wer dem Rauchdrang ein- oder zweimal nachgegeben hat, sollte dies nicht mit völligem Versagen gleichsetzen. Oft gehen Menschen, die eine dauerhafte Veränderung in ihrem Leben anstreben, die Sache mit einer Alles-oder-nichts-Haltung an. Gelingt dies nicht sofort und für immer, verstehen sie das als Niederlage. Diese Denkweise verwandelt einen kleinen Ausrutscher in komplettes Scheitern.

Keine Panik also, wenn Sie ins Stolpern geraten:

- Denken Sie an die drei Hauptgründe für Ihren Entschluss.
- Fragen Sie sich, warum es gerade diese Zigarette sein musste.
- Schreiben Sie mindestens zwei Strategien auf, mit denen Sie dieser Situation das nächste Mal begegnen wollen (werfen Sie dafür einen Blick auf Ihre Verpflichtungserklärung).
- Legen Sie einen neuen Aufhörtag für die nächste Woche fest.
- Erzählen Sie mindestens zwei Freunden oder Familienmitgliedern von Ihrem Entschluss, es wieder zu versuchen.

Je schneller man wieder dabei ist, desto besser stehen die Chancen, endgültig aufzuhören – und desto eher kann man die Vorteile und Freuden eines rauchfreien Lebens genießen.

Hilfe für Aufhörwillige

Es gibt viele Anlaufstellen für Aufhörwillige. Informieren Sie sich z. B. bei/über:

✔ Bundeszentrale für gesundheitliche Aufklärung, Köln
Tel.: (02 21) 8 99 20
www.bzga.de

✔ Deutsche Herzstiftung e.V., Frankfurt am Main
Tel.: (0 69) 9 55 12 80
www.herzstiftung.de

✔ Deutsche Krebshilfe e.V., Bonn
Tel.: (02 28) 72 99 00
www.krebshilfe.de

✔ Nikotininstitut Wien
Tel.: (01) 5 85 85 44
www.nicotineinstitute.com

✔ Österreichische Krebshilfe, Wien
Tel.: (01) 7 96 64 50
www.krebshilfe.net

✔ Arbeitsgemeinschaft Tabakprävention Schweiz, Bern
Tel.: (0 31) 3 89 92 46
www.at-schweiz.ch

✔ Lungenliga Schweiz, Bern
Tel.: (0 31) 3 78 20 50
www.lung.ch

✔ Raucherentwöhnungsprogramme von Krankenhäusern, Gesundheitsämtern, Krankenkassen, Apotheken

5

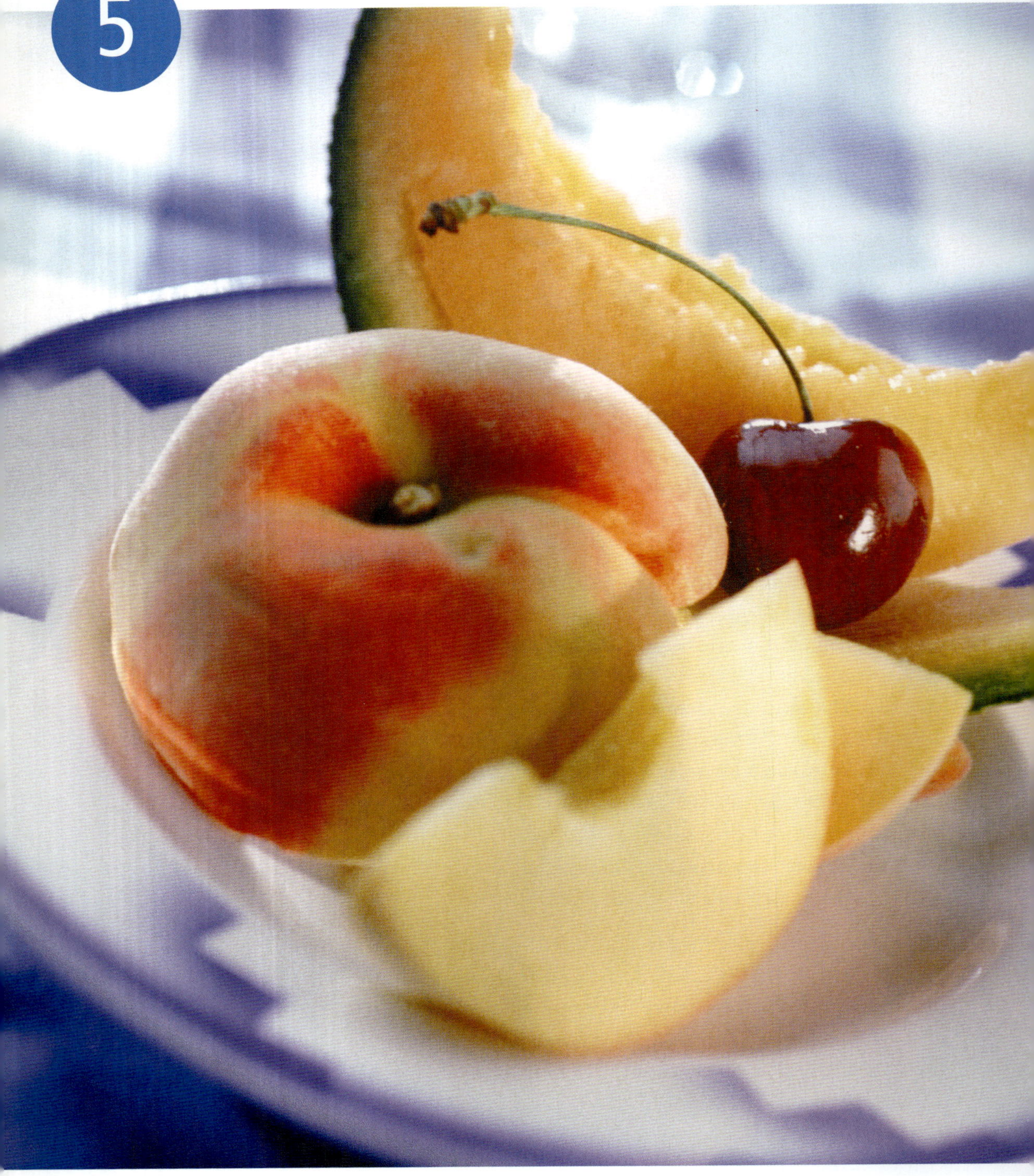

Herzgesund essen

Gute Nachrichten für Feinschmecker! Die altbekannte Regel für herzgesunde Ernährung wurde revidiert: Nicht alle Fettsäuren schaden dem Herzen. Es gibt sogar Fette – z. B. Oliven- oder Rapsöl –, die dem Herzen gut tun. Avocados und Nüsse, die vom Diätplan gestrichen waren, wurden wieder aufgenommen. Der Schwerpunkt hat sich verlagert. Es geht nicht mehr um Verbote, sondern um Empfehlungen, was man guten Gewissens genießen darf – köstliche Dinge, die dabei helfen, das Herz zu schützen.

Das Schlemmen kann beginnen. Vollkornmüsli, Haferschrot, Beeren, dunkles Brot, Lachs, Tunfisch, mageres Fleisch, Tomaten, Zwiebeln, Orangensaft, frisches Blattgemüse, sogar ein Glas des Lieblingsweins – all das ist Teil einer Ernährung, die nicht nur köstlich, sondern auch gut für das Herz ist. Bei herzgesunder Kost geht es nicht um Verzicht, sondern darum, gut zu essen.

Das Geheimnis gesunder Ernährung

So manchem ist die Lust auf bewusste Ernährung vergangen. Kein Wunder, denn in den letzten Jahren nahmen Ernährungsempfehlungen eine teils verwirrende Entwicklung. Einerseits wird dazu geraten, sich möglichst fettarm und kohlenhydratreich zu ernähren, andererseits heißt es, zu viele Kohlenhydrate seien ebenfalls bedenklich. Jahrelang war die Margarine der Butter vorzuziehen, nun sollen auch die in der Margarine enthaltenen Fettsäuren die Arterien verstopfen. Dutzende von Werken nehmen für sich in Anspruch, die ultimative Wahrheit über gesunde Ernährung zu verraten.

> „Bei herzgesunder Kost geht es nicht um Verzicht, sondern darum, gut zu essen."

Dabei ist das wahre Geheimnis ganz einfach. Die Grundlagen herzgesunder Ernährung stehen fest. Sie lassen sich auf die folgenden fünf einfachen Ratschläge reduzieren:

1. Ungesättigte Fettsäuren sind gesättigten vorzuziehen.
2. Vorsicht bei Speisen mit hohem Cholesterinanteil.
3. Fünf Portionen Gemüse und Obst am Tag essen.
4. Abwechslungsreich und viele Vollkornprodukte essen.
5. Das Gewicht im Normalbereich halten bzw. bei Übergewicht reduzieren.

So kann man gesättigte Fettsäuren reduzieren

- ✔ Mageres Fleisch kaufen
- ✔ Fett möglichst immer vom Fleisch entfernen
- ✔ Größe der Fleischportionen reduzieren
- ✔ Chili con Carne mit mehr Bohnen und weniger Fleisch kochen
- ✔ Crème fraîche durch fettarmen Joghurt ersetzen
- ✔ Zu fettarmer Milch wechseln
- ✔ Fettarme Quarkspeisen oder Joghurt statt Eiscreme essen

Dieses Kapitel erläutert, wie sich diese fünf Ratschläge in die Tat umsetzen lassen, ohne dabei hungern zu müssen oder sich nach Verbotenem zu sehnen. Das ist nicht schwierig. Viele exquisite traditionelle Küchen der Welt folgen diesen simplen Grundsätzen. Wie wäre es z. B. mit italienischer Pasta, marokkanischem Couscous, chinesischen Wokgerichten oder einem mexikanischen Reiseintopf?

Gute und schlechte Fettsäuren

Kein Wunder, dass Fett einen schlechten Ruf hat. Es enthält viele Kalorien: Im Vergleich zu Kohlenhydraten liefert jedes Gramm Fett doppelt so viele Kalorien. Und noch schlimmer: Mittlerweile ist Fett

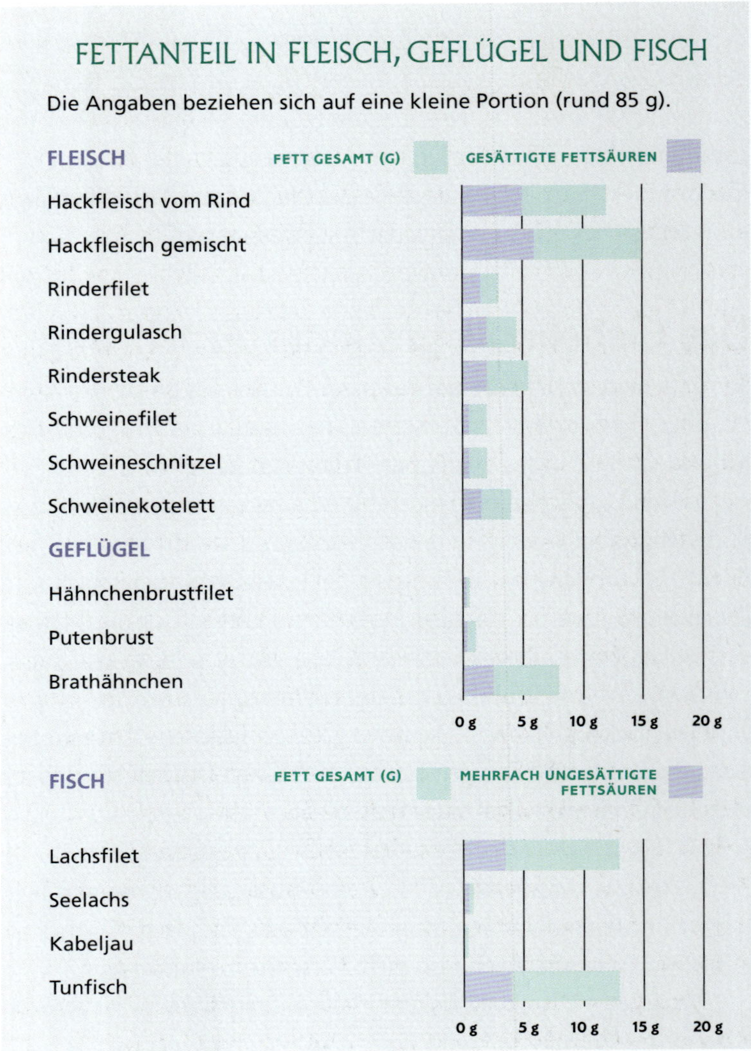

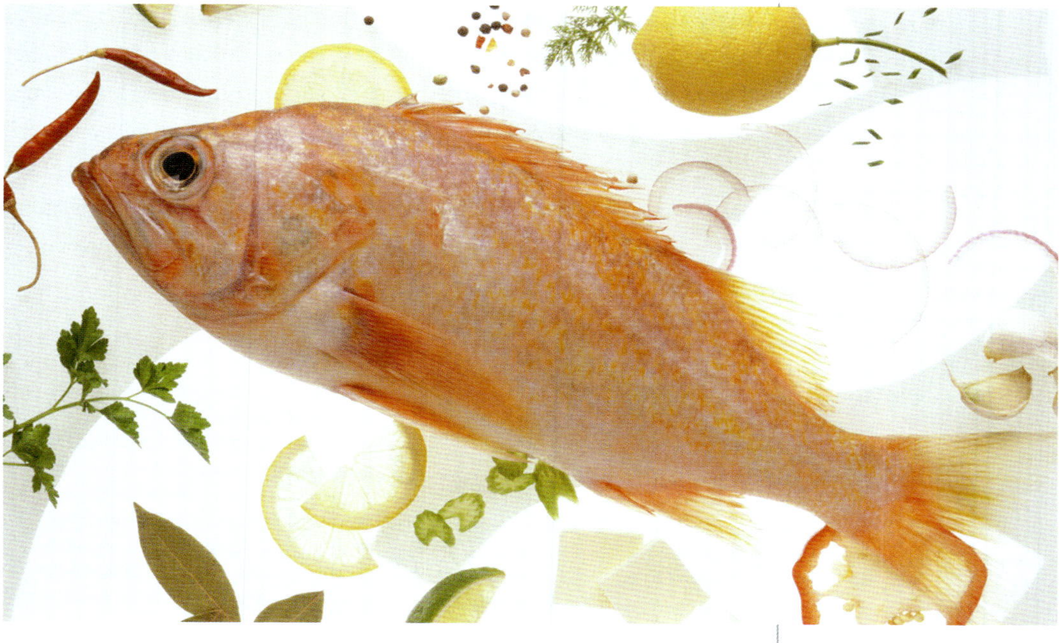

zum Synonym für verstopfte Arterien geworden. Jahrelang bestand der erste Schritt einer Diät darin, das Fett vom Speiseplan zu streichen.

Heute weiß man, dass Fett nicht gleich Fett ist. Studien zeigten, dass den Arterien v. a. gesättigte Fettsäuren schaden – jene Fettart, die in Fleisch und fettreichen Milchprodukten vorkommt. Der Vergleich internationaler Küchen ergab, dass die Herzerkrankungsrate umso höher liegt, je mehr gesättigte Fettsäuren konsumiert werden.

Andere Fettarten – die einfach und mehrfach ungesättigten Fettsäuren – haben sich als herzgesund erwiesen. Ungesättigte Fettsäuren finden sich in Pflanzenölen, Nüssen, Avocados und Oliven.

Die unterschiedlichen Auswirkungen dieser Fettarten auf das Herz erklären sich aus den Prozessen, die nach dem Verzehr im Körper stattfinden. Gesättigte Fettsäuren lösen die Produktion von LDL aus, das die Arterien verengt. Je mehr gesättigte Fettsäuren verzehrt werden, umso höher ist meist der LDL- und der Gesamtcholesterinspiegel. Mehrfach ungesättigte Fettsäuren dagegen halten LDL- und HDL-Spiegel in Schach, während einfach ungesättigte den LDL-Spiegel senken und zugleich das arterienfreundliche HDL erhöhen. Insgesamt sinkt der Gesamtcholesterinspiegel durch einfach ungesättigte Fettsäuren stärker als durch mehrfach gesättigte. Sie reduzieren nachweislich das Risiko von Herzrhythmusstörungen und beugen Blutgerinnseln und damit einem Infarkt vor.

Man kann die Fettsäuren leichter unterscheiden, wenn man überlegt, woher das Fett stammt. Gesättigte Fettsäuren finden sich meist in tierischen Nahrungsmitteln wie Fleisch und fetten Milchprodukten. Weitere Hinweise liefert die Konsistenz: Gesättigte Fettsäuren sind bei Zimmertemperatur fest (z. B. Schweineschmalz oder Butter), ungesättigte hingegen flüssig (z. B. Pflanzenöl).

Als fettarme Ernährung hoch gelobt wurde, empfahlen viele Ernährungswissenschaftler, Fett durch Kohlenhydrate zu ersetzen. Plötzlich waren die Regale der Supermärkte voll mit fettarmen Keksen und Kuchen – und die Kunden griffen freudig zu.

ERNÄHREN SIE SICH GESUND?

Beantworten Sie die folgenden zwölf Fragen und markieren Sie die Ziffer der jeweils zutreffenden Aussage. Das Testergebnis erhalten Sie, indem Sie alle Punkte addieren.

Wie viele Portionen Obst essen Sie am Tag?

(1 Portion entspricht z. B. 1 Apfel, Banane, Orange, einem Schälchen Beeren oder knapp 0,25 l Saft)

- 3 oder mehr 2
- 1–2 1
- 0 0

Wie viele Portionen Gemüse essen Sie am Tag?

(1 Portion entspricht 100 g rohem Blattgemüse oder knapp 0,25 l Gemüsesaft)

- 3 oder mehr 2
- 1–2 1
- 0 0

Welche Art von Milch trinken Sie?

- Entrahmt 3
- Sojamilch 3
- Fettarm (1,5 %) 2
- Gar keine 2
- Vollmilch (3,5 %) 0

Welches Öl oder Fett benutzen Sie meist beim Kochen?

- Oliven- oder Rapsöl 3
- Margarine, die cholesterinsenkende Phytosterine enthält 3
- Andere Pflanzenöle 2
- Streichfähige Margarine 1
- Feste Margarine 0
- Butter 0
- Pflanzliches Backfett 0

Wie oft essen Sie Lachs oder anderen Fisch pro Woche?

- Viermal oder häufiger 3
- Zwei- bis dreimal 2
- Einmal 1
- So gut wie nie 0

Wie oft essen Sie Rind- oder Schweinefleisch pro Woche?

- So gut wie nie 3
- Ein- bis zweimal 2
- Drei- bis viermal 1
- Fünfmal oder häufiger 0

Welches Brot bevorzugen Sie?

- Vollkornbrot 3
- Ich esse kein Brot 1
- Weißbrot 0

Wie oft essen Sie Eier pro Woche?

- So gut wie nie 3
- Ein- bis zweimal 2
- Drei- bis viermal 1
- Fünfmal oder häufiger 0

Leider sollte sich jedoch herausstellen, dass sich eine fettarme, kohlenhydratreiche Kost negativ auf den Cholesterinspiegel auswirkt: Zwar senkt sie das Gesamtcholesterin, doch zugleich auch den guten HDL-Anteil. Zudem erhöht sie den Triglyzeridspiegel, was ebenfalls als Risikofaktor für Herzkrankheiten gilt. Niederländische Forscher wiesen dies nach, indem sie zwei unterschiedliche Diäten an 48 Freiwilligen erprobten. Die Hälfte der Teilnehmer ernährte sich fettarm und kohlenhydratreich, die Kost der anderen

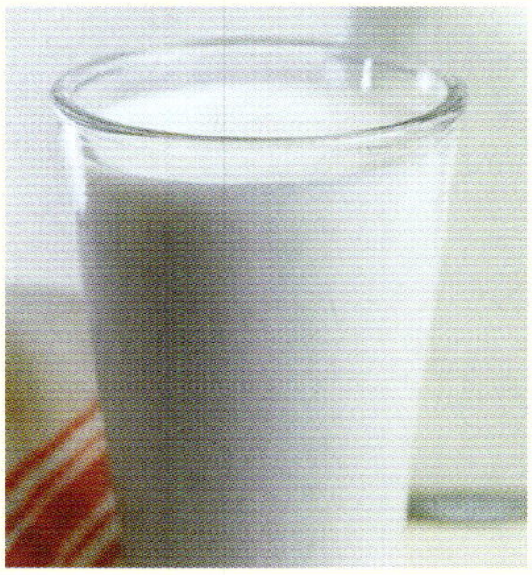

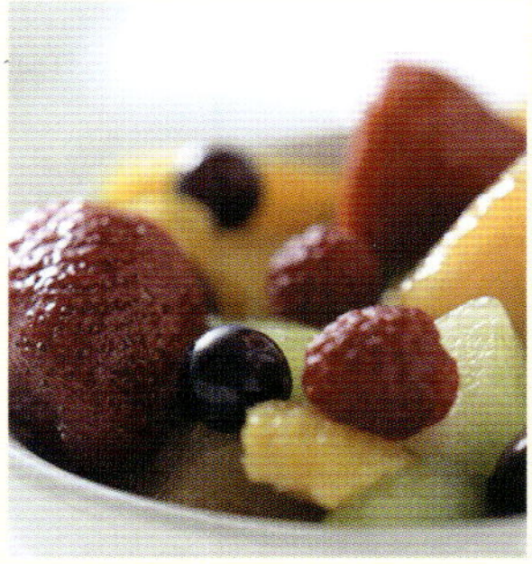

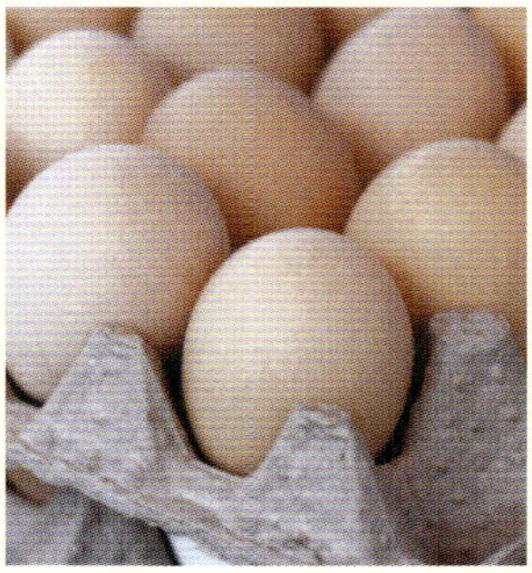

Welche Nahrungsmittel essen Sie regelmäßig (mindestens zweimal pro Woche)?

- Vollkornreis … 3
- Getreide (z. B. Hafer/Gerste) … 3
- Nudeln … 2
- Kartoffeln … 0
- Weißer Reis … 0

Was essen Sie normalerweise zum Dessert?

- Obst … 3
- Sorbet oder Joghurt … 2
- Ich esse kein Dessert … 2
- Kuchen, Auflauf oder Kekse … 0
- Eiscreme … 0

Wie hoch ist Ihr Bodymass-Index (siehe Tabelle S. 131)?

- 24 oder weniger … 3
- 25–29 … 1
- 30 oder mehr … 0

Was würden Sie am ehesten als Snack wählen?

- Obst … 3
- Nüsse … 3
- Müsliriegel … 2
- Salzbrezeln … 1
- Schokoriegel … 0
- Kartoffelchips … 0
- Kekse … 0

31–36 Punkte: Sie ernähren sich bereits herzgesund. Machen Sie weiter so, und die Vorzüge Ihrer Ernährung werden Früchte tragen.

23–30 Punkte: Ihre Ernährung erfüllt bereits einige Kriterien gesunder Kost. Ein paar Änderungen mehr lassen Ihr Herzerkrankungsrisiko noch weiter sinken.

0–22 Punkte: Ihre Ernährung kann noch sehr verbessert werden. In diesem Kapitel zeigen wir Ihnen, wie.

So ersetzt man gesättigte durch ungesättigte Fettsäuren

- ✔ Brot in Olivenöl tunken, statt es mit Butter zu bestreichen
- ✔ Mit Pflanzenöl statt mit Butter oder Schmalz kochen
- ✔ Für chinesische Wokgerichte Nüsse oder Keimlinge statt Fleisch verwenden
- ✔ Statt Käse eine Scheibe Avocado zum Sandwich nehmen
- ✔ Mayonnaise mit Rapsöl zubereiten
- ✔ Popcorn statt Kekse essen

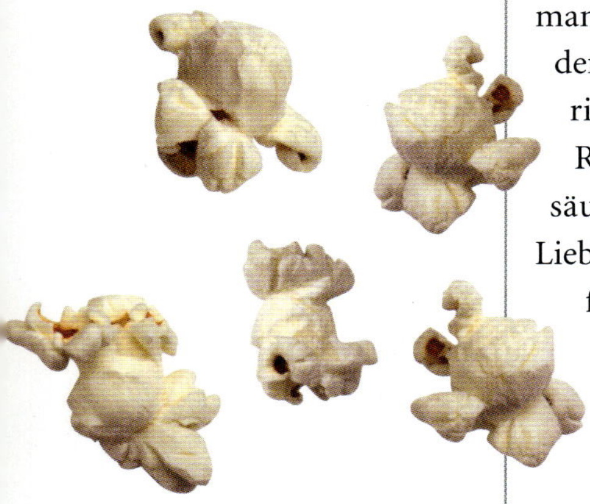

ZEIT FÜR EINEN ÖLWECHSEL?

Für Öle gilt: Je mehr einfach ungesättigte Fettsäuren und je weniger gesättigte sie enthalten, umso besser. Gängige Ölsorten:

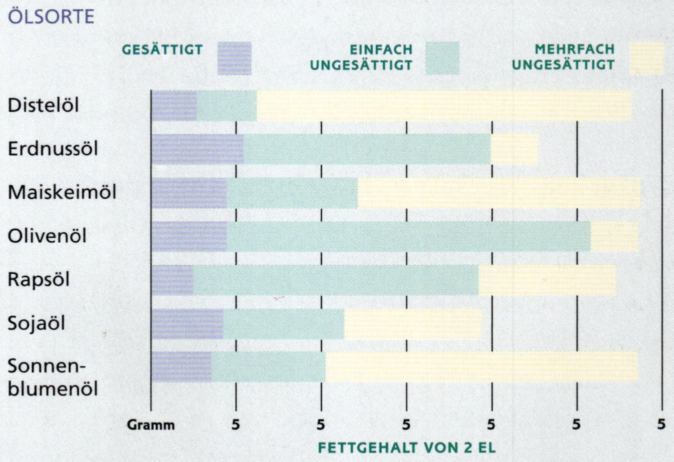

enthielt viel Olivenöl, das reich an ungesättigten Fettsäuren ist. Der Gesamtcholesterinspiegel sank in beiden Gruppen, doch bei der ersten Gruppe sank das HDL in den Keller, während die Triglyzeridwerte in schwindelnde Höhen stiegen.

Diese Ergebnisse überzeugten viele Herzexperten davon, dass man nicht alle Fettsäuren vom Speiseplan streichen, sondern zu den ungesättigten Fettsäuren wechseln sollte – eine gute Nachricht für alle, die gern gut essen. Butter kann durch Oliven- oder Rapsöl ersetzt werden, die beide reich an ungesättigten Fettsäuren sind. Wer gedünstetes Grünzeug nicht mag, kann sein Lieblingsgemüse in Olivenöl sautieren. Eine leckere Alternative zu fettarmen Keksen bietet eine Hand voll trocken gerösteter Nüsse. Und da Fisch reich an ungesättigten Fettsäuren ist, kann man hier zugreifen, so oft man will. Fischöl gilt mehr und mehr als eines der herzgesündesten Öle überhaupt.

Den Beweis dafür liefern die Inuit. Eines ihrer Lieblingsgerichte heißt Muktuk, das sind Streifen aus Walhaut und Walfischspeck. Dementsprechend hoch ist der Fettanteil in ihrer Ernährung. Zugleich kommen Herzkrankheiten bei den Inuit überraschend selten vor, was darauf zurückgeführt wird, dass Fisch einen Hauptbestandteil ihrer Kost bildet: Er enthält Omega-3-Fettsäuren, eine Form ungesättigter Fettsäuren, die vor Herzkrankheiten zu schützen scheint.

Studien ergaben, dass Omega-3-Fettsäuren den Triglyzeridspiegel senken. Auch beugen sie vermutlich Blutgerinnseln und damit Herzinfarkten vor. Zudem scheint Fischöl den Herzschlag zu stabilisieren und so die Gefahr eines durch Herzrhythmusstörungen verursachten plötzlichen Herztods zu mindern. Die so genannte Sieben-Länder-Studie ergab, dass Männer, die keinen Fisch aßen, bei koronaren Herzkrankheiten die höchste Todesrate hatten. Bei jenen, die am meisten Fisch aßen, lag sie am niedrigsten.

Wie stark sollte Fett eingeschränkt werden?

Die Experten stimmen darin überein, dass man wenig gesättigte Fettsäuren essen sollte. Bei der Frage, wie viel Fett der Speiseplan insgesamt umfassen darf, scheiden sich jedoch die Geister. Die DGE (**D**eutsche **G**esellschaft für **E**rnährung) jedenfalls empfiehlt, dass die tägliche Energiezufuhr nur zu etwa 30 % mit Fett gedeckt werden sollte. Die tatsächlichen Werte indes liegen in Deutschland und den westlichen Industriestaaten durchschnittlich 10 % höher.

BRENNPUNKT

Fettsäuren: Von der richtigen Balance

Ungesättigte Fettsäuren gibt es in zwei Formen: einfach und mehrfach ungesättigt. Oliven- und Rapsöl sind besonders reich an einfach ungesättigten Fettsäuren, Mais- und Sojaöl an mehrfach ungesättigten. Welche der zwei Formen ist nun gesünder? Die Antwort lautet: Beide sind gut für das Herz. Einige Experten vermuten, dass es eine optimale Balance zwischen den einfach und mehrfach ungesättigten Fettsäuren gibt, wobei die ideale Mischung jedoch nicht feststeht.

Andere wiederum halten die Balance zwischen Omega-6- und Omega-3-Fettsäuren, zwei Arten der mehrfach ungesättigten Fettsäuren, für wichtiger. Omega-6-Fettsäuren finden sich in Pflanzenölen wie Maisöl, Omega-3-Fettsäuren in Fisch, Leinsamen und Walnüssen. Laut dem amerikanischen Arzt Artemis Simopoulos sind die Omega-3- den Omega-6-Fettsäuren vorzuziehen. Seiner Meinung nach hemmen die Omega-3-Fettsäuren entzündliche Prozesse wie Arthritiden und Dickdarmentzündungen, während Omega-6-Fettsäuren sie eventuell fördern. Omega-3-Fettsäuren senken vielleicht sogar das Krebsrisiko. Den Konsum dieser Fettsäuren kann man leicht erhöhen, indem man mehr Fisch isst und mit Rapsöl kocht. Teilnehmer einer holländischen Studie, die mindestens 30 g Fisch pro Tag aßen, konnten ihr Risiko, an einer Herz-Kreislauf-Erkrankung zu sterben, um 50 % senken. Besonders effektive Omega-3-Lieferanten sind fettreiche Meeresfische wie Lachs oder Hering.

Wieder andere halten es für unnötig, auf die Balance der Omegas oder der einfach und mehrfach ungesättigten Fettsäuren zu achten. Für sie bedeutet herzgesunde Ernährung schlicht den sparsamen Konsum gesättigter Fettsäuren.

FRISCHES NACH SAISON

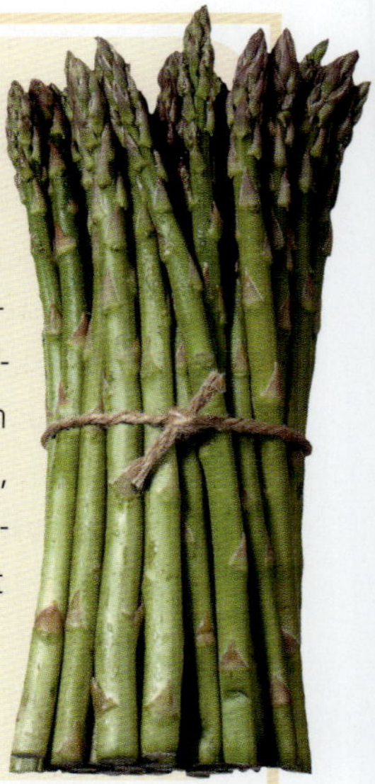

Erfreulich an Obst und Gemüse ist ihre Saisonabhängigkeit. Reife Birnen gibt es einmal im Jahr, den zartesten Spargel nur im Frühling. Der Spätsommer schenkt uns saftige Tomaten, im November quellen die Märkte über von Kastanien und frischen Preiselbeeren.

Lassen Sie Ihre Kochkünste davon inspirieren. Servieren Sie z. B. die ersten Tomaten in Scheiben, verfeinert mit Olivenöl und Essig, oder grob gehackt mit ihrer Lieblingspasta. Wer würziges Grüngemüse mag, kann einen Salat mit Kresse oder Rucola kreieren. An einem schwülen Sommertag erfrischt Gazpacho, eine kalte Suppe aus fein gewürfelten Tomaten, Zwiebeln, grüner Paprika und Petersilie. Genießen Sie Kürbisbrot im Herbst und heiße Maronen an kalten Winterabenden.

Andere glauben allerdings, dass selbst dieser Fettanteil noch zu hoch ist, darunter der amerikanische Internist Dr. Dean Ornish: Für ihn besteht der beste Weg zur Vorbeugung von Herzinfarkten darin, den Fettanteil auf 10 % zu reduzieren und so gut wie keine gesättigten Fettsäuren zu essen. In seiner Lebensstil-Herz-Studie testete Ornish eine extrem fettarme Diät, die auf Öl, Fleisch und Milchprodukte gänzlich verzichtet, an Herzinfarktpatienten. Es zeigte sich, dass die Diät Arterien reinigen kann, die durch Plaques verengt sind, und so Herzkrankheiten rückgängig macht. Es darf aber nicht verschwiegen werden, dass sie auch zu einem Mangel an Vitamin B sowie an verschiedenen Mineralstoffen führt.

> Schon eine 5%ige Reduktion gesättigter Fettsäuren kann das Herzinfarktrisiko um bis zu 40 % senken.

Doch nicht alle sind der Meinung, dass fettarm das A und O ist. Einige Forscher glauben, dass die gesündeste Ernährung einen Fettanteil von 40 % aufweisen darf, solange es sich um ungesättigte Fettsäuren handelt. Vorzeigemodell ist die Mittelmeerküche: Sie ist nicht fettarm, dafür aber reich an ungesättigten Fettsäuren, wie sie in Olivenöl und Meeresfrüchten enthalten sind. Und darin, so glauben viele Wissenschaftler heute, besteht das große Geheimnis.

Als man die Daten der Krankenschwesternstudie prüfte, fand man keine Verbindung zwischen dem Gesamtfettkonsum und Herzkrankheiten. Was zählte, war die Fettart. Frauen, die mehr ungesättigte Fettsäuren aßen, entwickelten seltener Herzkrankheiten als jene, die mehr gesättigte Fette konsumierten. Schon eine 5%ige Reduktion gesättigter Fettsäuren (Olivenöl statt Butter, mehr Fisch als Fleisch) kann das Herzinfarktrisiko um bis zu 40 % senken.

Mittelmeerküche

Eine andere Studie erbrachte weitere Beweise zugunsten der Fette. An der Lyon-Herz-Studie nahmen 605 Männer und Frauen teil, die einen ersten Herzinfarkt erlitten hatten. Die erste Gruppe befolgte eine Diät mit 30 % Fettanteil, der zweiten Gruppe wurde eine fettreichere, mediterrane Ernährung mit viel ungesättigten Fettsäuren verordnet. Sie beinhaltete mehr Brot, Gemüse, Fisch, Geflügel und Obst, dafür weniger rotes Fleisch, keine Sahne sowie eine spezielle Margarine, die aus ungesättigten und Omega-3-Fettsäuren bestand. Nach zweieinhalb Jahren wurde das Projekt gestoppt: Das Sterberisiko in der Gruppe mit der mediterranen Kost war um so viel (rund 70 %) niedriger, dass man auch die andere Gruppe davon profitieren lassen wollte.

Wie viel Fett sollte eine herzgesunde Ernährung also enthalten? Patienten, bei denen bereits Arteriosklerose oder eine koronare Herzkrankheit diagnostiziert wurde, sollten diese Frage mit ihrem Arzt oder Ernährungsberater besprechen. Bei zu geringen HDL-Werten ist eine Ernährung mit mehr ungesättigten Fettsäuren sinnvoll. Zum Abnehmen empfiehlt sich eine fettarme Ernährung. Wie auch immer man sich entscheidet: Wichtig ist es, die gesättigten Fettsäuren zu reduzieren. Die Deutsche Gesellschaft für Ernährung empfiehlt, dass höchstens 10 % der Kalorien aus gesättigten Fettsäuren bestehen sollten. Liegt bereits eine Herzkrankheit vor, sollte der Anteil eventuell sogar auf 7 % gesenkt werden.

Wichtige Lieferanten von Omega-3-Fettsäuren

- Lachs
- Forelle
- Sardelle
- Hering
- Tunfisch
- Hummer
- Garnele

Die verborgene Gefahr: trans-Fettsäuren

Vor nicht allzu langer Zeit entdeckte die Forschung eine weitere Fettart, die dem Herzen schaden kann: die trans-Fettsäuren. Diese entstehen bei der Fetthärtung, die vor mehr als einem Jahrhundert erfunden wurde. Während Experimenten mit Wasserstoffmolekülen entdeckten Nahrungsmittelchemiker, dass man flüssigem Pflanzenöl eine feste Konsistenz verleihen konnte. Das Resultat war ein Pflanzenöl, das als Buttersatz verwendbar war – die Geburtsstunde der Margarine und der gehärteten Fette. Gehärtetes Fett wurde zum Handwerkszeug vieler Köche; auch kommt es in allen möglichen Fertiggerichten vor. Leider stellt sich nun heraus, dass gehärtete Fette den Arterien beinahe ebenso schaden wie die gesättigten Fettsäuren. Sie erhöhen den LDL-Spiegel und senken zugleich das HDL.

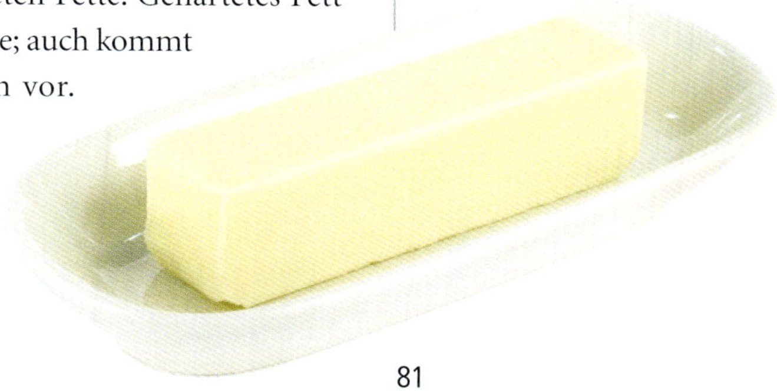

MILCH: UMSTEIGEN LOHNT SICH

Trinken Sie noch immer Vollmilch? Dann wird es Zeit, an die Gesundheit zu denken und auf eine niedrigere Fettstufe umzusteigen. Sie werden sehen: Nach einer kurzen Umgewöhnungszeit schmeckt Ihnen die fettärmere Milch genauso gut wie die Vollmilch. Indem Sie den Fettgehalt der Milch reduzieren, senken Sie zugleich die aufgenommene Cholesterin- und Kalorienmenge.

MILCHSORTE	FETTANTEIL JE 0,25 L	GESÄTTIGTE FETTSÄUREN	CHOLESTERIN	KALORIEN (KCAL)
Vollmilch (3,5 %)	7,5 g	5,3 g	32,5 mg	160
Fettarm (1,5 %)	4,0 g	2,4 g	15,0 mg	120
Entrahmt	0,3 g	0,2 g	5,0 mg	90

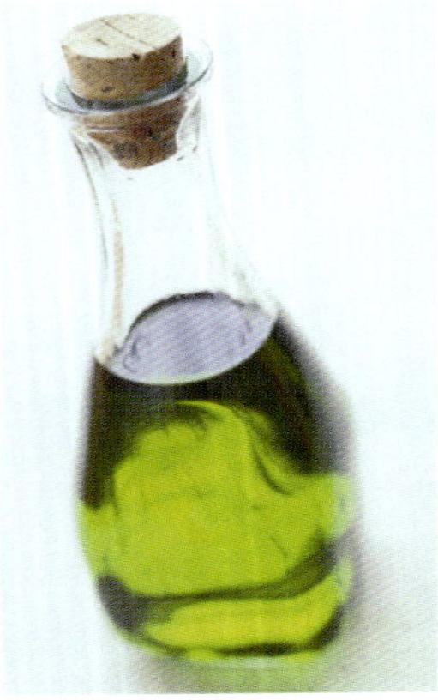

FAKTEN

Achten Sie beim Kauf von Olivenöl darauf, extra vergine zu wählen. Spanische Wissenschaftler fanden heraus, dass diese nicht raffinierte Form das arterienschädigende LDL-Cholesterin wirksamer bekämpft.

Wer seine Arterien schützen will, sollte darauf achten, möglichst wenig gehärtete Fette zu sich zu nehmen. Dies ist jedoch gar nicht so einfach, da diese in vielen Nahrungsmitteln (z. B. Fertigbackwaren, Margarine, gehärteten Frittierfetten) enthalten sind. Kontrollieren Sie die Zutatenlisten – darauf sind die gehärteten Fette fast immer gesondert ausgewiesen. Vorsicht auch mit Frittiertem beim Schnellimbiss! Und statt Kartoffelchips sollten Sie lieber Popcorn oder einige Nüsse knabbern.

Was wurde aus Cholesterin?

Wer erinnert sich nicht an die Zeiten, als Cholesterin als einer der Hauptfeinde der Gesundheit galt? Es schien so, als müsste man sich einfach nur auf Nahrungsmittel mit dem Vermerk „cholesterinfrei" beschränken, um das Herz zu schonen. Ernährungswissenschaftler empfehlen nach wie vor eine Einschränkung. Doch hat sich der Schwerpunkt nun auf die gesättigten Fettsäuren verlagert. Warum?

Zunächst einmal: Es gibt keine direkte Verbindung zwischen dem verzehrten Nahrungscholesterin und dem Cholesterin im Blut. Wenn Sie cholesterinreich essen, gelangt die Substanz in die Leber und verlangsamt dort die Herstellung eines Proteins, das dazu beiträgt, das LDL-Cholesterin aus dem Blutkreislauf zu entfernen. Theoretisch heißt dies, dass der Cholesterinspiegel umso höher ist, je mehr Cholesterin man zu sich nimmt.

Die Wahrheit ist natürlich komplizierter. Die Leber selbst produziert ebenfalls Cholesterin, das zum Aufbau der Zellwände gebraucht wird und noch weitere wichtige Funktionen im Körper erfüllt. Um den Cholesterinspiegel im Blut konstant zu halten, führt die Leber sozusagen Buch darüber, wie viel Cholesterin durch Nahrung zugeführt wird. Je mehr Cholesterin man mit der Nahrung aufnimmt, desto weniger produziert die Leber. Dieser Feedbackmechanismus hilft, den Cholesterinspiegel auf einem konstanten Niveau zu halten.

Ausnahmen bestätigen die Regel

Bei manchen Menschen funktioniert der oben beschriebene Feedbackmechanismus jedoch nicht. Ihr Körper produziert immer dieselbe Menge Cholesterin, unabhängig davon, wie viel Cholesterin die Ernährung umfasst. In diesem Fall ist es umso wichtiger, die über die Nahrung aufgenommene Cholesterinmenge zu reduzieren, sonst steigt der Cholesterinspiegel in schwindelnde Höhen. Personen, die von dieser Störung betroffen sind, haben einen Gesamtcholesterinspiegel von mehr als 240 mg/dl.

Nach Meinung der Forscher sollten die meisten Menschen die gesättigten Fettsäuren in der Ernährung reduzieren. Tatsache ist: Je mehr gesättigte Fettsäuren konsumiert werden, umso höher ist der Cholesterinspiegel. Es gibt sogar eine wissenschaftliche Formel dafür: Jede Reduktion von Kalorien aus gesättigten Fettsäuren um 1 % senkt das Cholesterin im Blut um 3 mg/dl. Auch aus einem weiteren Grund ist es sinnvoll, sich auf die gesättigten Fettsäuren zu konzentrieren: Die meisten Speisen mit hohem Anteil an gesättigten Fettsäuren enthalten auch viel Cholesterin.

Möglichst selten Eier essen

Von der oben genannten Regel gibt es zwei große Ausnahmen: Innereien wie Leber und Nieren sowie Eier enthalten viel Cholesterin, aber wenig gesättigte Fettsäuren. Der Cholesterinanteil von Innereien ist sogar so hoch, dass man am besten die Finger davon lässt. Auf Eier muss man nicht ganz verzichten, außer der Cholesterinspiegel ist enorm hoch. Doch sollte der Verzehr von Eiern eher die Ausnahme darstellen. Experten empfehlen, nicht mehr als 300 mg Cholesterin täglich zu sich zu nehmen. Arteriosklerosepatienten sollten nur 200 mg täglich verzehren. Ein Ei enthält jedoch bereits 240 mg Cholesterin!

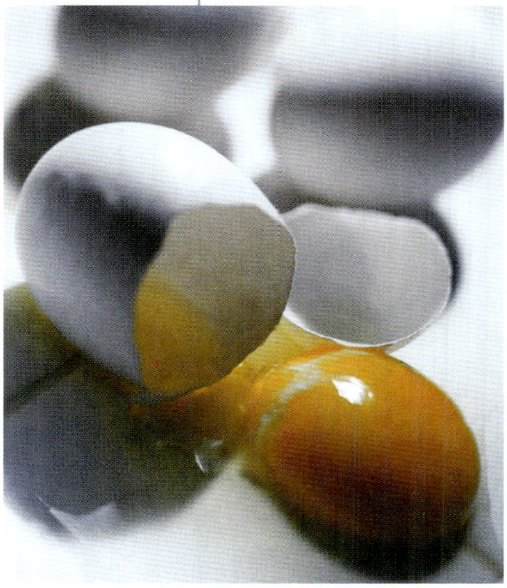

Zehn gute Antioxidanzien-Lieferanten

- Spinat
- Blaubeeren
- Erdbeeren
- Grünkohl
- Brokkoli
- Rosenkohl
- Preiselbeeren
- Tomaten
- Tee
- Traubensaft

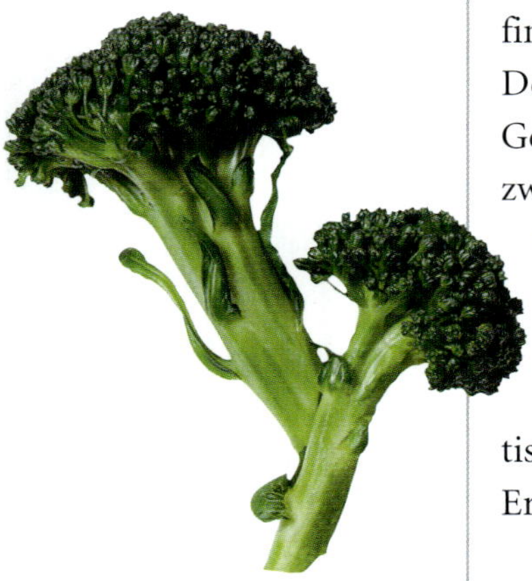

Farbe bekennen

Wie farbenfroh ernähren Sie sich? Leuchten die Speisen grün, rot, gelb und orange, nehmen Sie höchstwahrscheinlich die empfohlenen fünf Portionen Obst und Gemüse pro Tag zu sich. Bei den meisten sieht es jedoch leider anders aus. Dabei liefert eine an Obst und Gemüse reiche Ernährung viele Antioxidanzien. Diese Wirkstoffe können Krebs bekämpfen, Herzkrankheiten abwenden und vor vielen anderen chronischen Erkrankungen schützen, indem sie durch freie Radikale (instabile Sauerstoffmoleküle) verursachte Schäden verhindern. Diese Schäden beschleunigen die Verwandlung von Cholesterin in potenziell tödliche Plaques. Forscher vermuten hierin auch die Ursache der Alzheimer-Krankheit.

Je mehr Obst und Gemüse man isst, desto größer ist der Schutz. Die meisten Antioxidanzien – von Vitamin A bis Zeaxanthin – finden sich in Gemüse und Getreide. Die offizielle Empfehlung der Deutschen Gesellschaft für Ernährung liegt bei fünf Portionen Gemüse und Obst täglich, die sich auf drei Portionen Gemüse und zwei Portionen Obst verteilen sollten. Dabei entspricht eine Portion immer einer Hand voll.

Grünes Blattgemüse enthält darüber hinaus viel Folat. Für Zitrusfrüchte gilt dasselbe. Folat verhindert das Ansteigen des Homozysteinspiegels, was das Herzerkrankungsrisiko dramatisch senken kann. Nach Bypassoperationen kann eine folatreiche Ernährung die Arterien daran hindern, sich erneut zu verengen.

Laut einem Artikel im *Journal of the American Medical Association* (1999) kann eine obst- und gemüsereiche Ernährung Schlaganfälle und Herzinfarkte verhindern. Eine 14 Jahre dauernde Untersuchung ergab, dass Personen, die sechsmal täglich Obst und Gemüse zu sich nahmen, ein um 30 % niedrigeres Schlaganfallrisiko trugen als Teilnehmer, die weniger konsumierten. Den größten Schutz bieten grünes Blattgemüse und Kreuzblütler wie Brokkoli und Blumenkohl sowie Zitrusfrüchte und Obstsaft.

Ballaststoffe für das Herz

Eines haben alle Obst-, Gemüse- und Getreidesorten gemeinsam: Sie verfügen über viele Ballaststoffe, also Pflanzenanteile, die von den körpereigenen Enzymen nicht abgebaut werden können. Es gibt zwei Arten von Ballaststoffen. Die wasserunlöslichen passieren den Verdauungstrakt unverändert, während sich die löslichen in eine leimartige oder wässrige Substanz im Darm verwandeln.

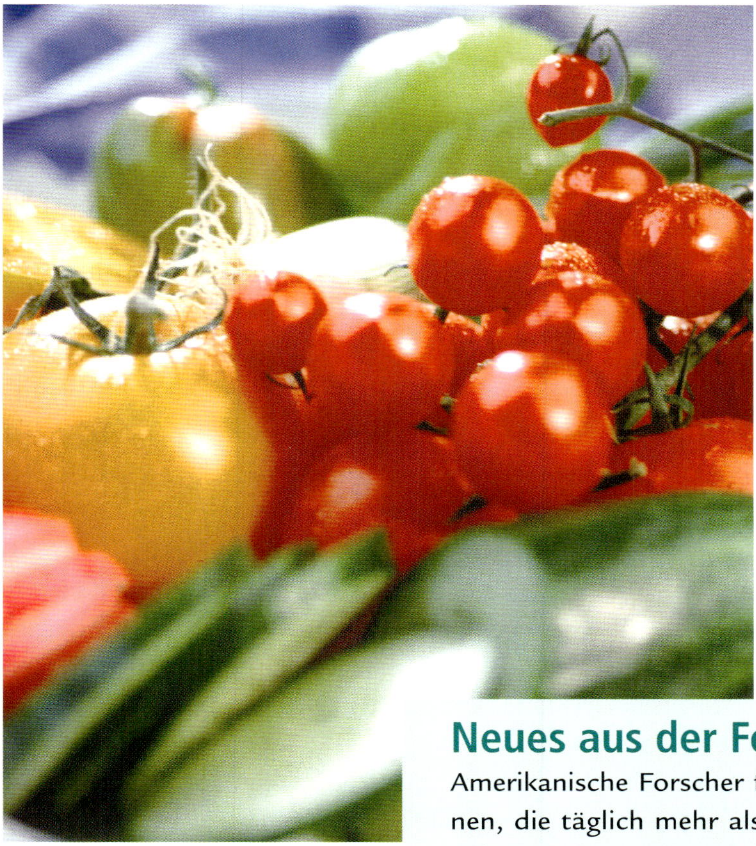

Neues aus der Forschung

Amerikanische Forscher fanden heraus, dass Personen, die täglich mehr als 24 g Ballaststoffe zu sich nahmen, ein um 50 % geringeres Bluthochdruckrisiko hatten als jene, die weniger als 12 g Ballaststoffe pro Tag konsumierten.

Beide Arten sind wichtig für das Herz: Unlösliche Ballaststoffe verlangsamen die Passage der Nahrung durch den Darm. Die verzögerte Aufnahme lässt den Blutzucker- und in der Folge auch den Insulinspiegel langsamer ansteigen. Dies senkt wiederum die Gefahr eines Typ-2-Diabetes und koronarer Herzkrankheiten. Lösliche Ballaststoffe binden Cholesterin, sodass dieses leichter aus dem Körper entfernt werden kann. Zudem verhindern in Ballaststoffen enthaltene Substanzen die Bildung von Blutgerinnseln und beugen somit Herzinfarkten und Schlaganfällen vor.

Zahlreiche Studien sprechen für eine ballaststoffreiche Ernährung. Eine amerikanische Studie von 1999 ergab, dass Personen, die viele Ballaststoffe zu sich nahmen, einen niedrigeren Blutdruck sowie niedrigere Triglyzeridwerte und LDL-Spiegel hatten. Auch wogen sie im Schnitt weniger und konnten ihr Gewicht leichter halten: Ballaststoffreich ernährte weiße Teilnehmer wogen im Schnitt rund 75 kg, ballaststoffarm ernährte 80 kg. Ähnliches ergab sich bei

FAKTEN

Laut einer europäischen Langzeitstudie nehmen die Deutschen im Schnitt 22 g Ballaststoffe pro Tag zu sich. Experten empfehlen eine Mindestmenge von 30 g pro Tag. Ideale Lieferanten sind z. B. Gemüse und Früchte.

An löslichen Ballaststoffen reiche Kost

- Haferkleie
- Bohnen
- Erbsen
- Weizenkleie
- Gerste
- Zitrusfrüchte
- Beeren

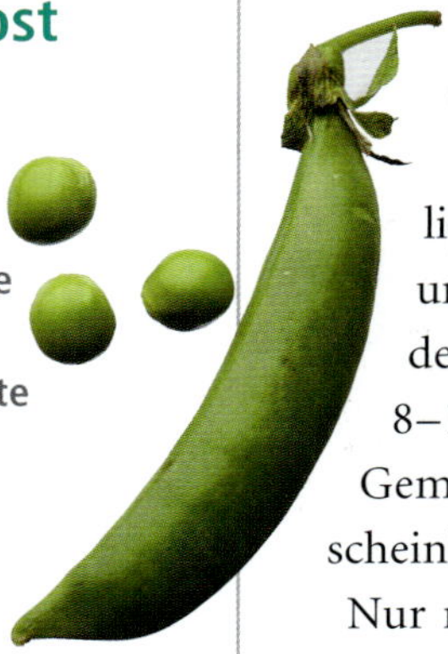

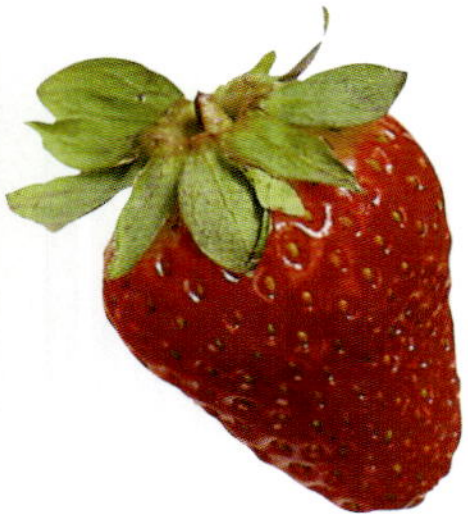

An unlöslichen Ballaststoffen reiche Kost

- Vollkornbrot
- Getreideflocken
- Vollkornreis
- Kohl
- Rote Bete
- Karotten
- Rosenkohl
- Blumenkohl

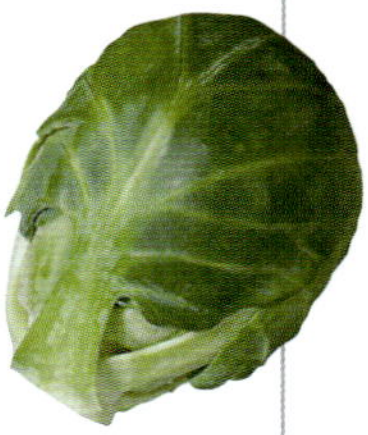

Afro-Amerikanern: Ballaststoffreich ernährte Personen wogen im Mittel 80 kg, die Vergleichsgruppe rund 84 kg. Wissenschaftler der Harvard-Universität fanden heraus, dass Frauen mit dem höchsten Ballaststoffkonsum das niedrigste Diabetesrisiko hatten.

Für alle, die immer noch nicht überzeugt sind, dass Gemüse, Obst und Getreide in den Einkaufswagen müssen: Neue Ergebnisse aus den USA zeigen, dass jede zusätzliche Obst- oder Gemüseportion das Herzerkrankungsrisiko um 4 % senkt. Das klingt zwar nicht viel, doch die Studie, an der mehr als 130 000 Personen über einen Zeitraum von 8–14 Jahren teilnahmen, ergab, dass jene, die viel Obst und Gemüse zu sich nahmen, eine um 20 % verringerte Wahrscheinlichkeit hatten, koronare Herzkrankheiten zu entwickeln.

Nur rund ein Fünftel der Europäer nimmt die empfohlene Ballaststoffmenge von 30 g pro Tag zu sich. Der Grund: Fleisch und fettreiche Produkte haben Gemüse, Obst und Vollkornprodukte aus der Ernährung verdrängt. Gerade wenn Risikofaktoren bestehen, ist es besonders wichtig, die „5-am-Tag"-Regel der DGE zu beherzigen, d. h. drei Portionen Gemüse und zwei Portionen Obst pro Tag zu verzehren. So könnten Sie Ihren Tagesplan z. B. aus folgenden Wahlmöglichkeiten zusammenstellen. Ihrer Fantasie sind dabei keine Grenzen gesetzt:

Frühstück

- 1 Apfel oder Birne oder
- Vollkornmüsli mit Rosinen und Bananenscheiben bzw. Beeren oder
- 1 Fitness-Buttermilch-Mixgetränk mit Melone und Kiwi

Zwischenmahlzeiten (vormittags und nachmittags)

- 1 Apfel oder Birne oder
- Möhren oder Sellerie oder
- 1 Glas Gemüse- oder Tomatensaft

Warme Mahlzeit

- Tunfisch-Kasserolle mit Brokkoli und Mais oder
- Gedämpftes Gemüse mit Mandelquark oder
- Gemüsebandnudeln oder
- Minestrone mit Frühlingsgemüse

Kalte Mahlzeit

- Rohkostmix oder
- Gratinierte Zucchini oder
- Gemischter Salat mit Croutons oder
- Spargel-Erdbeer-Carpaccio

Fünf Nahrungsmittel der Extraklasse

Beinahe jedes Nahrungsmittel mit hohem Ballaststoffanteil, vielen Antioxidanzien oder wenig gesättigten Fettsäuren ist herzgesund. Einige haben jedoch noch mehr zu bieten. Die folgenden fünf Lebensmittel verfügen über ungeahnte Qualitäten:

1. Nüsse Einst kamen sie wegen ihres hohen Fettgehalts für gesunde Ernährung nicht in Frage, jetzt sind sie zurück: Studien zeigten, dass Nüsse das Herzerkrankungsrisiko reduzieren. Die Krankenschwesternstudie ergab, dass Frauen, die mehr als 140 g Nüsse täglich aßen, ein um 32 % geringeres Risiko eines nichttödlichen Herzinfarkts hatten als jene, die keine Nüsse verzehrten. Das Risiko von tödlichen Infarkten sank gar um 39 %.

Nüsse sind nicht nur reich an ungesättigten Fettsäuren. Sie enthalten auch Arginin, eine Aminosäure. Diese braucht der Körper zur Produktion von Stickoxid, das die Weitung verengter Blutgefäße und die Steigerung des Blutflusses unterstützt. Zudem liefern Nüsse viel Vitamin E, ein Antioxidans. Da sie aber sehr kalorienreich sind, sollten insbesondere Personen, die abnehmen wollen, nicht zu viel davon essen. Besonders herzgesund sind Mandeln und Walnüsse: Sie beziehen ihren Fettgehalt fast gänzlich aus ungesättigten Fettsäuren.

2. Linsen Ein Grund, Linsen zu essen, sind ihre vielen Ballaststoffe. 100 g Linsen enhalten rund 17 g davon – mehr als die Hälfte der empfohlenen Tagesration. In der Scottish-Heart-Health-Studie mit 11 629 Teilnehmern suchten Wissenschaftler der Universität

NÜSSE TUN DEM HERZEN GUT

Nüsse enthalten fast ausschließlich ungesättigte Fettsäuren und zählen daher zu den herzgesunden Nahrungsmitteln.

NUSSSORTE (30 G)	KALORIEN (KCAL)	GESAMT-FETTGEHALT	GESÄTTIGTE FETTSÄUREN
Mandeln (natur)	171	16 g	1 g
Cashewnüsse (natur)	170	13 g	3 g
Erdnüsse (natur)	168	14 g	3 g
Pistazien (geröstet)	188	17 g	2 g
Walnüsse	196	19 g	2 g
Studentenfutter	145	10 g	2 g
Haselnüsse (natur)	191	18 g	1 g

FAKTEN

Durch den Kochvorgang können wichtige krankheitsbekämpfende Substanzen wie Vitamin C und Folat zerstört werden. Zum Ausgleich sollte man täglich ein bis zwei Portionen rohes Obst und Gemüse essen.

AUS DER PRAXIS

Letzte Warnung vor dem Herzinfarkt

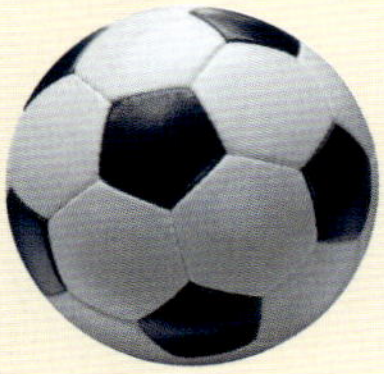

Die Knabbermischung stand bereit, der Fernsehabend konnte endlich beginnen – doch plötzlich konnte Joachim Meyer, Anwalt aus München, den Schmerz in seiner Brust nicht länger ignorieren. „Ich hatte ihn schon in der Nacht davor bemerkt, dachte aber, er würde von allein wieder verschwinden. Als er das nicht tat, schwante mir Böses."

Eine Stunde später wurde Meyer in der Notaufnahme auf ein Angiogramm vorbereitet. „Ich hatte einen Fußballabend erwartet. Stattdessen fand ich mich in einem Behandlungszimmer wieder und beobachtete auf einem ganz anderen Bildschirm, wie ein Katheter durch meine Arterien wanderte", erinnert er sich heute mit einem Lachen.

Der Test ergab die ernste Blockade einer Arterie, die das Herz mit Blut versorgt. Sofort führten die Ärzte eine Angioplastie durch. Dabei werden verengte Gefäßabschnitte mit einem Ballonkatheter aufgedehnt. Für Joachim Meyer änderte sich nun viel. Er begann, Sport zu treiben und seine Ernährung umzustellen, da er keinen Herzinfarkt riskieren wollte. „Ich wog zu viel, gut 98 kg, und aß so ziemlich alles, wonach mir war. Wenn man aber einmal so kurz vor einem Herzinfarkt steht, nimmt man all die Ratschläge zu körperlicher Betätigung und Ernährung wirklich ernst."

Als Erstes installierte er zu Hause ein Laufband und ein Fahrradergometer. Dann nahm er seine Ernährung unter die Lupe. „Die Butter habe ich gestrichen. Ich vermisste sie gar nicht, sondern fand Spaß daran, Brot einfach wegen seines Eigengeschmacks zu essen. Ich bestellte Fisch, wo ich vorher Braten genommen hätte. Ich esse jetzt Haferflocken zum Frühstück statt Brot. Im Restaurant wähle ich Gerichte mit viel Gemüse, chinesisches Essen beispielsweise oder Gemüsesuppen."

Es war nicht leicht für ihn, sein Gewicht zu reduzieren. Dennoch hat er bereits 8 kg abgenommen. Genauso wichtig ist es, dass sein Blutdruck wieder im „grünen Bereich" liegt. „Das Witzige daran ist, dass ich das Essen fast mehr genieße als früher. Ich muss aufpassen, was ich esse, und deshalb nehme ich mir wirklich Zeit, um es auch zu genießen. Ich habe Fisch- und Gemüsesorten entdeckt, von denen ich noch nicht mal wusste, dass ich sie mochte. Ich esse anders, aber ich hatte nie das Gefühl, dass mir damit etwas genommen wird."

von Reading nach Zusammenhängen zwischen Ballaststoffen, Antioxidanzien und Herz-Kreislauf-Erkrankungen. Bei Frauen schnitten die Ballaststoffe herausragend ab. Eine ballaststoffreiche Ernährung kann das Herzerkrankungsrisiko fast um die Hälfte senken. Linsen sind auch gute Lieferanten von Folat. Dies nutzt den Arterien insofern, als der Homozysteinspiegel unter Kontrolle bleibt.

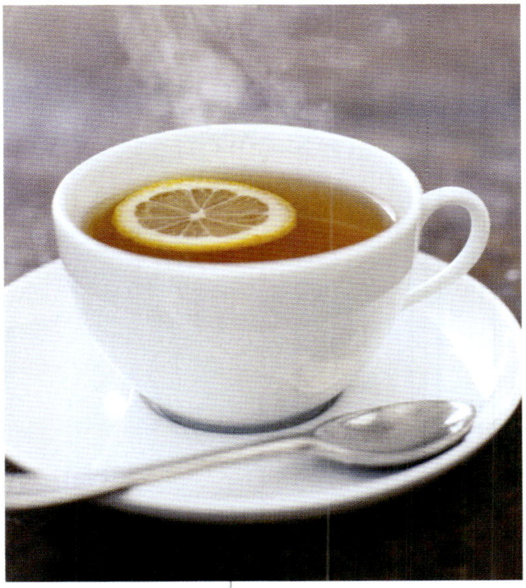

3. Tee Tee enthält viele Antioxidanzien. Sie schützen die Arterien vor Schädigungen durch freie Radikale. Diese instabilen Sauerstoffmoleküle machen es dem Cholesterin leicht, an Gefäßwänden haften zu bleiben. Eine 1999 durchgeführte Studie ergab, dass Frauen, die täglich eine oder zwei Tassen Schwarztee tranken, ein 54 % niedrigeres Risiko hatten, eine schwere Form von Arteriosklerose zu entwickeln. Je mehr Tee die Frauen tranken, umso größer war der Nutzen: Vier Tassen täglich reduzierten das Risiko um 69 %. Tee beugt auch Blutgerinnseln und damit Herzinfarkten und Schlaganfällen vor. Grüner Tee liefert sogar noch mehr Antioxidanzien als schwarzer, beide beugen Herzkrankheiten vor. Allerdings haben sowohl schwarzer als auch grüner Tee eine stark entwässernde Wirkung, sodass z. B. die DGE einen Genuss von täglich maximal drei Tassen empfiehlt.

4. Soja Seine cholesterinsenkende Wirkung wurde in den 1980er-Jahren entdeckt. Untersuchungen ergaben, dass neben anderen Bestandteilen v. a. das Sojaprotein, Isoflavone und Ballaststoffe diesen Effekt erzeugen. Studien zeigten, dass die Aufnahme von 25 g Sojaprotein täglich das Gesamtcholesterin um circa 9 % und das arterienschädliche LDL um 15 % senken kann.

Soja scheint jedoch noch mehr Stärken zu haben. In asiatischen Ländern nehmen die Menschen täglich zwischen 15 und 40 g Soja zu sich. Man stellte fest, dass in Japan und China Brust-, Gebärmutter- und Prostatakrebs weitaus seltener auftreten. Man kann zwar nicht mit Bestimmtheit sagen, ob dies am Soja liegt, da sich die asiatische Ernährung in vielerlei Hinsicht unterscheidet. Doch als japanische Forscher 1186 Brustkrebspatientinnen mit 23 163 gesunden Teilnehmerinnen verglichen, fanden sie heraus, dass die gesunden Frauen sehr viel häufiger Tofu aßen als jene mit Brustkrebs.

5. Avocados Avocados sind reich an einfach ungesättigten Fettsäuren, dieselbe Fettart, wie sie auch Olivenöl und Nüsse enthalten. Jedes Gramm enthält zudem mehr lösliche Ballaststoffe als jede andere Frucht. Und seit kurzem weiß man, dass Avocados vor Beta-Sitosterin geradezu strotzen. Dieses pflanzliche Sterin setzt die Absorption von Cholesterin durch den Darm herab, es gelangt also weniger Cholesterin ins Blut. Auch andere Früchte und Gemüse liefern Beta-Sitosterin, doch die Avocado ist Spitzenreiter.

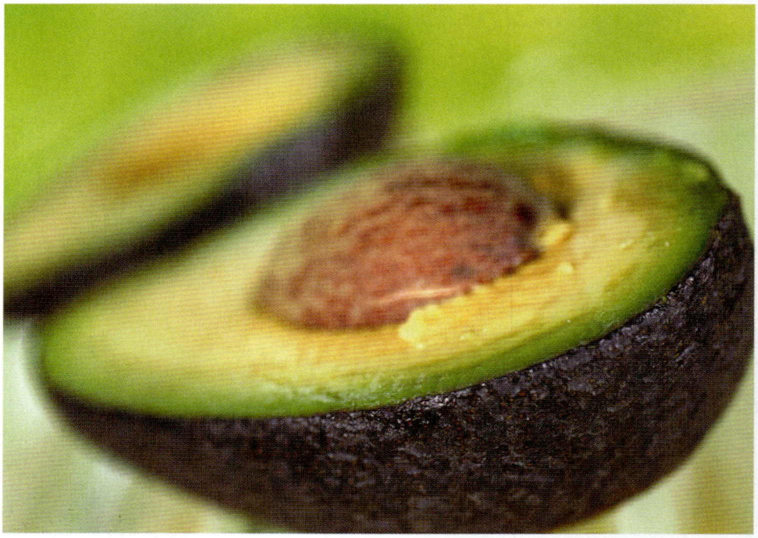

Avocados enthalten mehr lösliche Ballaststoffe als jede andere Frucht.

Bei den 45 Teilnehmern einer mexikanischen Studie, die für eine Woche Avocados in ihren Ernährungsplan aufnahmen, ergab sich eine deutliche Senkung des Gesamtcholesterinspiegels sowie des arterienverstopfenden LDL-Anteils und des Triglyzeridspiegels. Die Teilnehmer mit einem leicht erhöhten Cholesterinspiegel zogen dabei den größten Nutzen: 17 % weniger Gesamtcholesterin und eine Senkung des LDL um 22 %. Die Avocado ist jedoch auch sehr kalorienreich, sodass man auch sie nur in Maßen verzehren sollte.

Die ganze Wahrheit

Je stärker Nahrungsmittel verarbeitet sind, desto weniger Ballast- und Nährstoffe enthalten sie und desto weniger schützen sie das Herz. Dies gilt v. a. für Getreide. Die Außenschicht von unbehandelten Weizenkörnern ist reich an Ballast- und Mineralstoffen sowie Vitaminen. Der Keim in der Mitte enthält viele Vitamine wie Vitamin E sowie ungesättigte Fettsäuren. Bei weißem Weizenmehl (Weißmehl) wurden die Randschichten des Kornes entfernt, sodass auch die oben genannten wertvollen Inhaltsstoffe verloren gehen. Dasselbe gilt für weißen Reis.

Neues aus der Forschung

Beginnen Sie den Tag mit dem richtigen Frühstück und Sie haben bereits sehr viel zum Schutz Ihres Herzens getan. Wer täglich eine Schüssel Vollkornmüsli isst, kann laut Forschern der Harvard School of Public Health sein Herzerkrankungs- und Infarktrisiko um 37 % reduzieren.

Die Blutzucker-Achterbahn

Stark verarbeitetes Getreide hat einen weiteren Nachteil: Die Kohlenhydrate in weißem Mehl werden leichter verdaut und in Glukose verwandelt als die komplexeren Kohlenhydrate im Vollkornmehl. Je schneller die Glukose ins Blut gelangt, umso steiler steigt der Blutzucker an. In den letzten Jahren war häufig vom GI (glykämischer Index) die Rede. Der GI eines Nahrungsmittels errechnet sich u. a. aus seiner Verarbeitung und den enthaltenen Ballaststoffen. Nahrungsmittel mit hohem GI (z. B. Cornflakes, gekochte Kartoffeln) werden viel schneller in Glukose verwandelt als jene mit niedrigem GI (z. B. Kleieflocken, Nudeln, Äpfel, entrahmte Milch).

Wenn man sich hauptsächlich von Produkten ernährt, die schnell in Glukose umgewandelt werden, kann das einen Achterbahneffekt auslösen: Dem Anstieg des Blutzuckerspiegels folgt parallel ein Anstieg des Insulins. Dieses von der Bauchspeicheldrüse produzierte Hormon ermöglicht es der Glukose, in die Zellen zu gelangen, womit sie wieder aus dem Blutkreislauf entfernt wird. Gelangt die Glukose zu schnell ins Blut, senkt das daraufhin produzierte Insulin den Blutzuckerspiegel drastisch. Das Ergebnis: Hunger. Dem Körper wird signalisiert, dass er Nahrung benötigt. Fällt die Wahl nun wieder auf ein Nahrungsmittel mit hohem glykämischem Index, beginnt die Blutzucker-Achterbahnfahrt erneut.

Mit Vollkornmüsli oder Kleieflocken statt Cornflakes kann der Körper den Blutzucker besser konstant halten.

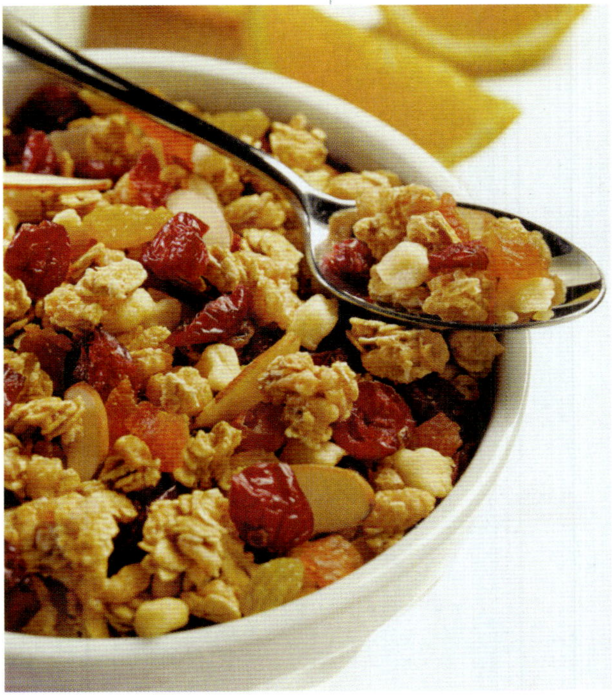

Dieses Auf und Ab erschwert es, das Gewicht zu halten. Doch sind andere Folgen noch gravierender. Die starken Schwankungen von Insulin und Blutzucker erhöhen das Risiko von Typ-2-Diabetes und damit von Herzkrankheiten – v. a. bei Übergewicht. Einige Forscher glauben, dass das zunehmend verarbeitete Essen eine der Hauptursachen dafür ist, dass Herzkrankheiten zu einer regelrechten Epidemie geworden sind.

Wissenschaftler untersuchten die Essgewohnheiten von 75 000 Frauen über einen Zeitraum von 10 Jahren. Demnach hatten jene, deren Speiseplan viele Nahrungsmittel mit hohem GI (Weißbrot, weißer Reis, Kartoffeln etc.) enthielt, ein 85 % höheres

FAKTEN

Mehr als 20 % aller Deutschen bemühen sich, im Rahmen einer Diät auf eine gesunde und vollwertige Ernährung umzusteigen.

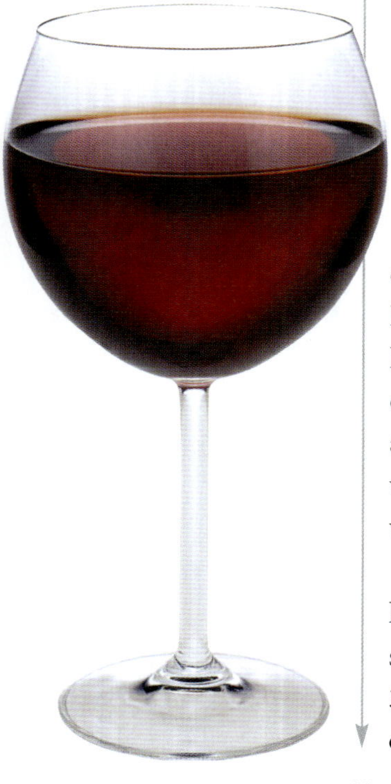

Herzinfarktrisiko als jene, deren Ernährung insgesamt den niedrigsten GI aufwies. Gelangt zu viel Zucker ins Blut, scheint dies den Anteil des guten Cholesterins zu senken. Die Triglyzeridwerte steigen, und der Körper kann das Insulin nicht mehr richtig nutzen.

Raus aus der Achterbahn

Starke Blutzuckerschwankungen lassen sich vermeiden, indem man Nahrungsmittel mit hohem Vollkornanteil wählt. Diese liefern zugleich auch viele Ballast- und Nährstoffe sowie Vitamine. Hier ein paar einfache Tipps:

- Beginnen Sie den Tag mit einem Vollkornmüsli. Im Sommer schmeckt es mit kalter Milch und frischen Früchten, oder man variiert es z. B. mit Trockenfrüchten und Fruchtsaft. Achten Sie beim Kauf darauf, dass Vollkornflocken den Hauptbestandteil bilden und kein Extrazucker zugesetzt ist.
- Wählen Sie Vollkornbrot und Nahrung mit Vollkornweizen, -hafer, -roggen oder anderem Getreide. Achten Sie auf den Ballaststoffanteil. Vollkorn ist meist sehr faserreich (mindestens 2–3 g pro Portion), stark entspelztes Getreide, wie es z. B. Weißbrot enthält, dagegen nicht.
- Kochen Sie Vollkornreis statt weißen Reis als Beilage zum Hauptgericht. Wählen Sie Rezepte mit Vollkornmehl oder ersetzen Sie einfach die Hälfte des angegebenen Weißmehls durch Vollkornmehl.

Ein Prosit auf die Gesundheit

Gänse- und Entenleberpasteten, Sahnesaucen, ein ganzer Gang, der nur dem Käse gewidmet ist – zu Recht könnte französisches Essen als Patentrezept für ungesunde Ernährung gelten. Dennoch haben die Franzosen eine der niedrigsten Herzerkrankungsraten der Welt. Die Gründe dafür kennt man noch nicht. Man vermutet aber, dass die Franzosen deshalb ungestraft schlemmen können, weil ihre Ernährung einen hohen Obst- und Gemüseanteil aufweist. Eine weitere Erklärung könnte ihre Liebe zum Wein liefern.

Bisher haben Dutzende von Studien gezeigt, dass mäßiger Alkoholkonsum manche Menschen tatsächlich vor Herzkrankheiten schützt. Männer, die ein oder zwei Gläser pro Tag trinken, haben ein 30–40 % niedrigeres Herzinfarktrisiko als Abstinenzler. Für Frauen, die ein alkoholisches Getränk pro Tag trinken, gilt dasselbe.

Alkoholische Getränke schützen das Herz auf unterschiedliche Art und Weise. Zunächst einmal steigert Alkohol den HDL-Spiegel. Auch reduziert er das Risiko von Blutgerinnseln und beugt damit Herzinfarkten sowie Schlaganfällen vor. Eine kürzlich im *European Heart Journal* veröffentlichte Studie ergab, dass das älteste aller alkoholischen Getränke – der Wein – verengte Arterien wieder weiten und den Blutfluss erhöhen kann.

Neues aus der Forschung

Dass moderater Weingenuss das Herzinfarktrisiko senkt, war schon bekannt. Nun ergab eine Studie der Harvard School of Public Health mit mehr als 38 000 männlichen Teilnehmern, dass dies auch für den maßvollen Konsum von Bier und Hochprozentigem gilt. Männer, die an 3 oder mehr Tagen pro Woche Alkohol tranken, erlitten etwa zu einem Drittel seltener einen Herzinfarkt als Männer, die seltener als ein Mal wöchentlich Alkohol konsumierten.

Die Kehrseite der Medaille

Trotz der Beweise, dass mäßiger Alkoholkonsum das Herz schützen kann, zögern Experten, zum Alkoholgenuss zu raten. Zum einen sind manche Menschen suchtgefährdet, zum anderen kann übermäßiger Alkoholgenuss die Gefahr, eine Herzkrankheit zu entwickeln, erhöhen. Auch verursacht zu viel Alkohol unter Umständen Bluthochdruck und Herzrhythmusstörungen, was wiederum die Entstehung von

ALKOHOL UND DAS RISIKO VON HERZ-KREISLAUF-ERKRANKUNGEN MIT TODESFOLGE

Forschungen ergaben, dass mäßiger Alkoholkonsum das Risiko von Herz-Kreislauf-Erkrankungen mit Todesfolge bei den 35- bis 69-Jährigen um 40 % senkt. Alkoholmissbrauch wiederum erhöht das Risiko von Leberschäden mit Todesfolge um das Fünffache.

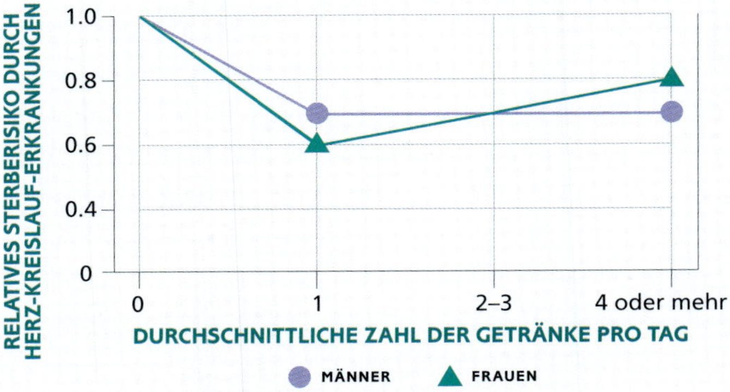

Quelle: New England Journal of Medicine, 1997

Blutgerinnseln fördert. Starker Alkoholkonsum erhöht das Risiko eines hämorrhagischen Schlaganfalls (bedingt durch ein geplatztes Blutgefäß im Gehirn). Und bekanntermaßen kann schwerer Alkoholismus in letzter Konsequenz zu Leberversagen führen.

Selbst mäßiger Alkoholkonsum wird kritisch betrachtet. Zahlreiche Studien haben gezeigt, dass der Konsum von zwei alkoholischen Getränken pro Tag bei Frauen das Risiko von Brustkrebserkrankungen um 20–25 % erhöht. Auch die Zahl der Dickdarmkrebsfälle scheint bei moderaten Alkoholkonsumenten leicht erhöht. Die Ergebnisse neuerer Untersuchungen lassen darauf schließen, dass die Ursache von Darmkrebs nicht der Alkohol selbst ist, sondern der durch Alkohol gesenkte, relativ niedrige Folsäurespiegel im Blut. Daher raten führende Ernährungswissenschaftler zur Einnahme einer Multivitamintablette, wenn Alkohol konsumiert wird.

Die durch Alkohol gewonnenen Vorteile für das Herz gelten ohnehin nicht für jeden gleich. Bei den über 40-jährigen Männern scheinen die Vorzüge mäßigen Trinkens jedes Risiko zu überwiegen. In der Altersgruppe der 20- bis 30-Jährigen bietet Alkohol hingegen nur wenig Schutz. Dies beruht schlicht darauf, dass ihr Herzerkrankungsrisiko ohnehin noch gering ist. Die Krankenschwesternstudie konnte zeigen, dass sich der schützende Effekt des Alkohols erst bei den über 50-Jährigen einstellt. Das liegt daran, dass das Herzerkrankungsrisiko bei Frauen nach der Menopause drastisch ansteigt. Bei Männern zeigt sich der schützende Effekt ab einem Alter von 40 Jahren. Insgesamt profitieren dabei jedoch v. a. Personen mit Risikofaktoren wie einem hohen Cholesterinspiegel oder einer erblichen Disposition.

All jenen, die Alkohol trinken, raten Experten, den Konsum nicht zu übertreiben. Personen, die nicht zu den regelmäßigen Alkoholtrinkern gehören, sollten auch gar nicht erst damit anfangen. Sie können ihr Herz genauso effektiv schützen, indem sie mehr Sport treiben.

Neues aus der Forschung

Traubensaft bietet dem Herzen eventuell ähnlichen Schutz wie Wein, so Wissenschaftler an der Medical School der Universität Wisconsin, USA. 15 Personen mit Anzeichen einer Herz-Kreislauf-Erkrankung wurden gebeten, täglich ein großes Glas Traubensaft zu trinken. Nach 14 Tagen zeigte sich eine deutliche Senkung des LDL, das entscheidend zur Bildung von Plaques beiträgt. Ultraschallaufnahmen bestätigten Veränderungen der Arterieninnenwände, die darauf hinwiesen, dass das Blut freier fließen konnte.

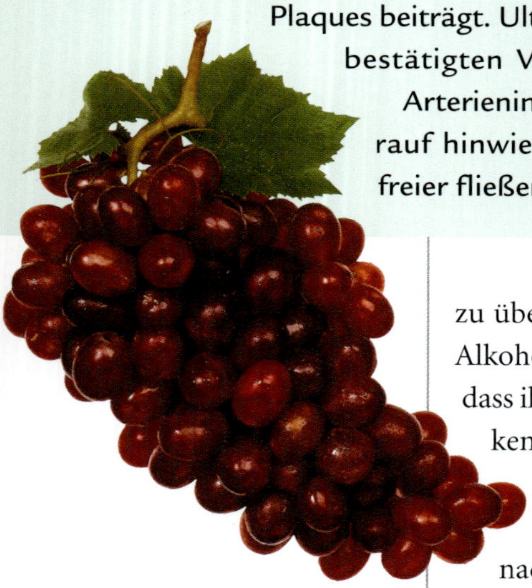

BRENN-PUNKT

Salzkonsum und Bluthochdruck

Es gibt neue Belege dafür, dass beinahe jeder von einem sparsamen Umgang mit Salz profitiert.

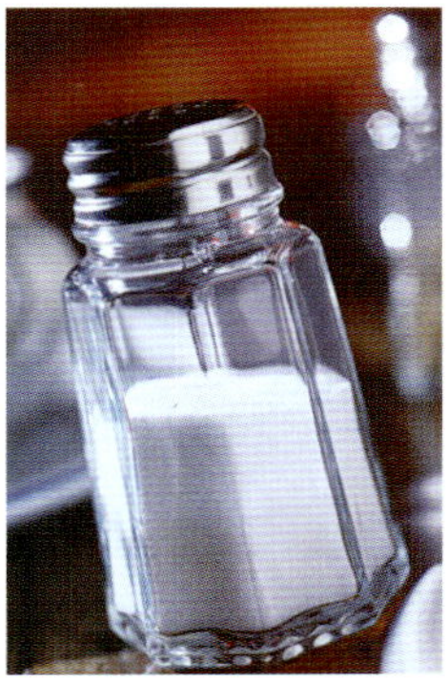

Ist eine Reduzierung von Kochsalz (Natriumchlorid) in der Ernährung sinnvoll? Über Jahre hinweg gab es dazu keine übereinstimmenden Meinungen. Einige Studien ergaben, dass eine Salzreduktion den Blutdruck senken kann. Eine der bisher größten Untersuchungen zu diesem Thema zeigte nun, dass der umsichtige Umgang mit Salz tatsächlich Herzkrankheiten vorbeugen kann.

Diese neuen Ergebnisse lieferte die zweite DASH-Studie. (Die Abkürzung DASH steht für **D**ietary **A**pproaches to **S**top **H**ypertension, zu Deutsch Ernährungsansätze zur Eindämmung von Hypertonie.) Man teilte 412 Teilnehmer in zwei Gruppen ein: Die erste Gruppe sollte sich wie gewohnt ernähren, die zweite befolgte die DASH-Diät. Diese ist fettreduziert und umfasst viel Obst, Gemüse, fettarme Milchprodukte, Vollkorn, Geflügel, Fisch und Nüsse. Während der ersten 4 Wochen konsumierten beide Gruppen 3300 mg Natrium täglich, was in etwa dem durchschnittlichen Konsum der US-Bürger entspricht. In den nächsten 4 Wochen reduzierten sie auf 2400 mg. Im letzten Monat nahmen sie pro Tag nur noch 1500 mg Natrium zu sich.

Die Ergebnisse waren eindeutig. Unabhängig davon, welche Ernährung befolgt wurde, war der Blutdruck umso niedriger, je weniger Salz konsumiert wurde. Am meisten profitierten Bluthochdruckpatienten. Doch auch normale Blutdruckwerte sanken durch die Salzreduktion um ein paar Punkte. Die deutlichste Senkung ergab sich bei Befolgung der DASH-Diät mit dem niedrigsten Salzanteil.

Manche Personen reagieren erwiesenermaßen sensibler auf Salz als andere. Empfindliche Menschen ziehen daher den größten Nutzen aus einer salzarmen Ernährung. Doch haben die DASH-Ergebnisse gezeigt, dass sich auch leichter Bluthochdruck durch sparsamen Salzkonsum kontrollieren lässt.

Eine Möglichkeit besteht darin, weniger zuzusalzen. Als Ersatz eignen sich Pfeffer, Zitronenpfeffer oder andere Kräuter und Gewürze. Statt Salzgebäck wie Salzbrezeln sollte man lieber Karottenstifte, ungesalzene Nüsse oder Obst essen.

Wer seinen Salzkonsum senken will, sollte folgendes beherzigen:

* Verzichten Sie soweit wie möglich auf Fertiggerichte, da diese besonders viel Salz enthalten.
* Wenn es trotzdem einmal schnell gehen muss, können Sie auf so genannte Convenienceprodukte wie vorbereitetes TK-Gemüse zurückgreifen. Wichtig: Immer „Gemüse natur" wählen und die Packung mit fertiger Sauce liegen lassen, da auch darin viel Salz enthalten ist. Dünsten Sie das Gemüse in wenig leicht gesalzenem Wasser oder Gemüsebrühe. Auch das geht schnell und ist zudem noch gesund.

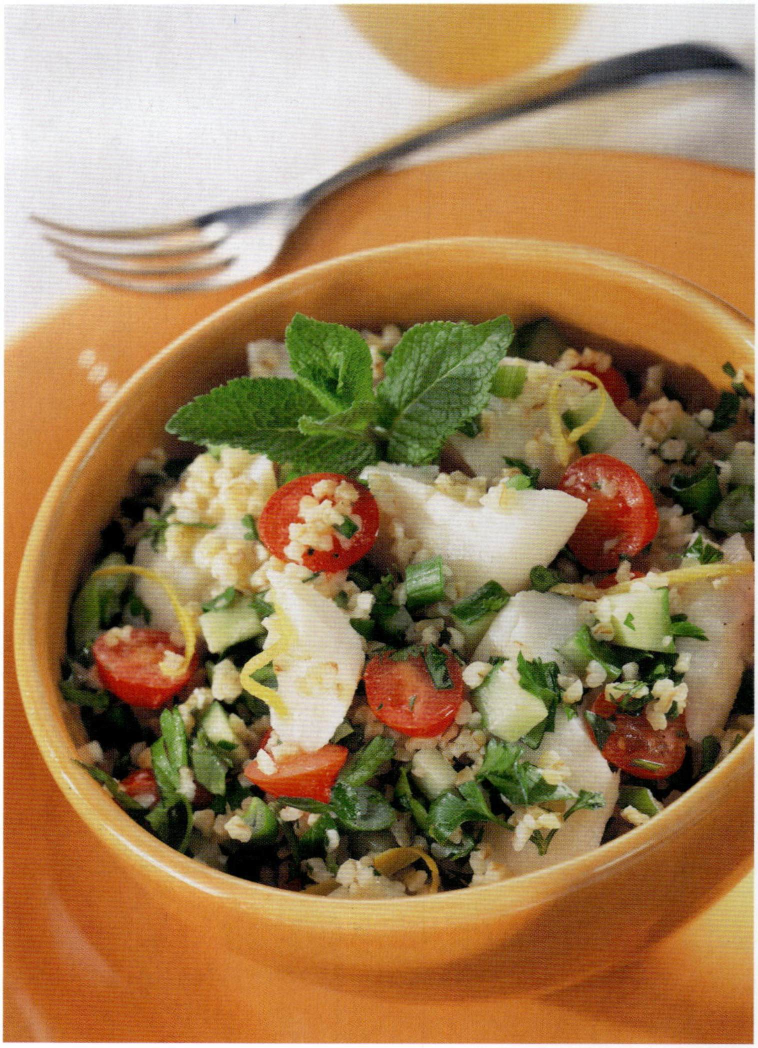

> Wenn es gut ist, Nahrungsmittel mit bestimmten Substanzen zu essen, so lautet das Argument, dann tut es eine Tablette genauso. Stimmt das wirklich?

Sind Tabletten ein adäquater Ersatz?

Sobald die Wissenschaft in Nahrungsmitteln eine Substanz entdeckt, die Krankheiten bekämpft, wird sie bald in Form von Nahrungsergänzungsmitteln erhältlich. Entsprechend reich ist das Angebot an Vitamin- und Mineralstoffpräparaten. Wenn es gut ist, Nahrungsmittel mit bestimmten Substanzen zu essen, so lautet das Argument, dann tut es eine Tablette genauso. Stimmt das wirklich?

Die Beweislage ist bis heute ungeklärt. Personen, die viel Obst und Gemüse mit dem Antioxidans Betakarotin, also beispielsweise Mangos, Karotten, Tomaten und Spinat, zu sich nehmen, haben ein niedrigeres Herzerkrankungsrisiko. Dagegen zieht die Einnahme von Betakarotin-Tabletten einer Reihe von Studien zufolge keinen positiven Effekt nach sich. Im Gegenteil: Manche Teilnehmer hatten nach der Einnahme ein erhöhtes Lungenkrebsrisiko.

Ein weiteres Antioxidans, das der Forschung Rätsel aufgibt, ist Vitamin E. Laut einem Bericht, der 1993 in die Schlagzeilen kam, senkte die Einnahme von Vitamin E das Herzerkrankungsrisiko bei Frauen um 30 %. Eine 3 Jahre später publizierte Studie ergab, dass männliche Herzpatienten, die täglich eine Vitamin-E-Tablette einnahmen, das Risiko eines zweiten Herzinfarkts halbieren konnten, was den Verkauf der Präparate deutlich ankurbelte.

Dann kam die HOPE-Studie – die größte Untersuchung zu Vitamin E, die bisher stattfand. Die Teilnehmer, 2545 Frauen und 6996 Männer, hatten alle ein hohes Herzinfarktrisiko, entweder aufgrund von Herz-Kreislauf-Erkrankungen oder durch Risikofaktoren wie Diabetes mellitus. Die Hälfte begann mit der täglichen Einnahme von 268 mg Vitamin E, die andere Hälfte erhielt ein Plazebo. Viereinhalb Jahre später war die Rate der Herzinfarkte, Schlaganfälle und Todesfälle in beiden Gruppen exakt dieselbe.

Niemand kann diese widersprüchlichen Ergebnisse erklären. Einige Experten glauben, dass die Einnahme von Vitamin E hilft, Arterienschäden vorzubeugen, die zu koronaren Herzkrankheiten führen, halten sie jedoch nicht für wirksam genug, um bereits im Fortschreiten befindliche Krankheiten rückgängig zu machen. Andere sind der Meinung, dass sich die Investition in die Präparate nicht lohne. Zahlreiche große Studien, die im Moment laufen, sollten bald für mehr Klarheit sorgen. Bis dahin, da sind sich die Experten einig, schadet die Einnahme von Vitamin E nicht und kann so manchem helfen, beginnende Herzprobleme zu verhindern.

Vielfacher Nutzen

Bei unregelmäßiger Ernährung scheint die Einnahme von Multivitamintabletten sinnvoll. Der deutschen Bevölkerung z. B. mangelt es v. a. an Vitamin D sowie Folsäure, und auch die Vitamin-E-Versorgung ist oft mangelhaft. Dies erhöht nicht nur das Risiko von Herzerkrankungen, sondern leistet auch Krebs, Infektionskrankheiten und Knochenbrüchen Vorschub. Idealerweise versorgt man sich über Obst, Gemüse und Vollkorn mit Vitaminen. Multivitamintabletten

Neues aus der Forschung

Eine US-Studie von 2001 zeigte, dass die achtwöchige Einnahme von Multivitamintabletten bei älteren Menschen den Vitamin-B-Spiegel erhöht und den Homozysteinspiegel senkt. Ein hoher Homozysteinspiegel gilt als Risikofaktor für koronare Herzkrankheiten.

ersetzen keine nährstoffreichen Mahlzeiten. Sie bieten aber eine Versicherung, auch dann die empfohlenen Vitaminmengen aufzunehmen, wenn man sich mal nicht so gesund ernährt.

Das Erfolgsrezept

Ungesättigte und gesättigte Fettsäuren, komplexe und einfache Kohlenhydrate, reduzierter Natriumkonsum und Fettanteile in Prozent: All das klingt kompliziert und kann schnell demotivieren. Bei gesunder Ernährung geht es um kluge Entscheidungen, die bei jedem Einkauf und Restaurantbesuch, bei jeder Zwischenmahlzeit und der Planung des nächsten Mittagessens getroffen werden wollen. Doch man muss sie nicht alle auf einmal treffen! Gesündere Essgewohnheiten lassen sich am einfachsten Schritt für Schritt umsetzen.

„Gesündere Essgewohnheiten lassen sich am einfachsten Schritt für Schritt umsetzen."

Der erste Schritt: Überlegen Sie sich eine Veränderung, die Sie gerne durchführen. Dann entwerfen Sie einen Plan, wie Sie diese umsetzen könnten. Halten Sie Ihre Fortschritte schriftlich fest. Angenommen, Sie wollen eine oder zwei Extraportionen Gemüse pro Tag essen, so entwickeln Sie eine bestimmte Strategie: Fügen Sie dem Müsli Beeren oder Bananen bei und machen Sie ein zusätzliches Gemüsegericht zum Mittagessen. Ein Vorrat Karotten könnte die Zwischenmahlzeiten stellen. Muss es einmal schnell gehen und das Abendessen besteht nur aus einem belegten Brot, dann ergänzen Sie dieses mit einem Salatblatt oder einer Tomate und nehmen Sie zum Nachtisch Obst. Führen Sie für die nächsten Wochen ein Ernährungstagebuch, in dem Sie all Ihre Mahlzeiten festhalten. Wenn Sie Ihre Ziele nicht immer erreichen, gibt das keineswegs Anlass zur Verzweiflung – versuchen Sie es einfach erneut.

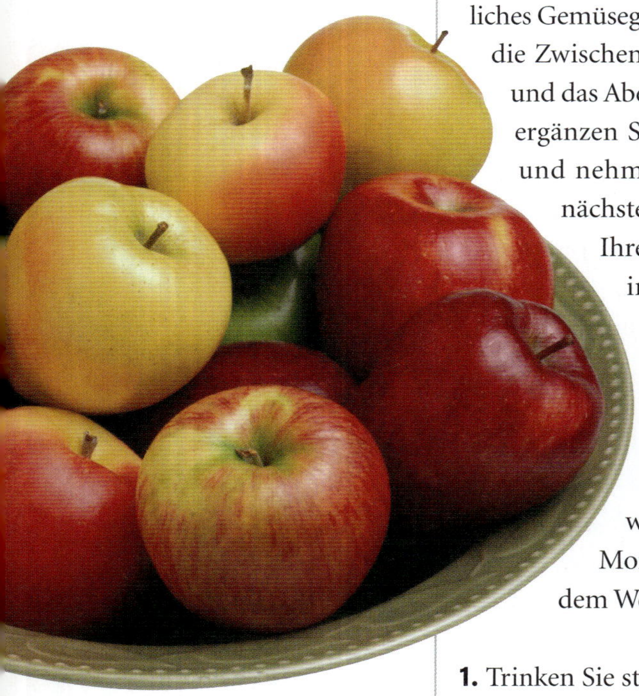

Hier folgen zehn einfache Maßnahmen, mit denen Sie Ihr Herz schützen können. Beginnen Sie noch diese Woche, zwei oder drei davon umzusetzen. Sobald diese Routine geworden sind, wählen Sie noch zwei aus der Liste. Innerhalb eines Monats haben Sie beinahe schon die ganze Strecke auf dem Weg zu einer herzgesunden Ernährung zurückgelegt.

1. Trinken Sie statt Vollmilch fettarme Milch.
2. Frühstücken Sie möglichst häufig Vollkornprodukte, z. B. Müsli.
3. Essen Sie zweimal täglich Obst, z. B. zum Nachtisch, und mindestens dreimal täglich eine Hand voll frisches Gemüse.

4. Essen Sie Vollkorn- statt Weißbrot.
5. Fettes Fleisch sollten Sie möglichst oft durch Fisch, Geflügel oder sehr mageres Schweinefleisch ersetzen. Zusätzlich sollten Sie auch einige fleischlose Tage pro Woche einlegen.
6. Ersetzen Sie Eiscreme durch Quarkspeisen, Sorbet oder Joghurt.
7. Kochen Sie mindestens einmal pro Woche Vollkornnudeln oder -reis statt Kartoffeln oder weißem Reis. Oder experimentieren Sie mit anderem Getreide wie Bulgur und Gerste.
8. Reichen Sie zum Abendessen eine weitere Portion Gemüse, entweder als Beilage oder als Hauptgericht. (Statt Spaghetti Bolognese können Sie Pasta Primavera oder Zucchinilasagne kochen.) Wer den Aufwand scheut, legt sich einen Vorrat an vorgeputztem TK-Gemüse im Gefrierfach an.
9. Stellen Sie eine Schale Obst in Sichtweite auf und bedienen Sie sich, wenn sich der Hunger meldet.
10. Nehmen Sie zum Sautieren Olivenöl statt Butter oder Margarine.

Jede Kalorie zählt

Ein ganz entscheidender Faktor herzgesunder Ernährung ist die Kalorienmenge. Der Grund: Bei Übergewicht oder Fettleibigkeit erhöht sich das Herzerkrankungsrisiko. Rund 20 % der mitteleuropäischen Erwachsenen gelten als fettleibig bis extrem dick, 40 % als übergewichtig. Liegt der BMI (siehe S. 131) im normalen Bereich, besteht kein Anlass zur Sorge. Ist er jedoch zu hoch, wird es Zeit, Kalorien zu zählen. In Kapitel 7 dreht sich alles um das Thema Abnehmen.

AUS DEM LEXIKON

ANTIOXIDANS Antioxidanzien neutralisieren freie Radikale. Dies sind instabile Sauerstoffmoleküle, die gesundes Gewebe schädigen können.

CHOLESTERIN Wachsähnliche Substanz, die in tierischem Fettgewebe enthalten ist. (Pflanzliche Nahrung enthält kein Cholesterin.)

EINFACH UNGESÄTTIGTE FETTSÄUREN Herzgesunde Fettsäuren (v. a. in Oliven- und Rapsöl).

GESÄTTIGTE FETTSÄUREN Fettart (v. a. in Fleisch und Milchprodukten), die den Cholesterinspiegel erhöht. „Gesättigt" heißt, dass jedes Kohlenstoffatom mit einem Wasserstoffatom verknüpft ist.

GLYKÄMISCHER INDEX (GI) Der GI gibt an, wie schnell und wie stark ein Nahrungsmittel den Blutzuckerspiegel erhöht.

KOHLENHYDRATE Grundbestandteil von Nahrung in Form von Zucker, Stärke oder Zellulose.

LÖSLICHE BALLASTSTOFFE Eine Faserart (z. B. in Zitrusfrüchten, Äpfeln, Kartoffeln, getrockneten Erbsen und Bohnen, Haferschrot), die im Darm aufgespalten werden kann.

MEHRFACH UNGESÄTTIGTE FETTSÄUREN Herzgesunde Fettsäuren (v. a. in Mais-, Soja- und Erdnussöl).

OMEGA-3-FETTSÄUREN Fettart (in Fisch, bestimmten Gemüsen und Sprossen), die vor Herzkrankheiten schützt.

TRANS-FETTSÄUREN Künstlich hergestellte Fette. Ungesättigten Fettmolekülen wird Wasserstoff zugegeben, wodurch sie bei Raumtemperatur fest bleiben. Erhöhen den Cholesterinspiegel.

UNLÖSLICHE BALLASTSTOFFE Faserart (in Vollkorn, Weizenkleie, Brokkoli, Karotten, Spargel, Birnen), die wasserunlöslich ist und den Darmtrakt unverändert passiert.

6

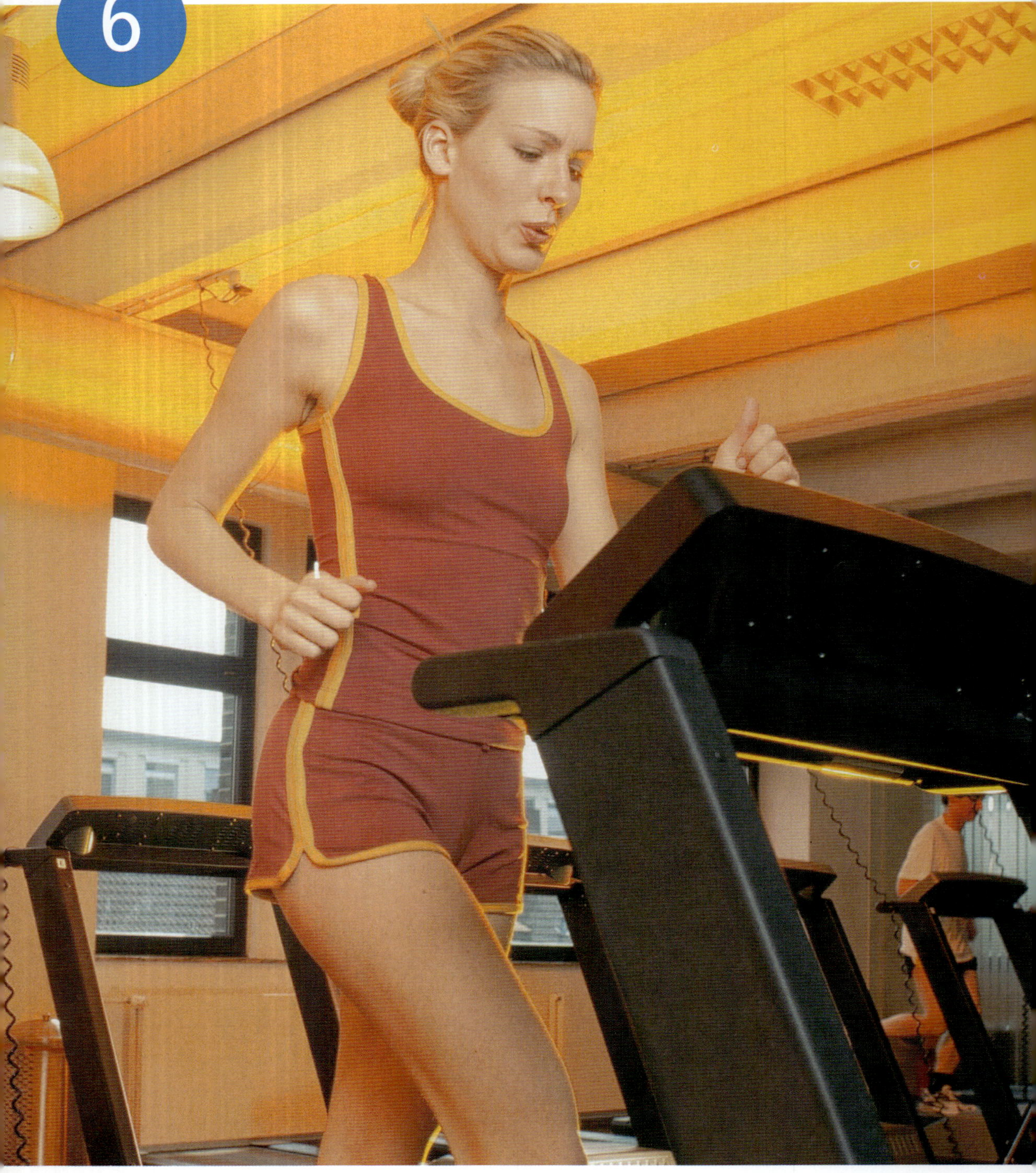

Aktiv werden

Oft als Quelle der Gefühle beschrieben, ist das Herz doch in erster Linie ein Muskel, der wie alle anderen Muskeln regelmäßig trainiert werden muss. Kommt man nur dann ins Schwitzen, wenn man sich Sorgen macht, ist es höchste Zeit für mehr Bewegung. Man muss nicht gleich joggen oder in ein Fitnessstudio gehen. Studien zufolge tragen auch weniger anstrengende Aktivitäten, wie Walking oder Tanzen, zu einem längeren und gesünderen Leben bei.

Durch Bewegung wird das Herz nicht nur gestärkt und weniger anfällig für Krankheiten. Sport sorgt auch für eine ausreichende Blutversorgung des Herzens und anderer Körperteile, da er u. a. die Blutgefäße gesund hält. Doch damit nicht genug. Durch Muskeltraining können die Körperzellen Energie in Form von Blutzucker (Glukose) leichter verarbeiten, was wiederum Diabetes mellitus, einem wichtigen Risikofaktor für Herzkrankheiten, vorbeugt. Sport verbessert das Verhältnis zwischen gutem und schädlichem Cholesterin und verringert das Bluthochdruckrisiko. Menschen mit einer sitzenden Lebensweise tragen ein um 30 % höheres Bluthochdruckrisiko als Personen mit einem aktiveren Lebensstil. Und natürlich trägt der höhere Kalorienverbrauch durch mehr Bewegung auch zu einem gesünderen Körpergewicht bei, das für ein gesundes Herz ebenfalls äußerst wichtig ist. Einfach ausgedrückt: Könnte ein Medikament so viele Vorteile bieten wie Sport, würde es reißenden Absatz finden.

> „Könnte ein Medikament so viele Vorteile bieten wie Sport, würde es reißenden Absatz finden."

Risikofaktor Bewegungsmangel

Es ist bekannt, dass Sport gesund ist. Laut einer neuen EU-Studie treiben jedoch nur 28 % der Deutschen mindestens zweimal pro Woche Sport. In Österreich und der Schweiz bewegen sich je rund 60 % der Bevölkerung zu wenig.

Es leuchtet ein, warum wir nicht mehr vom Sofa wegkommen. Heutzutage ist es beinahe schon schwierig, aktiv zu sein. Für die meisten Arbeiten, die früher manuell erledigt werden mussten, gibt es nun arbeitserleichternde Geräte. Das Leben ist auf diese Weise zwar einfacher geworden, doch hat man kaum noch Gelegenheit,

Positive Effekte regelmäßiger Bewegung

- Senkt den Blutdruck
- Erhöht den HDL-Wert und senkt das Gesamtcholesterin
- Verbessert Kraft und Ausdauer
- Erhöht das Lungenvolumen
- Stärkt das Immunsystem
- Baut Muskeln auf
- Verbrennt Fett
- Senkt das Diabetesrisiko
- Schützt vor Darmkrebs
- Lindert Ängste und Depressionen
- Erleichtert die Gewichtskontrolle
- Erhält die Festigkeit der Knochen
- Sorgt dafür, dass man auch mit zunehmendem Alter fit bleibt

Herz und Lungen auf Trab zu bringen. Schätzungen zufolge lag der tägliche Kalorienverbrauch im Jahr 1900 um mehr als 1000 kcal höher als heute.

SPORTLICHE AKTIVITÄTEN BEI ERWACHSENEN IN DEN USA

Über 60 % der US-Bürger halten sich nicht an das empfohlene Maß an sportlichen Aktivitäten.

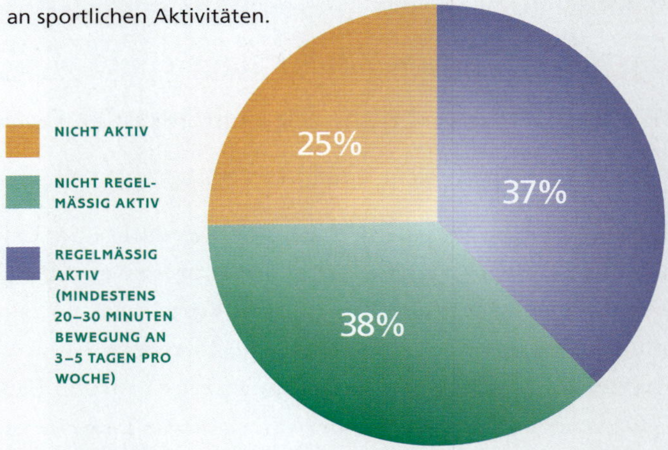

Quelle: Zentrum für Krankheitskontrolle und Prävention, USA

Jüngste Erkenntnisse haben dazu geführt, dass der Risikofaktor Bewegungsmangel inzwischen ähnliche Gewichtung wie das Rauchen erfährt und damit noch vor Bluthochdruck und Übergewicht rangiert. Herumsitzen und Nichtstun belasten den ganzen Körper, von den Knochen bis zu den Muskeln, insbesondere jedoch das Herz. Der Framingham-Studie zufolge erhöht Bewegungsmangel das Herzerkrankungsrisiko um das Fünffache. Mit anderen Worten: Unser Körper ist für Bewegung geschaffen.

Gesund genug, um Sport zu treiben?

Die meisten Menschen, selbst Herzpatienten, können Sport treiben. Vor Beginn eines Fitnessprogramms sollten Sie jedoch mit Ihrem Arzt sprechen. Dies gilt insbesondere dann, wenn Sie relativ anstrengende Aktivitäten planen und eine der folgenden Aussagen auf Sie zutrifft:

- Bei Ihnen wurde bereits eine koronare Herzkrankheit oder eine andere Herzerkrankung diagnostiziert.
- Bei körperlicher Anstrengung oder psychischem Stress leiden Sie ab und zu unter Schmerzen in der Brust.

- Sie haben andere gesundheitliche Probleme (z. B. Arthrose oder Rückenschmerzen) und befürchten, dass sich diese bei körperlicher Anstrengung verschlimmern.

Bewegung als Rezept

Bei körperlicher Belastung verbrennt der Körper Energieträger, die über die Nahrung zugeführt werden. Man unterscheidet zwei Arten der Energiegewinnung: Bei länger andauernden, wenig belastenden Aktivitäten, z. B. Walking und Schwimmen, wird unter Sauerstoffverbrauch v. a. Fett abgebaut (aerobe Energiegewinnung). Dies wird auch Ausdauertraining genannt und trainiert in erster Linie Herz- und Lungenfunktion. Man kommt außer Atem.

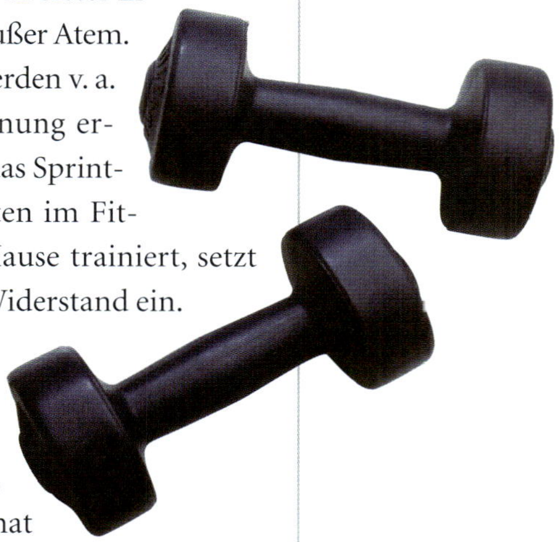

Bei kurzen, intensiveren Anstrengungen werden v. a. Kohlenhydrate verbrannt, die Energiegewinnung erfolgt ohne Sauerstoff (anaerob). Dazu zählen das Sprinttraining oder das Krafttraining mit Gewichten im Fitnessstudio. Wer solche Übungen lieber zu Hause trainiert, setzt einfach Hanteln oder das Körpergewicht als Widerstand ein.

Beide Trainingsarten sind wichtig für die Gesundheit. Krafttraining dient v. a. dazu, die Funktionsfähigkeit des Bewegungsapparats, also der Muskeln, Gelenke und Bänder, zu erhalten. Wer seine Muskeln in Form hält, hat auch im höheren Alter einen guten Gleichgewichtssinn. Gut entwickelte Muskeln tragen zu einem gesunden Körpergewicht bei, da sie in Ruhe mehr Kalorien verbrennen, als dies Fettgewebe tut. Auch beugt Muskeltraining der Entwicklung von Typ-2-Diabetes vor. Ist man bereits daran erkrankt, wirkt das Training günstig, da das Muskelgewebe Energie in Form von Blutzucker vermehrt aufnehmen kann.

Für das Herz ist das aerobe Training wichtiger. Einer US-amerikanischen Studie zufolge stieg die Fähigkeit der Lungen, Sauerstoff aufzunehmen und

Neues aus der Forschung

Bei Personen, die täglich Aktivitäten mittlerer Belastungsintensität ausführen, vergrößert sich der Durchmesser der Arterien, die das Herz versorgen. Dies erhöht wiederum die Blutmenge, die den Herzmuskel erreicht. Darüber hinaus bilden sich mit der Zeit neue Blutgefäße, sodass das Herz mit noch mehr Blut versorgt werden kann. Regelmäßige Bewegung steigert auch die Leistungsfähigkeit des Herzens. Eine Studie der Universität Leipzig ergab, dass Sport den Spitzenblutfluss (die maximale Blutmenge, die durch die Arterien fließen kann) um 200 % erhöhen kann.

Sicherheitstipps für den Sport

✔ Übertreiben Sie nicht. Gewöhnen Sie sich langsam an die neuen sportlichen Aktivitäten.

✔ Achten Sie auf gute Sportschuhe und bequeme Kleidung.

✔ Tragen Sie beim Walken oder Joggen in der Dämmerung oder Dunkelheit reflektierende Kleidung.

✔ Tragen Sie beim Fahrradfahren einen Helm.

✔ Tragen Sie bei Sportarten, die zu Stürzen führen können, Hand- und Knieschützer.

✔ Trinken Sie vor und nach dem Sport 0,5 l Wasser.

✔ Machen Sie vor und nach dem Training Dehnübungen (siehe S. 106).

✔ Wärmen Sie sich auf, indem Sie langsam anfangen und die Intensität allmählich steigern.

✔ Kühlen Sie sich nach einem anstrengenden Training 5–10 Minuten lang mit langsameren Aktivitäten ab.

weiterzuleiten, bei 60-jährigen Männern mit sitzender Lebensweise nach Beginn eines aeroben Trainingsprogramms um 12 %. Die Blutmenge, die das Herz pumpen konnte, erhöhte sich um fast 10 %. Das Herz wurde leistungsfähiger, was die Messung der so genannten Auswurffraktion (Blutanteil, der bei jedem Herzschlag das Herz verlässt) ergab. All diese Verbesserungen bedeuten, dass mehr Sauerstoff und Nährstoffe in alle Körperteile, u. a. ins Herz, gelangen.

Den richtigen Sport wählen

Vielleicht haben Sie bisher noch keinen Sport gemacht, weil Sie nicht wussten, womit Sie anfangen sollten. Der erste Schritt ist, herauszufinden, was Ihnen Spaß macht. Walken? Joggen? Radfahren? Schwimmen? Aerobic? Sportarten wie Tennis oder Squash?

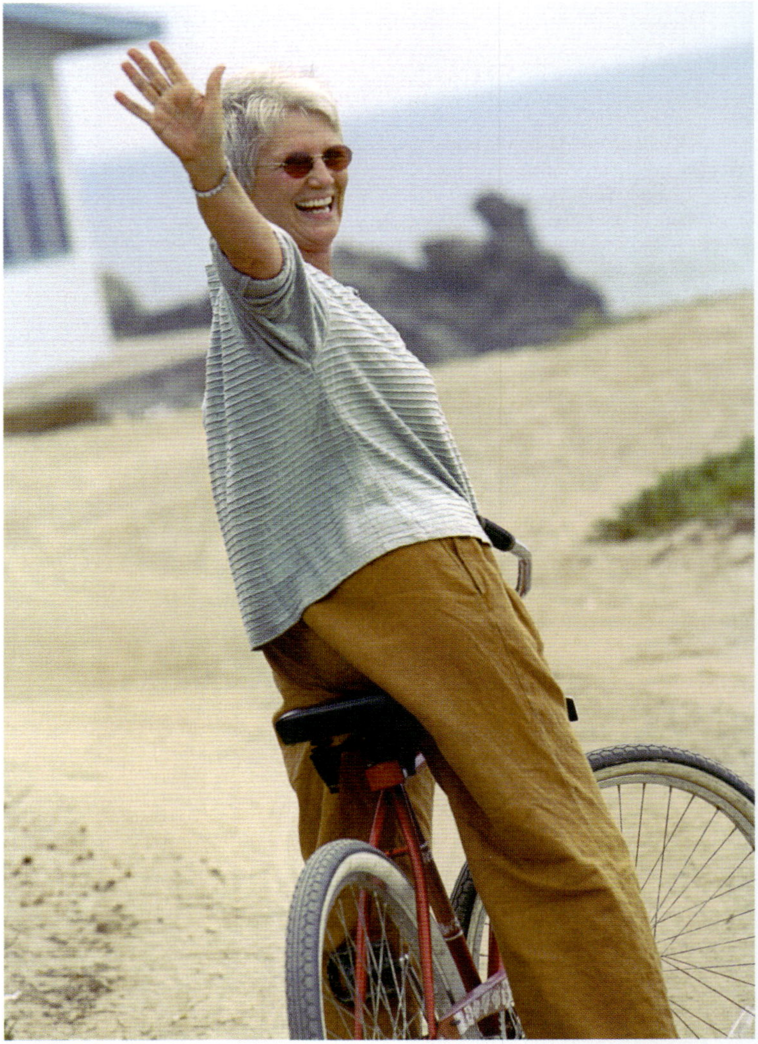

DEN ARZT FRAGEN

Durch ausreichend Bewegung kann man erheblich zur Gesundheit des Herzens beitragen. Wie lässt sich jedoch herausfinden, ob der Umfang des Trainings ausreicht, um das Herz zu stärken?

Um von den positiven Auswirkungen körperlicher Aktivität zu profitieren, muss man nicht gleich ein anstrengendes Trainingsprogramm absolvieren. Vielmehr reicht es, den Körper fast jeden Tag, am besten jedoch täglich, insgesamt 30 Minuten lang zumindest mäßig zu belasten.

Dies ist der Richtwert für Erwachsene mit sitzender Lebensweise, die sich fast nicht bewegen. Wer ohnehin schon aktiver ist, sollte dies unbedingt beibehalten. Gehört man hingegen zu den Millionen Bewegungsmuffeln, reichen 30 Minuten Bewegung an den meisten Wochentagen aus, um das Herz zu schützen.

Zur Definition von mittlerer Belastungsintensität wird häufig das schnellere Gehen in einem Tempo von 5–6 km/h als Beispiel angeführt. Zur Tempobestimmung arbeitet man am besten eine Kilometerstrecke in der Umgebung aus. Man geht 1 km im üblichen Tempo und hält die Start- und Zielzeit fest. Ein schneller Spaziergang sollte 10–15 Minuten dauern. Braucht man länger, wird das Tempo allmählich erhöht. Nach mäßiger Anstrengung sollte man zwar außer Atem sein, jedoch nicht nach Luft schnappen müssen.

Vor 10 Jahren gingen Sportwissenschaftler davon aus, dass man 45–60 Minuten am Stück trainieren müsse, um das Herz zu stärken. Heute weiß man, dass mehrere kürzere Trainingseinheiten denselben Effekt haben. Drei 10-minütige Spaziergänge zahlen sich also ebenso aus wie ein 30-minütiger. Was die Mindestdauer einer Trainingseinheit betrifft, also ob 30 einminütige Spaziergänge dasselbe bewirken wie ein 30-minütiger Spaziergang, weiß man noch nicht. Zweifellos gibt es eine Mindestdauer, vermutlich etwa 5 oder 6 Minuten, aber das ist reine Spekulation. Trotzdem: Auch wenn man nur 5 Minuten Zeit hat, sollte man sie besser in Bewegung als still sitzend verbringen. Manchmal wird empfohlen, mit einem zweiminütigen Spaziergang anzufangen, um die Trägheit zu überwinden, die oft für das Herumsitzen verantwortlich ist.

Hier ist von fast täglicher Bewegung die Rede. Man sollte tatsächlich 7 Tage pro Woche anstreben, da man meist hier und da mal einen Tag auslässt. Täglich insgesamt 30 Minuten Bewegung an mindestens 5 Tagen pro Woche sind in Ordnung.

Bei größerer Anstrengung profitiert der Körper auch in höherem Maß von der Bewegung. Studien zeigen aber, dass man das Risiko eines vorzeitigen Todes bereits um die Hälfte reduzieren kann, wenn man vom Nichtstun zu fast täglich insgesamt 30 Minuten Bewegung übergeht. Macht man mehr – eine Stunde lang etwas Anstrengenderes –, kann das Risiko noch einmal um 10–15 % sinken. Am meisten scheinen jene zu profitieren, die von der sitzenden Gruppe zu den mäßig Aktiven wechseln.

EINFACHE DEHNÜBUNGEN

Dehnübungen vor dem Sport beugen Verletzungen vor und halten beweglich. Hier vier einfache Übungen für den Anfang. In der Position, in der die Muskulatur zu ziehen beginnt, Spannung je 10–20 Sekunden halten. Auf jeder Seite viermal wiederholen.

■ Dehnung der Wadenmuskulatur

In einigem Abstand vor eine Wand stellen, mit dem linken Fuß einen Schritt nach vorn gehen, mit den Händen an der Wand abstützen. Das rechte Bein ist gestreckt, beide Fersen bleiben am Boden. Diese Übung dehnt die Achillessehne sowie die Wadenmuskeln.

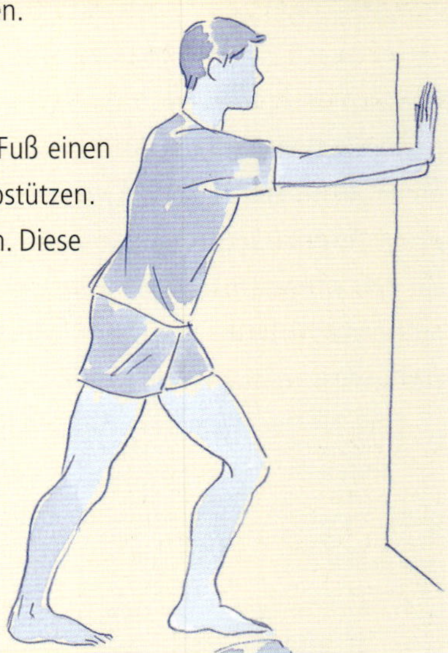

■ Dehnung der hinteren Oberschenkelmuskulatur

Auf einen Teppich setzen, das linke Bein strecken, das rechte anwinkeln. Mit der rechten Hand auf dem linken Oberschenkel abstützen. Ganz langsam nach vorn beugen, Rücken und Schultern bleiben gerade. Versuchen Sie, mit der linken Hand die Zehen zu erreichen. Dies dehnt die Muskeln der Oberschenkelrückseite.

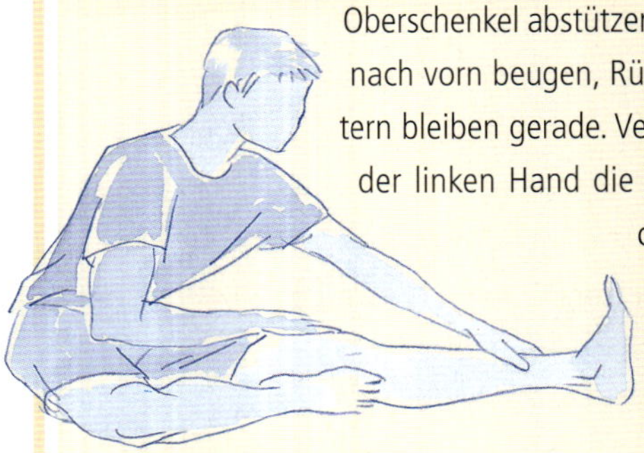

■ Dehnung des Quadrizeps

Mit der rechten Hand an einer Wand abstützen. Den linken Fuß mit der linken Hand fassen und langsam zum Gesäß ziehen, Becken vorschieben. Das rechte Bein ist leicht gebeugt. Das linke Knie sollte immer in einer Linie mit dem rechten bleiben. Diese Übung dehnt den vorderen Oberschenkelmuskel.

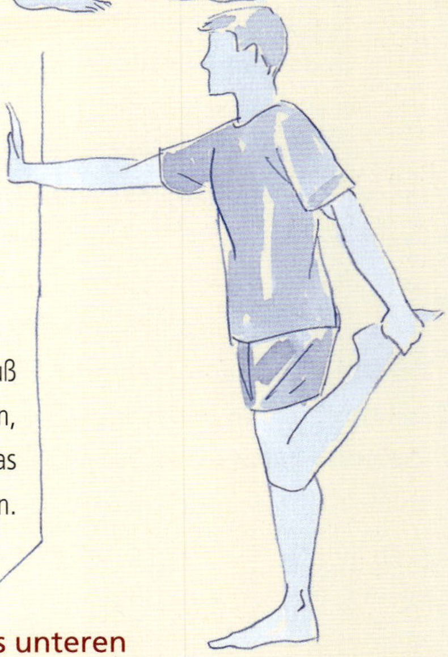

■ Dehnung des unteren Rückenbereichs

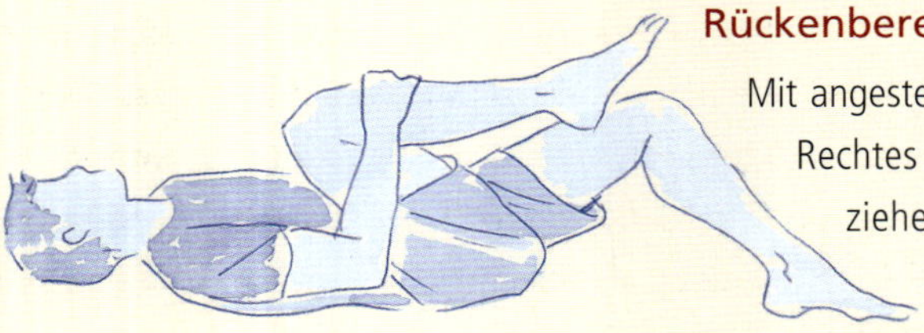

Mit angestellten Beinen auf den Rücken legen. Rechtes Knie mit beiden Händen zur Brust ziehen, den unteren Rückenbereich auf den Boden pressen. Dies dehnt den unteren Rücken und das Gesäß.

Wenn Sie die Antwort schon kennen, umso besser. Wenn nicht, sollten Sie sich überlegen, für welche Aktivitäten Sie voraussichtlich genügend Zeit und Motivation haben. Manchen ist das regelmäßige Training im Fitnessstudio am liebsten, andere bevorzugen Aktivitäten wie Radfahren, Tanzen, Wandern oder Vereinssportarten. Als dritte Möglichkeit bietet sich an, die Bewegung in den Alltag zu integrieren, z. B. indem man zu Fuß geht anstatt zu fahren, die Treppen statt des Fahrstuhls nimmt oder im Garten arbeitet. Sehr aktive Menschen kombinieren meist mehrere Möglichkeiten.

Die Integration sportlicher Aktivitäten in den Alltag bietet sich an, wenn

- Sie Probleme haben, mindestens 3 oder 4 Stunden pro Woche für Sport zu erübrigen;
- Sie mit Ihrem Aussehen unzufrieden sind oder es Ihnen unangenehm ist, nicht in Form zu sein;
- Haus- und Gartenarbeit viel Bewegung von Ihnen fordern;
- Sie noch nie der Typ fürs Fitnessstudio waren;
- Sie gern spazieren gehen.

Die Mitgliedschaft in einem Fitnessstudio oder Sportverein ist die beste Wahl, wenn

- Sie sich allein schlecht aufraffen können;
- Sie gern mit anderen Menschen zusammen sind;
- Sie gern Kurse in Aerobic, Yoga oder anderen Aktivitäten ausprobieren möchten;
- Sie von der Hilfe eines Trainers oder Fitnessexperten profitieren würden.

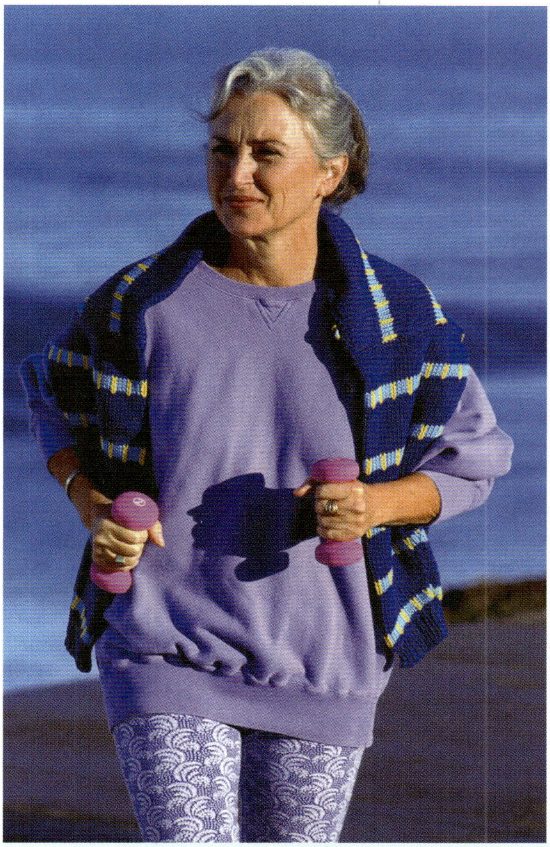

Neues aus der Forschung

Einer Studie von 1993 zufolge litten Frauen, die fast täglich einen schnellen 30-minütigen Spaziergang machten, nur halb so viele Tage unter Erkältungs- bzw. Grippesymptomen wie jene, die nicht spazieren gingen. Nach Meinung der Experten kann Bewegung über die Steigerung der Durchblutung die Anzahl der Immunzellen im Blutkreislauf erhöhen und somit die Fähigkeit des Körpers verbessern, eindringende Viren zu erkennen und zu zerstören.

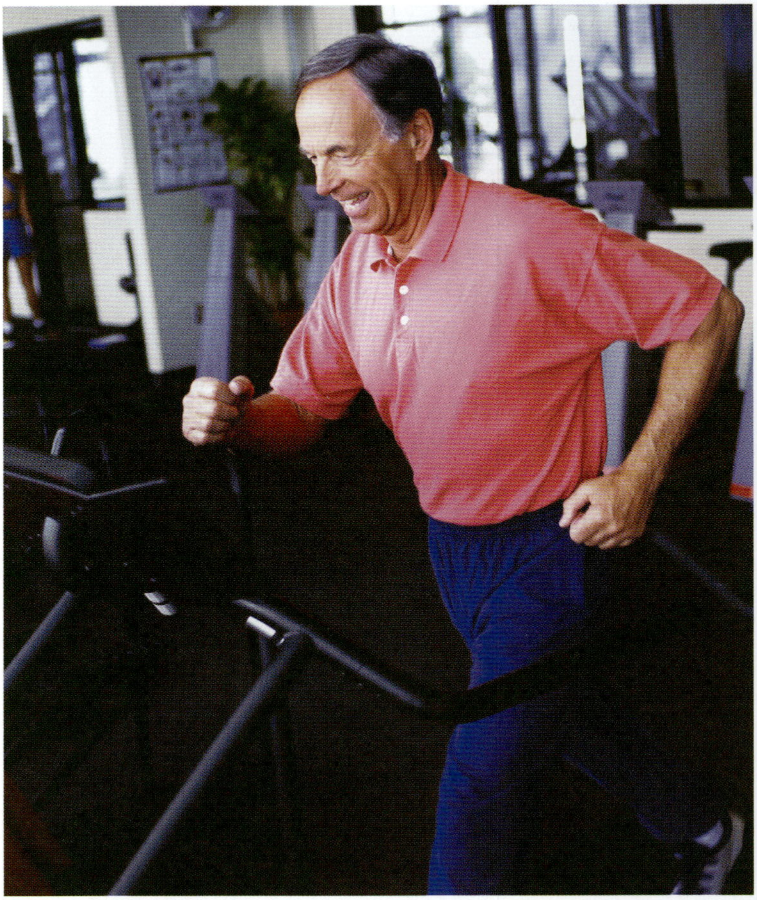

Mitgliedschaft im Fitnessstudio

Es hat einige Vorteile, sich im Fitnessstudio in Form zu halten. In den meisten Fitnessstudios gibt es Trainer, die Neulingen die Geräte erklären und einen individuellen Trainingsplan für sie erstellen. Viele Studios bieten Kurse in Aerobic, Wassergymnastik, Yoga, Kickboxen und anderen Aktivitäten sowie Spezialprogramme für ältere Menschen an. Allein die Mitgliedschaft kann schon ein großer Schritt auf dem Weg zu sportlichem Engagement sein.

Bevor man den Vertrag unterschreibt, sollte man jedoch sicher sein, dass ein Fitnessstudio das Richtige ist. Nur allzu oft verfällt eine Mitgliedschaft, die voller guter Vorsätze geschlossen wurde, weil man nicht ins Studio geht. Stellen Sie sich folgende Fragen, bevor Sie Geld auf den Tisch legen:

- Liegt das Fitnessstudio günstig?
- Ist es in gutem Zustand und sauber?
- Ist die Atmosphäre angenehm?

- Bietet es alles, was man sich wünscht (Kraftmaschinen, verschiedene Ausdauergeräte, Kurse, Dampfbad, Sauna)?
- Ist das Personal freundlich und hilfsbereit?
- Sind Vertrag und Preis in Ordnung?

Nach der Wahl des Studios sollte man ein Probetraining vereinbaren, bei dem man die gesamte Ausstattung kennen lernt. Dies erleichtert die Entscheidung, was man gerne machen möchte. Vielleicht gefällt Ihnen das Training auf dem Ellipsentrainer besonders gut ... doch das wissen Sie erst, wenn Sie ihn ausprobiert haben.

Alltagssport als Alternative

Können Sie sich mit dem Gedanken an ein Fitnessstudio so gar nicht anfreunden? Macht nichts. Auch der Alltag kann genügend Bewegung verschaffen, wenn man seine Aktivitäten etwas aufpeppt.

Bewegung im Alltag kann alle Vorteile eines ausgefeilten Trainingsplans bieten. Die Behauptung, dass schon 30 Minuten Bewegung mittlerer Belastungsintensität einen fast ebenso positiven Effekt haben wie Sport mit höherer Belastungsintensität, überzeugte zunächst nicht alle. Daher befasste sich das amerikanische Cooper Aerobics Research Institute in einem Test mit diesem Thema. Teilnehmer waren 235 Männer und Frauen mit sitzender Lebensweise.

BEWEGUNGSTAGEBUCH

Der Vorteil des Alltagssports: Er ist immer und überall möglich. Die Herausforderung besteht darin, dass alle kurzen Aktivitäten insgesamt mindestens 30 Minuten pro Tag ergeben sollten. Zur Kontrolle eignet sich ein Bewegungstagebuch in Form eines kleinen Notizbuchs. Jedes Mal, wenn man schnell geht oder Treppen steigt, notiert man Art und Dauer der Bewegung. Kurz vor dem Abendessen rechnet man die Tagesaktivitäten zusammen. Ergeben sich dabei weniger als 30 Minuten, kann man nach dem Essen noch einen flotten Spaziergang machen. So könnte ein Eintrag aussehen:

ZEIT	BEWEGUNG	DAUER
7.00 – 7.15 Uhr	Spaziergang vor dem Frühstück	15 Minuten
8.00 – 8.05 Uhr	Treppensteigen bei der Arbeit	5 Minuten
12.30 – 12.45 Uhr	Spaziergang in der Mittagspause	15 Minuten
17.30 – 17.45 Uhr	Laub rechen im Garten	15 Minuten
GESAMT		50 Minuten

Aktivitäten mittlerer Intensität

- Schwimmen
- Radfahren in der Natur
- Radfahren auf dem Hometrainer
- Rasenmähen (mit dem Handrasenmäher)
- Rechen
- Tanzen
- Walking bzw. zügiges Gehen
- Aufwischen oder Schrubben
- Golf (ohne Golfwagen)
- Volleyball
- Rudern

Aktivitäten höherer Intensität

- Aerobic
- Treppensteigen oder Bergaufgehen
- Schneeschaufeln
- Tennis
- Joggen
- Bergwandern
- Skifahren (alpin)
- Skilanglauf
- Bahnen schwimmen

Die Hälfte absolvierte ein Standard-Trainingsprogramm im Fitnessstudio (mit Laufband, Stepper usw.). Die andere Hälfte entwickelte einmal pro Woche in Kleingruppen Möglichkeiten, Bewegung in das Alltagsleben zu integrieren, und setzte diese um.

Nach 2 Jahren waren die Blutdruckwerte in beiden Gruppen um über 3 mm Hg gesunken. Die Teilnehmer hatten dieselbe Menge Körperfett (fast 2,5 %) verloren und alle wiesen exakt denselben Kalorienverbrauch auf.

Die Ergebnisse überzeugten die meisten Experten davon, dass sich tatsächlich ein herzgesundes Trainingsprogramm für den Alltag erarbeiten lässt, indem man einfach nach Möglichkeiten sucht, sich im und außerhalb des Hauses genügend zu bewegen. Folgende drei Regeln sollten dabei befolgt werden:

BEWEGUNG IM ALLTAG

Es gibt zahlreiche Möglichkeiten, im Alltag für mehr Bewegung zu sorgen. Hier ein paar Vorschläge:

- Besorgungen in der Umgebung zu Fuß statt mit dem Auto erledigen
- Den Motormäher gegen einen Handrasenmäher eintauschen, wenn der Rasen nicht zu groß ist
- Laub rechen statt einen Laubsauger benutzen
- Bei der Fahrt mit öffentlichen Verkehrsmitteln eine Haltestelle früher aussteigen und den Rest zu Fuß gehen
- Das Auto am hintersten Ende des Parkplatzes abstellen und zu Fuß gehen
- Treppen statt des Aufzugs oder der Rolltreppe nehmen
- Vor dem Einkauf das Einkaufszentrum zu Fuß umrunden
- In den Arbeitspausen Treppen steigen oder spazieren gehen
- Ehrenamtliche Tätigkeiten ausüben, bei denen man sich bewegt (z. B. Essen auf Rädern zustellen)
- Mit dem Hund spazieren gehen (haben Sie keinen, freut sich der Nachbarhund sicher über einen Extraspaziergang)
- Wann immer möglich, Fahrrad statt Auto fahren (Helm nicht vergessen!)
- Einem Wander- oder Fahrradverein beitreten
- Einen Tanzkurs machen

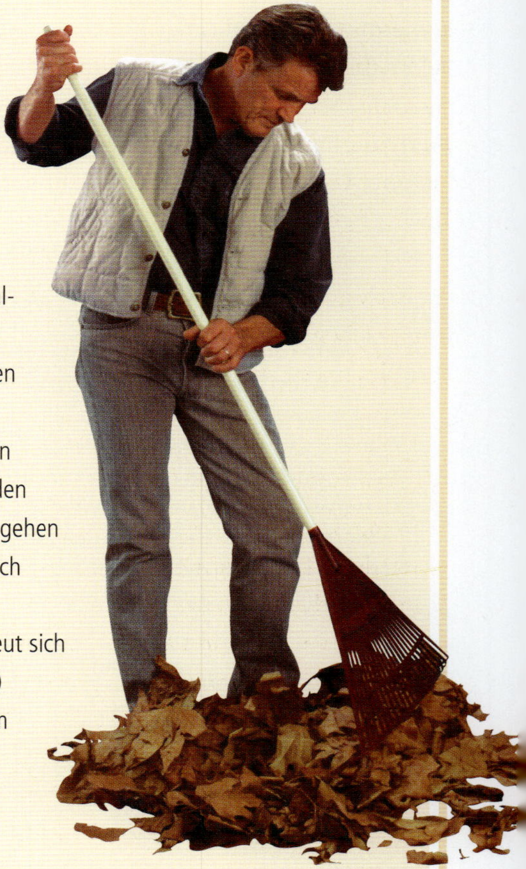

1. Die Aktivitäten müssen zumindest eine mittlere Belastungsintensität haben, d. h. so anstrengend sein, dass man etwas außer Atem kommt. (Zusätzliche, anstrengendere Aktivitäten sind natürlich erlaubt.)

2. Man sollte sich fast an jedem Tag der Woche insgesamt mindestens 30 Minuten bewegen.

3. Der Umfang der sportlichen Betätigung muss kontrolliert werden.

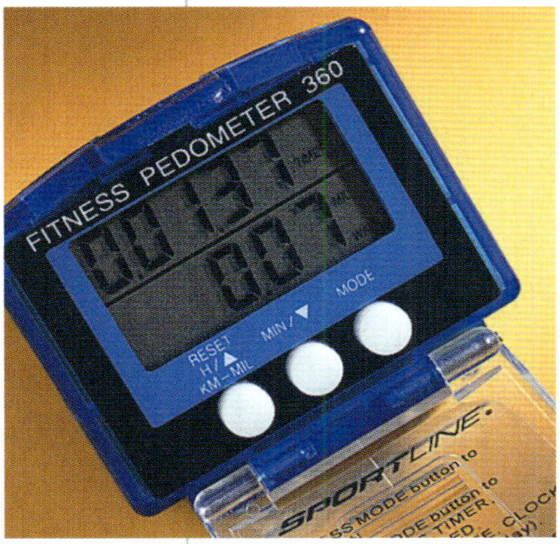

Schritte zählen

Wer sich für flottes Gehen, Walking oder Laufen entschieden hat, kann einen Schrittzähler (Pedometer) benutzen. Dieses praktische kleine Gerät wird am Gürtel oder Hosenbund befestigt und zeichnet jeden Schritt auf. Dies funktioniert über ein kleines Pendel, das bei jedem Schritt schwingt. In der Studie des Cooper Aerobics Research Institute zum Alltagssport erwiesen sich Schrittzähler als äußerst beliebt. Die Teilnehmer legten sie morgens an und konnten dann genau sehen, wie viele Schritte sie den Tag über zurücklegten. Viele fühlten sich durch das Gerät stärker motiviert. Wenn der Schrittzähler z. B. bis zum Abendessen nicht genügend Schritte anzeigte, machten die Teilnehmer oft danach noch einen Spaziergang.

Schrittzähler kosten zwischen 15 und 35 Euro. Sie sind in den meisten guten Sportgeschäften erhältlich. 10 000 Schritte pro Tag entsprechen 30 Minuten körperlicher Aktivität bei mittlerer Belastungsintensität. Wer abnehmen will, erhöht auf 14–15 000 Schritte.

Walking hält fit

Walking bzw. schnelles Gehen hat sich zu einer beliebten Sportart entwickelt. Kein Wunder: Es ist fast überall möglich, man muss keine Mitgliedsbeiträge zahlen, und die einzige Ausrüstung, die man braucht, sind ein Paar gute Laufschuhe.

Schon mit einem kurzen Spaziergang in der Umgebung kann man seinem Herzen etwas Gutes tun. Eine Studie mit 72 488 Krankenschwestern zwischen 40 und 65 Jahren ergab, dass das Risiko einer koronaren Herzkrankheit bei den Frauen, die am häufigsten (3 oder mehr Stunden pro Woche) zu Fuß gingen, im Verhältnis zu jenen, die kaum zu Fuß gingen, um 35 % sank. Andere Studien belegen dieses Ergebnis auch für Männer.

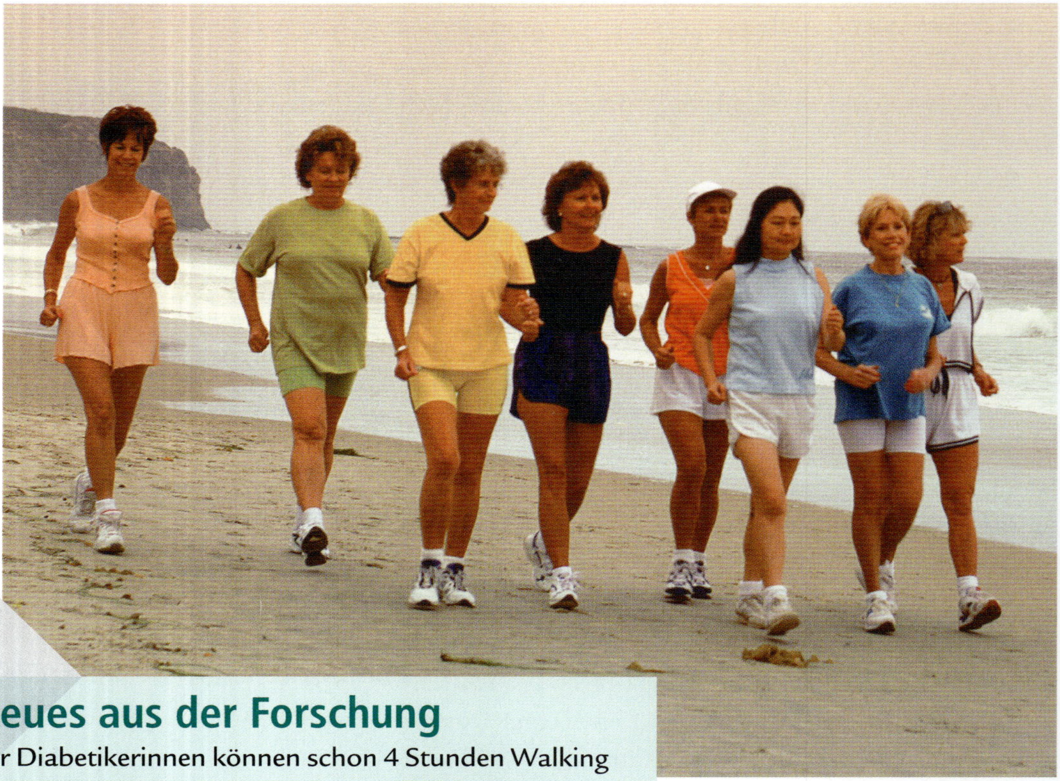

Neues aus der Forschung

Für Diabetikerinnen können schon 4 Stunden Walking oder flottes Gehen pro Woche erheblichen Schutz vor Herzerkrankungen bedeuten. In einer Harvard-Studie fand man heraus, dass Frauen, die 4–7 Stunden Bewegung pro Woche hatten, nur halb so anfällig für Herzprobleme waren wie Frauen, die sich kaum bewegten. Walking erwies sich dabei als ebenso nützlich wie andere, anstrengendere Sportarten.

Für den Anfang

Wer es nicht gewohnt ist, viel zu Fuß zu gehen, sollte langsam anfangen. Gehdauer und Intensität können dann allmählich erhöht werden. Nachfolgend finden Sie einen Monatsplan für den Anfang. Aus Sicherheitsgründen sollte immer jemand wissen, wohin man geht und wie lange man voraussichtlich wegbleiben will.

1. Woche: Das Ziel sollte sein, an mindestens 5 Tagen dieser Woche mindestens 15 Minuten in einem bequemen Tempo zu gehen. Die Entfernung spielt keine Rolle.

2. Woche: Die Dauer wird auf mindestens 20 Minuten pro Tag erhöht. Auch die Anstrengung kann nun gesteigert werden. Sie sollten beim Gehen leicht außer Atem kommen, jedoch nicht nach Luft schnappen müssen.

3. Woche: An 5 Tagen dieser Woche sollten je 30 Minuten Walking pro Tag angestrebt werden. Am besten geht man regelmäßig gleich am Morgen und kurz vor oder nach dem Abendessen.

4. Woche: Das Gehpensum sollte in dieser Woche 30 Minuten an mindestens 4 Tagen betragen. Versuchen Sie, zügig zu gehen. An einem weiteren Tag wird ein Pensum von 45 Minuten absolviert. Langeweile lässt sich vermeiden, indem man sich zum Walken eine schöne Umgebung, z. B. einen Park, aussucht.

Wer ein Gehpensum von 30 Minuten pro Tag erreicht hat, kann die Gehroutine flexibel gestalten. Hat man einmal mehr Zeit, kann man den Umfang des Walkings ausdehnen. An arbeitsreichen Tagen teilt man das Pensum dafür in 5- oder 10-minütige Phasen ein und macht zwei oder drei davon.

Walking – aber richtig

Ein paar einfache Tipps helfen dabei, vom Walking maximal zu profitieren und Verletzungen vorzubeugen.

Vor und nach dem Walking dehnen Dehnübungen vor und nach dem Gehen erhalten die Beweglichkeit und Geschmeidigkeit der Muskeln. Auf S. 106 finden Sie vier einfache Stretchingübungen. Eine weitere gute Dehnübung für Walkingfans ist das Zehenkreisen: Auf ein Bein stellen, das andere Bein heben und die Zehen im und auch gegen den Uhrzeigersinn kreisen lassen. Anschließend wird die Übung mit dem anderen Fuß wiederholt.

Langsam anfangen Steigern Sie in den ersten ein oder zwei Minuten das Gehtempo allmählich. Dies bereitet das Herz und die Muskeln auf die schnellere Gangart vor.

DIE RICHTIGEN SCHUHE

Angesichts des riesigen Angebots kann der Kauf der richtigen Schuhe selbst zum Sport werden. Das muss aber nicht sein. Wichtigster Faktor: Der Schuh muss bequem sein. Dann bietet er meist auch genügend Dämpfung und Stütze. Beachten Sie beim Kauf folgendes:

■ **Beide Schuhe anprobieren** Die Füße sind oft unterschiedlich groß. Ausschlaggebend ist der größere Fuß.

■ **Socken tragen,** die man auch zum Gehen anzieht. Dann passen die Schuhe sicher.

■ **Spielraum lassen** Die Füße schwellen im Lauf des Tages etwas an. Daher sol te zwischen längster Zehe und Schuhspitze e n daumenbreiter Abstand sein. Der Schuh muss perfekt passen. Wenn die Ferse rutscht oder der Fuß von einer Seite zur anderen rollen kann, sitzt er zu locker und kann zu Blasen oder gar Verletzungen führen.

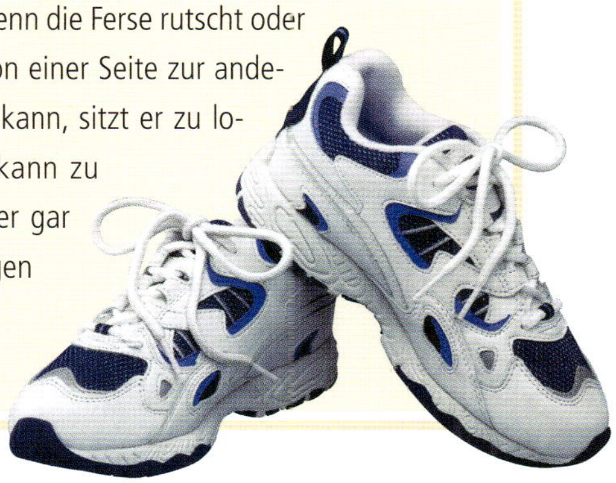

Aufrecht gehen Die Schultern werden gerade und entspannt gehalten, der Bauch ist angespannt, um die untere Rückenpartie zu schonen. Das Kinn zeigt nach vorn, das entlastet den Nacken. Die Augen sind nicht auf den Boden, sondern nach vorn gerichtet.

Den eigenen Rhythmus finden Man sollte gleichmäßige Schritte machen und die Arme frei an den Seiten schwingen lassen. Der beste Rhythmus und Schritt ist der, bei dem man sich am wohlsten fühlt. Machen Sie keine zu großen Schritte, damit der Kopf beim Walken nicht auf- und abwippt.

Auf weichem Untergrund gehen Walking auf Beton und Asphalt belastet die Knie und Hüften. Gehen Sie besser auf unbefestigten Straßen, Feldwegen oder Aschenbahnen.

AUS DER PRAXIS

Walking aus Leidenschaft

Fragt man Eva Meier nach ihren Gründen für das Walking, sagt sie als Erstes: „Weil ich es mag. Es macht mir einfach Spaß." Aber es gibt noch weitere Gründe. Ihr Vater starb im Alter von 51 Jahren an einem Herzinfarkt. „Ich erkannte, dass ich aufpassen musste", sagt sie. Außerdem hatte sie während der Erziehung ihrer beiden Töchter zugenommen. In dieser Zeit waren unregelmäßige Mahlzeiten an der Tagesordnung, und sie hatte so viel zu tun, dass kaum Zeit für Sport blieb.

Sobald die Töchter erwachsen und aus dem Haus waren, begann sie mit dem Walking. Gleich morgens oder nach der Arbeit läuft sie durch ihr Wohnviertel in Erding bei München und legt dabei meist 5–8 km zurück. „Das Tolle am Walking ist, dass man es immer und überall machen kann, bei jedem Wetter."

Auch gefällt es ihr, dass sie dadurch mit den Nachbarn in Kontakt bleibt. „Ich bin vor rund 2 Jahren hierher gezogen und kannte niemanden. Durch das Walking habe ich die Nachbarn kennen gelernt. Das ist sehr wichtig für mich."

Heute wird Eva Meier häufig von einer Freundin begleitet. „Ich rufe sie an, oder sie ruft mich an, und dann treffen wir uns 15 Minuten später an der Schule. Wir unterhalten uns pausenlos. Ich gehe in Begleitung länger und schneller als allein."

6 Monate nach Beginn ihres Walkingprogramms hat Eva Meier fast 15 kg abgenommen. Sie fühlt sich so gut wie nie zuvor. Und wenn man den Töchtern glaubt, sah sie auch noch nie so gut aus wie jetzt. „Vor einem Monat schauten sie sich alte Fotos an und sagten: ‚Meine Güte, Mama, du siehst jetzt total cool aus. Früher warst du so spießig.' Ich war damals wirklich unförmig und sah spießig aus. Wenn man sich bewegt, fühlt man sich einfach besser. Man ist selbstbewusster. Und ein weiterer Pluspunkt für das Walking", sagt Eva Meier lächelnd: „Ich bin cool geworden."

Auf den Körper hören Wenn die Gelenke schmerzen oder die Muskeln müde werden, sollte man etwas langsamer gehen. Hält der Schmerz an, ist ein Arztbesuch ratsam.

Langsam steigern Mit der Fitness sollten Tempo und Dauer der Walkingeinheiten steigen. Um Überbelastung zu vermeiden, erhöhen Sie das Pensum pro Woche und Einheit nicht zu abrupt.

Sportgeräte für zu Hause

Wer genug Platz und Geld hat, kann sich einen eigenen Fitnessraum einrichten. Dies kann sich auszahlen: In einer amerikanischen Studie wurden 148 übergewichtige Frauen in drei Gruppen eingeteilt. Die Frauen der ersten Gruppe gingen an 5 Tagen pro Woche 40 Minuten am Stück. Die zweite Gruppe ging viermal je 10 Minuten, also insgesamt 40 Minuten. Die dritte Gruppe absolvierte ebenfalls 10-minütige Abschnitte, jedoch mit einem entscheidenden Unterschied: Den Frauen wurden Laufbänder für zu Hause zur Verfügung gestellt. 18 Monate später hatten die Frauen mit den Laufbändern über 7 kg abgenommen, die der beiden anderen Gruppen 4–6 kg. Diese Ergebnisse ließen darauf schließen, dass sich die Laufbandgruppe mehr bewegt hatte.

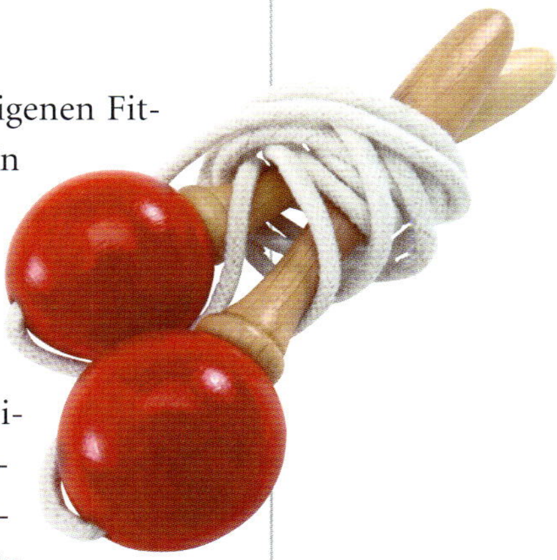

Um zu Hause Sport zu treiben, braucht man keine teuren Geräte. Es genügt ein einfacher Fitnessraum mit einer Gymnastikmatte (z. B. für Stretchingübungen), ein paar kleinen Hanteln für Kraftübungen und einem Springseil oder einem Trainingsvideo mit Aerobicübungen. Macht das Training zu Hause wirklich Spaß, kann man immer noch einen Stepper oder ein Laufband kaufen.

Neues aus der Forschung

Eine dauerhafte Veränderung erfordert Mühe und Engagement. Während des Veränderungsprozesses ist es wichtig, sich für gute Leistungen zu belohnen. Man sollte sich etwas gönnen, wenn man das gesetzte Wochenziel erreicht hat. Wie wäre es beispielsweise mit einem Abendessen in Ihrem Lieblingsrestaurant oder neuer Sportkleidung? Einer amerikanischen Studie zufolge ist die Wahrscheinlichkeit, aktiv zu bleiben, doppelt so hoch, wenn Belohnung als Motivationsmittel eingesetzt wird.

Bevor man Geräte kauft, sollte man sicher sein, diese auch zu benutzen. Folgende Kriterien sollten erfüllt sein:

1. Angenehmer Trainingsraum vorhanden Wenn Trainieren bedeutet, Sportgeräte in einem feuchten Keller oder einer staubigen

MUSKELTRAINING ZU HAUSE

Für diese Übungen braucht man nur etwas Platz und einen Teppich bzw. eine Gymnastikmatte. Sie sind also nicht nur zu Hause, sondern auch auf Reisen möglich. Wer zum ersten Mal seit längerer Zeit trainiert, sollte langsam anfangen, v. a. wenn Rückenprobleme bestehen. Machen Sie nur so viele Wiederholungen, wie dies ohne Erschöpfung möglich ist. Dreimal pro Woche 20 Minuten reichen aus, um alle Muskeln zu trainieren.

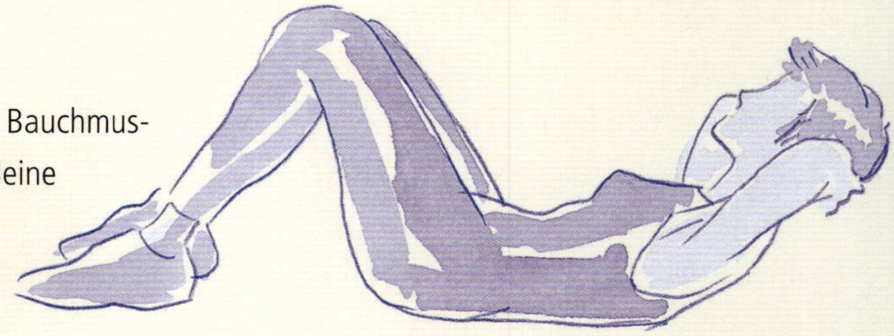

■ Sit-ups

Diese Übung dient der Straffung der Bauchmuskulatur. Auf den Rücken legen. Die Beine sind angestellt, die Füße stehen flach auf dem Boden. Der untere Rückenbereich bleibt fest am Boden. Hände hinter den Kopf legen, sodass sich die Finger berühren. Ellbogen zeigen nach außen. Nun den Oberkörper mithilfe der Bauchmuskeln etwa ein Viertel der Entfernung zu den Knien heben. Nicht am Hals ziehen. Die Spannung halten und dabei „einundzwanzig" zählen. Dann den Oberkörper wieder langsam ablegen.

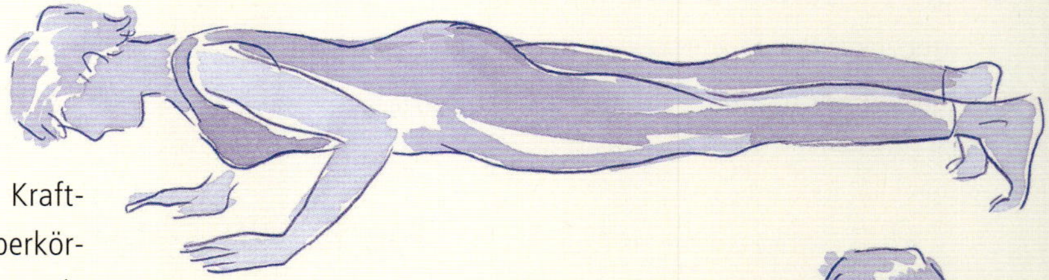

■ Liegestützen

Dieser Klassiker gehört zu den besten Kraftübungen für den Oberkörper. Mit dem Gesicht nach unten hinlegen. Hände unter den Schultern auf dem Boden abstützen, Finger zeigen nach vorn. Füße stehen im rechten Winkel zu den Unterschenkeln. Nun die Arme strecken und den Körper nach oben drücken. Dann nach unten gehen, bis die Nase fast den Boden berührt. Ellbogen bleiben am Körper. Diese Übung fällt etwas leichter, wenn man sich von den Knien und nicht von den Zehen aus abdrückt.

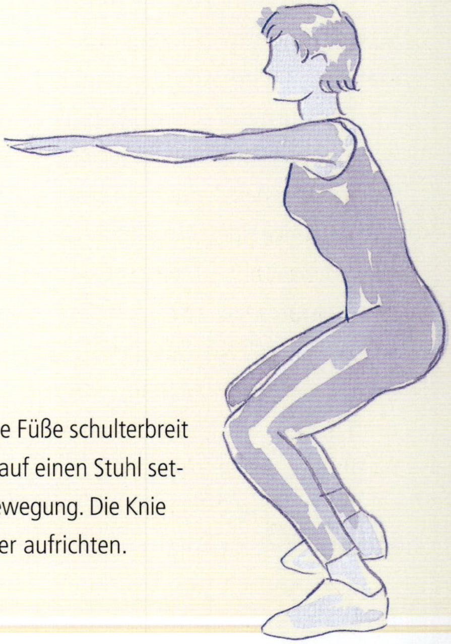

■ Kniebeugen

Kräftigt die vorderen Oberschenkelmuskeln. Gerade stehen, die Füße schulterbreit aufstellen. Langsam so weit in die Knie gehen, als ob Sie sich auf einen Stuhl setzen wollten. Der Rücken bleibt gerade, das Gesäß steuert die Bewegung. Die Knie dürfen nicht über die Zehen hinausragen. Anschließend wieder aufrichten.

■ Armkreisen

Trainiert die Arm-, Schulter- und Brustmuskeln. Die Arme in Schulterhöhe seitlich ausstrecken. Langsame, tellergroße Kreisbewegungen machen. Bei Ermüdung der Arme die Richtung der Kreisbewegung ändern.

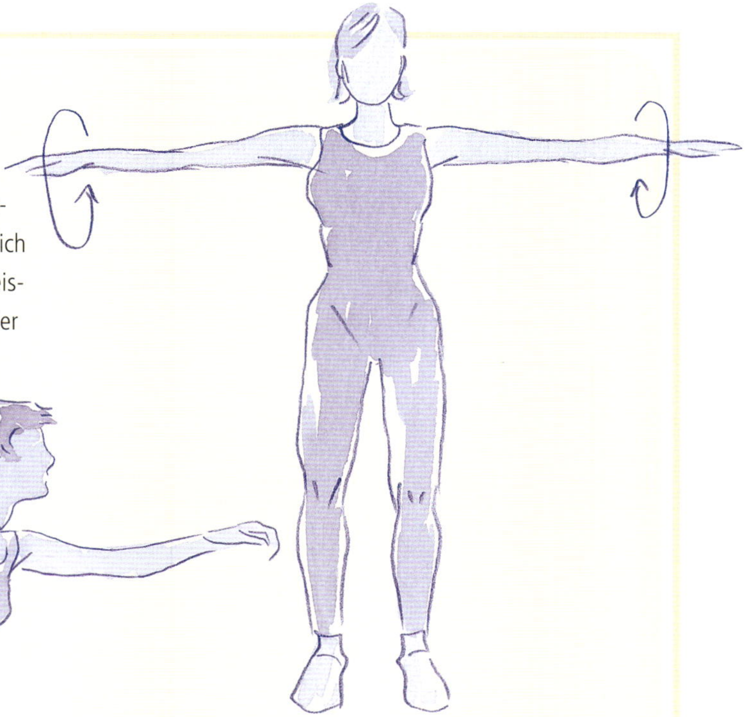

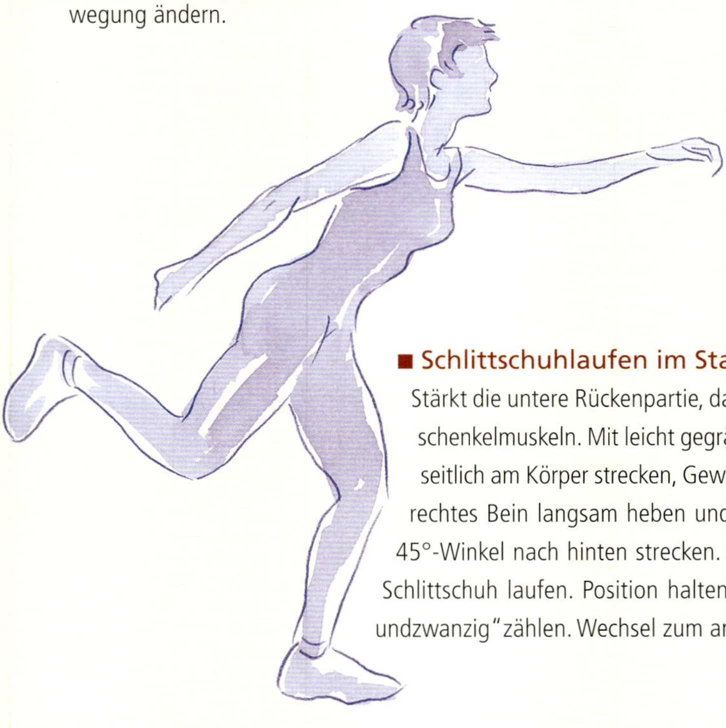

■ Schlittschuhlaufen im Stand

Stärkt die untere Rückenpartie, das Gesäß und die hinteren Oberschenkelmuskeln. Mit leicht gegrätschten Beinen hinstellen. Arme seitlich am Körper strecken, Gewicht auf das linke Bein verlagern, rechtes Bein langsam heben und mit leicht gebeugtem Knie im 45°-Winkel nach hinten strecken. Stellen Sie sich vor, Sie würden Schlittschuh laufen. Position halten, dabei „einundzwanzig, zweiundzwanzig" zählen. Wechsel zum anderen Bein.

■ Trockenschwimmen

Dies kräftigt die untere Rückenmuskulatur. Mit nach vorn ausgestreckten Armen auf den Bauch legen. Als Stütze der unteren Rückenpartie ein zusammengerolltes Handtuch unter den Bauch legen, ein weiteres liegt unter der Stirn. Gesäßmuskeln anspannen, rechten Arm und linkes Bein gleichzeitig anheben. Hüfte bleibt auf dem Boden. Kurz halten, dann langsam Arm und Bein ablegen, die Spannung aber nicht ganz lösen. Mit dem anderen Arm und Bein wiederholen. Versuchen Sie zwölf Wiederholungen.

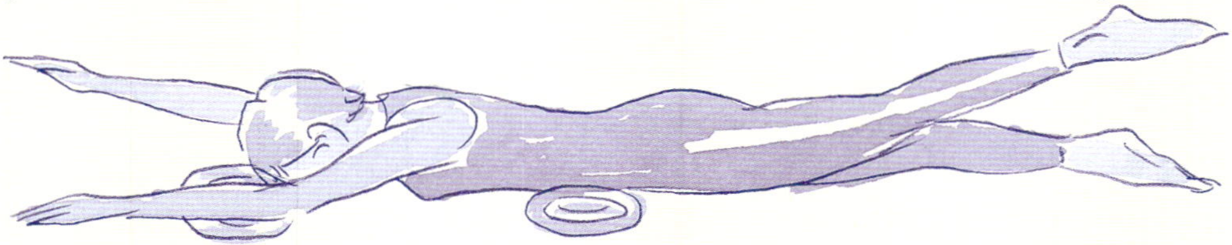

Garage zu benutzen, findet man wahrscheinlich sehr viele Gründe, um nicht zu trainieren.

2. Geräte vor dem Kauf mieten Dies ist eine gute Möglichkeit, verschiedene Geräte wie Laufbänder, Stepper oder Rudergeräte auszuprobieren und zu testen, wie oft man sie benutzt. Erkundigen Sie sich in Sportgeschäften oder über das Internet.

3. Modelle vergleichen Gehen Sie in mehrere Geschäfte und verschaffen Sie sich einen Überblick, welche Besonderheiten die verschiedenen Modelle haben. Sie sollten unbedingt verschiedene Geräte testen, um zu sehen, ob sie Ihren Bedürfnissen entsprechen.

4. Nach einem Wartungsvertrag erkundigen Einige Geräte, z. B. Laufbänder und Stepper, müssen häufig neu eingestellt und repariert werden. Ein Wartungsvertrag sorgt dafür, dass das Gerät schnell repariert und zurückgebracht wird.

Veränderung nach Plan

Ob man sich nun für eine Mitgliedschaft im Fitnessstudio, für einen Verein oder für mehr Bewegung im Alltag entschieden hat: Es ist wichtig, einen Plan auszuarbeiten. Schließlich müssen dem Vorsatz, aktiver zu werden, nun auch Taten folgen. Und Experten zufolge ändert man im Leben am besten etwas, wenn man einen Plan parat hat. Ein solcher Plan sollte Folgendes beinhalten:

- eine Liste der geplanten körperlichen Aktivitäten;
- einen genauen Zeitplan, wann und wie lange die Aktivitäten durchgeführt werden;
- das Anfangsdatum der Aktivitäten;
- die Art, wie über die Aktivitäten Buch geführt wird.

Steht der Plan, sollte man die Aktivitäten der nächsten 4 Wochen in einen Kalender eintragen. Schreiben Sie alle geplanten Aktivitäten auf: Training im Fitnessstudio, 15-minütige Spaziergänge in der Mittagspause, Joggen mit dem Hund. Dann informieren Sie mindestens ein Familienmitglied und einen Freund über Ihren Entschluss, aktiver zu werden. Man sollte sich angewöhnen, jeden Morgen und Abend in den Kalender zu schauen und alles aufzuschreiben, was man gemacht hat und wozu man nicht kam.

Machen Sie sich keine Sorgen, wenn Sie Ihren Plan für diesen Monat an ein oder zwei Tagen nicht einhalten. Das heißt nicht, dass der Entschluss hinfällig geworden ist. Es bedeutet einfach nur, dass man ein oder zwei Tage ausgelassen hat. Schauen Sie im Kalender

FAKTEN

Eine neuere finnische Studie ergab, dass die Wahrscheinlichkeit, an koronaren Herzkrankheiten zu sterben, bei durchtrainierten Personen zwei- bis fünfmal geringer ist als bei untrainierten.

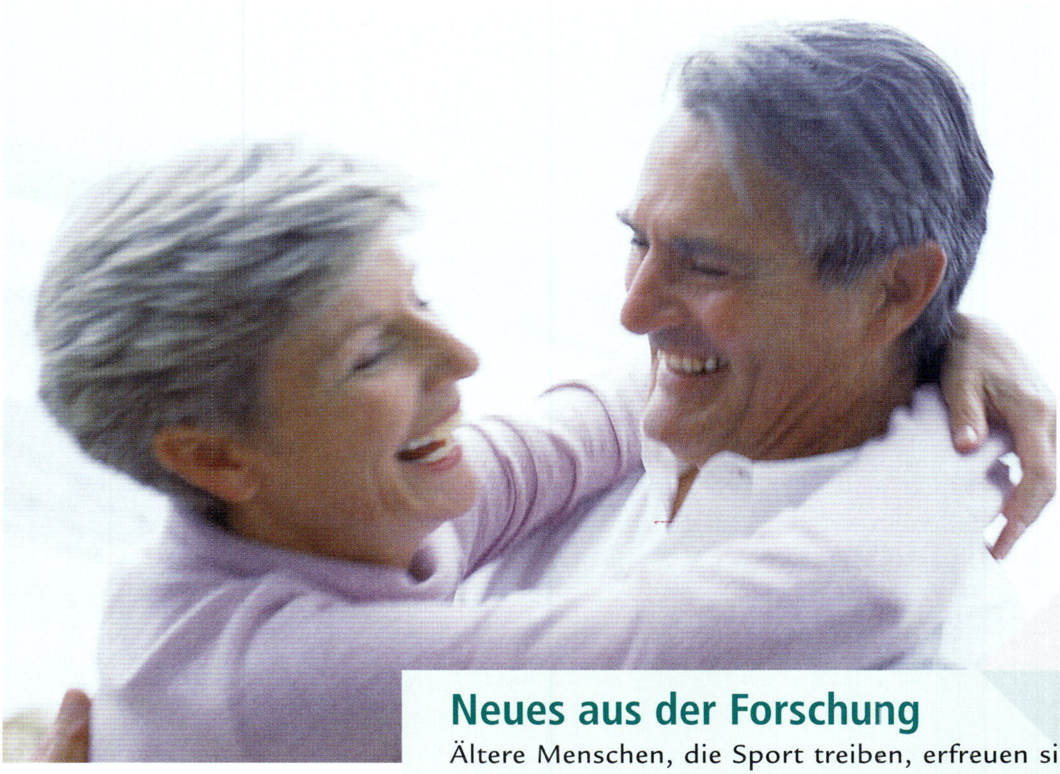

Neues aus der Forschung

Ältere Menschen, die Sport treiben, erfreuen sich einer Studie der amerikanischen Sportwissenschaftlerin Kelli F. Koltyn zufolge nicht nur besserer Gesundheit, sondern sind auch glücklicher. Koltyn untersuchte 60 Frauen über 60 Jahren, die entweder allein oder in betreuten Wohneinrichtungen lebten. Unabhängig davon, wo die Frauen lebten, schätzten jene, die körperlich am aktivsten waren, ihre Lebensqualität höher ein als die nicht aktiven Frauen.

nach, was für den folgenden Tag ansteht, und halten Sie sich wieder an den Zeitplan.

Positive Effekte

Nach Beginn eines herzgesunden Trainingsplans möchte man natürlich wissen, ob man Fortschritte macht. Tatsache ist, dass sich einige bereits einstellen, indem man einfach nur aufsteht und etwas tut statt herumzusitzen. Ein paar spürbare Vorteile:

Mehr Ausdauer Ausdauer kann man z. B. messen, indem man feststellt, wie lange jemand auf dem Laufband gehen oder laufen kann. Mit hoch entwickelten Geräten lässt sich außerdem feststellen, wie viel Sauerstoff während einer anstrengenden Übung verbraucht wird. Das einfachste Kriterium ist aber, ob man Aktivitäten wie Walken oder Joggen länger durchhält als bisher bzw. ob man die Intensität steigern kann – z. B. größere Steigungen mit dem Fahrrad bewältigen oder 1 km in 15 statt 20 Minuten gehen. Ist dies der Fall, hat sich die Ausdauer verbessert.

BRENN-PUNKT

Die Belastungsintensität messen

Als man noch annahm, dass nur anstrengende Aktivitäten wirklich gesund seien, wurde die Trainingsintensität durch Messung der Herzfrequenz bestimmt. Ziel war, so zu trainieren, dass die Herzfrequenz in den Bereich der Zielherzfrequenz (siehe unten links) kam. Es bestehen jedoch Zweifel, ob die Herzfrequenz ein gutes oder auch nur eindeutiges Kriterium ist, v. a. bei über 50-Jährigen. Krankheiten und bestimmte verschreibungspflichtige Medikamente können die Herzfrequenz beeinflussen. Betablocker verlangsamen z. B. den Herzschlag. Herzrhythmusstörungen, d. h. unregelmäßige Herzschläge, können die Herzfrequenz ebenfalls beeinträchtigen.

Die Zielherzfrequenz als Richtlinie ist aus einem weiteren Grund umstritten. Neueste Forschungen ergaben, dass die Herzfrequenz nicht erhöht werden muss, um gesundheitlich zu profitieren. Ein besserer Maßstab ist für viele Experten die Borg-Skala des subjektiven Belastungsempfindens (siehe unten rechts). Sie gibt an, wie anstrengend eine Aktivität für die jeweilige Person ist.

Welche Methode sich eignet, hängt letztlich von der Kondition und dem Trainingsziel ab. Wer bereits aktiv ist und seine Kondition verbessern will, kann mithilfe der Zielherzfrequenz am besten feststellen, wie stark Herz und Lunge beansprucht werden (vorausgesetzt, man ist nicht krank und nimmt keine Medikamente, die die Herzfrequenz beeinflussen). Fängt man gerade erst mit dem Training an und setzt sich als Ziel, so aktiv zu sein, dass das Herz geschützt ist, eignet sich die Borg-Skala.

ZIELHERZFREQUENZ

Die Herzfrequenz zeigt, wie hart man trainiert. Je intensiver das Training, desto schneller muss das Herz schlagen, um genügend sauerstoffhaltiges Blut zu den Muskeln zu transportieren. Die Zielherzfrequenz (die bei anstrengendem Training angestrebte Pulsfrequenz) hängt vom Alter ab (siehe Zahlen unten). Nimmt man Medikamente gegen Bluthochdruck, kann die Zielherzfrequenz niedriger liegen; fragen Sie Ihren Arzt.

Alter	Zielherzfrequenz
30	95–150
40	90–140
50	85–130
60	80–120
70	75–110
80	70–100

BORG-SKALA

Anhand dieser Skala lässt sich der Grad der Anstrengung feststellen – von überhaupt nicht bis sehr, sehr stark. Bei 13–15 Punkten, d. h. in der Kategorie „etwas stärker“ bis „stark“, sollte die ungefähre Zielherzfrequenz erreicht werden. Fällt die Punktzahl unter 10, sollte man sich etwas mehr anstrengen. Liegt die subjektive Belastung über 17, sollte man etwas langsamer machen.

6 – überhaupt keine Anstrengung
7 – sehr, sehr gering
8
9 – sehr gering
10
11 – gering
12
13 – etwas stärker
14
15 – stark
16
17 – sehr stark
18
19 – sehr, sehr stark
20 – maximale Anstrengung

Niedrigerer Blutdruck Viele Bluthochdruckpatienten stellen fest, dass der Blutdruck bei mehr Bewegung mit der Zeit sinkt. Dem Amerikanischen Gesundheitsinstitut zufolge senkt aerobes Training bei Bluthochdruckpatienten den oberen Ruheblutdruckwert um durchschnittlich 11 und den unteren um 9 mm Hg. Oft genügt dies, um den Blutdruck wieder in den Normalbereich zu bringen.

Bessere Cholesterinwerte Sport kann das arterienschädliche LDL etwas senken. Besser noch: Er erhöht das arterienfreundliche HDL. In einer Studie der Stanford-Universität stieg der HDL-Wert bei Personen, die 15 km pro Woche gingen oder joggten, um 13 % an.

GUTER TIPP

Die erhofften Fortschritte stellen sich nicht ein? Nicht aufgeben! Nicht jeder profitiert im selben Maß von Sport. Bei einigen sinkt der Blutdruck erheblich, bei anderen kaum. Einige nehmen sehr viel ab, andere kaum. Doch ob man nun messbare Ergebnisse erzielt oder nicht, das Herz wird auf jeden Fall gestärkt und das Herzinfarktrisiko gesenkt. In einer Studie wurde die Leistung von 21 925 Männern auf einem Laufband gemessen. Die Ergebnisse legten nahe, dass das Risiko, an Herzkrankheiten zu sterben, bei übergewichtigen, aber körperlich fitten Personen geringer ist als bei schlanken, aber untrainierten Männern.

Niedrigerer Ruhepuls Bei regelmäßiger Bewegung arbeiten Herz und Lunge effizienter. Wird das neue Bewegungspensum beibehalten, bedeutet dies in der Regel, dass das Herz mit der Zeit langsamer schlägt. Ein niedrigerer Ruhepuls ist ein Zeichen, dass Herz und Kreislauf gesund sind.

Gewichtsverlust Viele hoffen, durch Sport ein paar Kilo abzunehmen. Bei Übergewichtigen ist dies wahrscheinlich auch der Fall. Allerdings muss man Geduld haben. Abnehmen durch Sport ist ein langsamer Prozess. Der Grund: Beim Sport wird Fett- in Muskelgewebe umgewandelt. Das Muskelgewebe ist dichter und daher schwerer als Fett. Also zeigt die Waage vielleicht nicht sofort weniger an. Dafür verbessert sich der Körperaufbau und man sieht besser aus. Und da Muskeln mehr Kalorien verbrennen als Fett, beschleunigt mehr Muskelmasse auch den Stoffwechsel. Mit der Zeit hilft eine gute Kondition, ein gesundes Gewicht zu halten.

Mehr Selbstvertrauen Wer bisher eine überwiegend sitzende Lebensweise hatte, gewinnt durch ein aktiveres Leben oft mehr Selbstvertrauen. Man sieht besser aus, fühlt sich besser und hat das Gefühl, etwas geleistet zu haben, wenn die eigene Trägheit überwunden und neue sportliche Fertigkeiten erlernt wurden.

Hindernisse überwinden

Meist stoßen die sorgsam ausgearbeiteten Pläne für mehr Bewegung auf Hindernisse, z. B. Stress im Beruf oder eine Schlechtwetterperiode, die das tägliche Walking zunichte macht. Krankheit, Urlaub, ja sogar ein ganz banales seelisches Tief können den

Entschluss ins Wanken bringen. Es gibt jedoch kein Hindernis, das sich nicht überwinden ließe. Nachfolgend einige Beispiele:

Bei schlechtem Wetter Es gibt genügend Möglichkeiten, drinnen Sport zu treiben. Man kann z. B. in einer Sporthalle laufen oder ein Trainingsvideo ausleihen und zu Hause trainieren.

DURCHSCHNITTLICHER KALORIENVERBRAUCH

Die verbrauchte Kalorienmenge hängt nicht nur von der Aktivität ab, sondern auch vom Körpergewicht. Hier die Durchschnittswerte für einige sportliche Aktivitäten.

AKTIVITÄT	GESCHÄTZTER KALORIENVERBRAUCH PRO MINUTE			
	GEWICHT 55 KG	GEWICHT 70 KG	GEWICHT 90 KG	GEWICHT 110 KG
Kegeln, Bowling	2,9 kcal	3,8 kcal	4,8 kcal	5,7 kcal
Spazieren gehen, 2 km/h	3,3	4,2	5,4	6,6
Putzen, Bügeln	3,6	4,5	5,9	7,1
Gartenarbeit	4,6	5,9	7,5	9,3
Ski fahren (alpin)	4,9	6,3	8,1	9,9
Bergwandern mit Gepäck	5,5	7,0	9,0	11,0
Fahrradfahren,15 km/h	5,5	7,0	9,0	11,0
Aerobic	5,8	7,4	9,5	11,7
Walking	6,1	7,7	9,9	12,1
Tanzen (Standard)	6,7	8,5	11,0	13,4
Bahnen schwimmen (langsam)	7,0	8,9	11,5	14,1
Joggen 8,5 km/h	7,5	9,5	12,3	14,9
Rudern	7,9	10,1	12,9	15,9

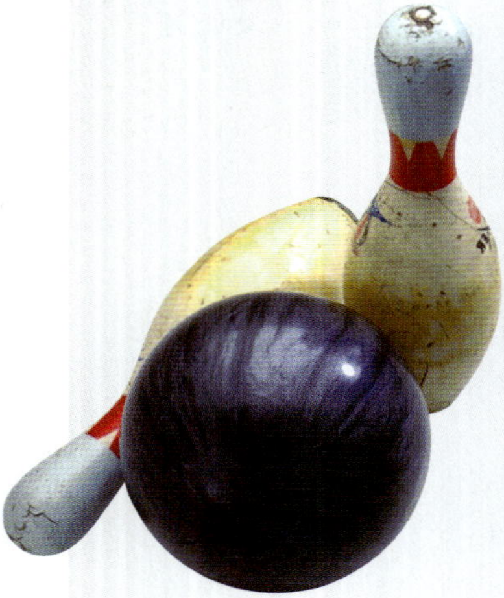

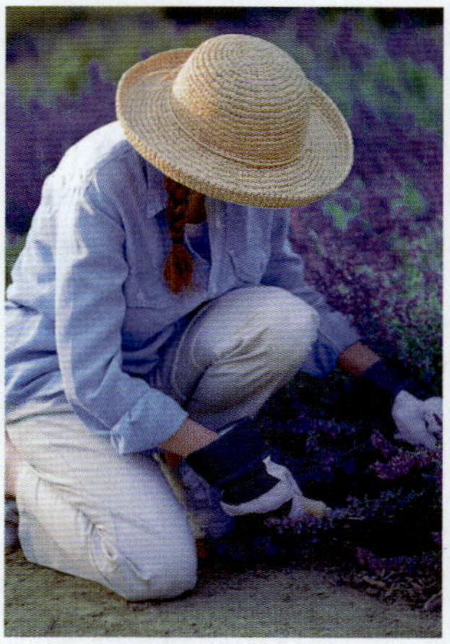

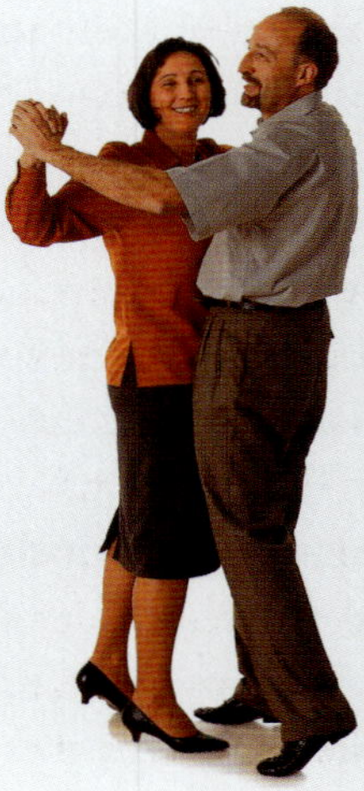

Bei Stress im Beruf Sport ist ein guter Stressausgleich. Schon eine 10-minütige Pause mit einem schnellen Spaziergang kann den Kopf wieder frei machen und für neue Energie sorgen, um Probleme anzugehen. Oder man steht etwas früher auf und trainiert vor der Arbeit. Auf diese Weise gerät man nicht aus dem Trainingsplan, egal, was der Tag bringt.

Bei fehlender Unterstützung Eigentlich sollten Sie von Familie und Freunden zu mehr Bewegung ermutigt werden. Es kann jedoch sein, dass sich einige durch Ihren neuen Entschluss, Sport zu treiben, irritiert fühlen und vielleicht sogar versuchen, Ihre Bemühungen zu sabotieren. In diesem Fall sollten Sie Ihrem Umfeld erklären, warum es so wichtig für Sie ist, aktiver zu werden. Vielleicht können Sie Familie und Freunde auch zum Mitmachen motivieren.

Im Urlaub Räumen Sie körperlichen Aktivitäten Vorrang ein, indem Sie sie z. B. in den Kalender eintragen. Erwarten Sie Besuch, sollten Sie im voraus klären, dass zwischendurch Sport auf dem Plan steht. Man kann das Training auch in Familienaktivitäten integrieren, z. B. indem man gemeinsam wandert oder spazieren geht.

Bei gedrückter Stimmung Ein seelisches Tief kann die Energie für sportliche Aktivitäten rauben. Vergegenwärtigen Sie sich in solchen Phasen, dass bei Bewegung Endorphine freigesetzt werden, das sind stimmungsaufhellende Hormone. Einige Studien zeigen, dass Sport sogar Symptome einer ausgeprägten Depression lindern kann. Wer sich nicht für das normale Training mobilisieren kann, sollte zumindest einen Spaziergang machen. Vielleicht hilft dieses Aufraffen, zum Trainingsplan zurückzukehren.

Fortschritte überprüfen

Nach einem Monat sollte man prüfen, wie gut der Trainingsplan funktioniert. Sehen Sie das Bewegungstagebuch durch und machen Sie den Test auf S. 125, um Ihre Fortschritte einzuschätzen.

Wenn Sie mit der eigenen Leistung im ersten Monat zufrieden sind, sollten Sie diese etwas steigern. Je aktiver man ist, desto gesünder wird man schließlich. Insbesondere wenn man abnehmen will, ist eine Steigerung der Aktivitäten wichtig. Je länger Sie sich körperlich betätigen und je intensiver die Aktivitäten ausfallen, desto mehr Kalorien werden verbraucht.

Nach dem zweiten Monat wird der Trainingsplan noch einmal überprüft. Ist inzwischen Langeweile eingekehrt, probiert man einfach ein paar neue Aktivitäten aus. In Ihrer Umgebung gibt es bestimmt viele weitere Sportmöglichkeiten.

Willkommen im Klub

In vielen Städten und Gemeinden gibt es Vereine, Klubs und Kurse, die den Anfang erleichtern. Fragen Sie z. B. nach:

- Radsportvereinen
- Golfklubs
- Walkingklubs
- Lauftreffs
- Wandervereinen
- Volleyballvereinen
- Schwimmvereinen
- Kanu- und Ruderklubs
- Wassergymnastikkursen
- Tennisklubs
- Leichtathletikvereinen
- Skiklubs
- Tanzkursen
- Fußballvereinen

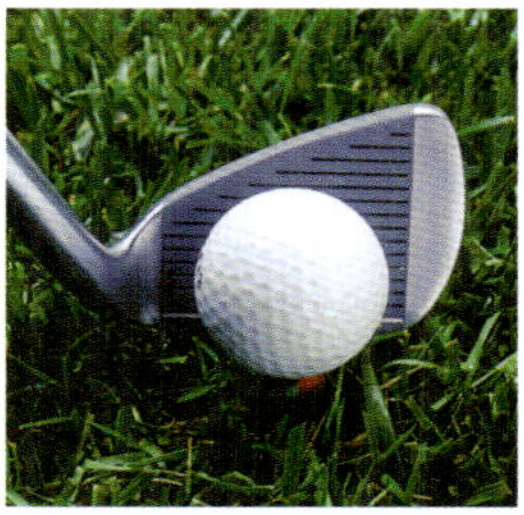

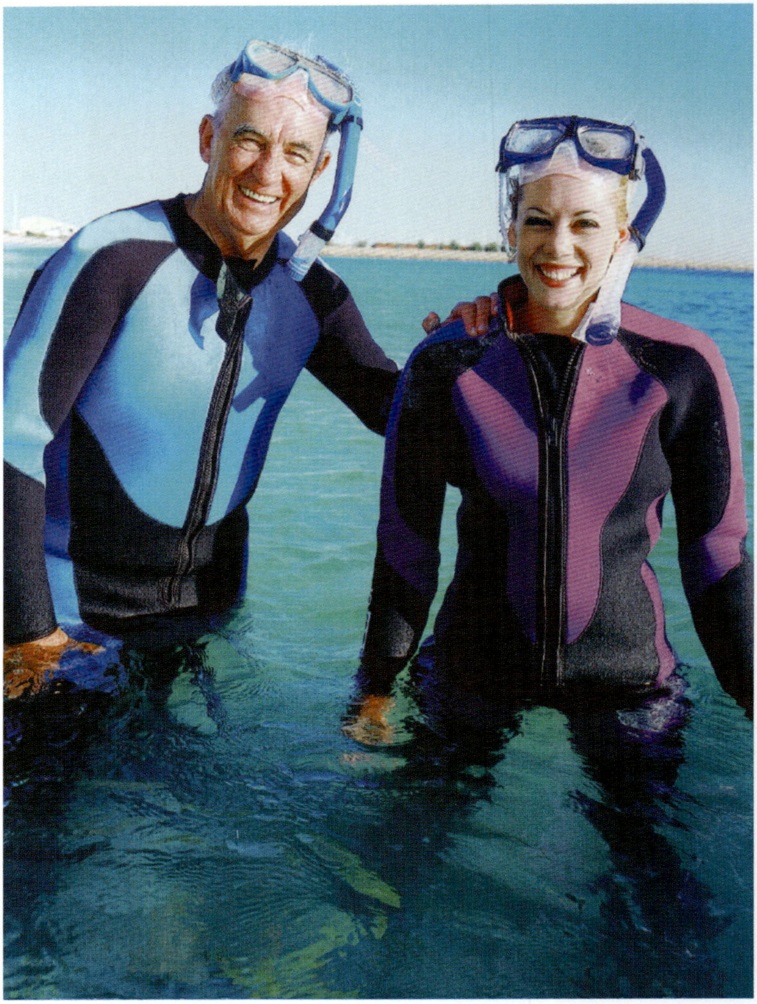

Niemand ist perfekt. Jeder durchlebt Phasen, in denen er weniger aktiv ist als geplant. Hin und wieder macht man vielleicht auch überhaupt nichts. Am schlimmsten wäre die Schlussfolgerung, versagt zu haben und den Plan aufzugeben. Bei einem Durchhänger sollte man den Staub abschütteln und wieder anfangen. Mit der Zeit gehört Sport vielleicht zu den schönsten Dingen im Leben – eine Möglichkeit, etwas für das Herz, den Körper und die Seele zu tun. Auf einer Rad-, Wander- oder Schlauchboottour lernt man z. B. auch noch neue, schöne Umgebungen kennen. Es gibt tausend Möglichkeiten!

Guter Tipp

Unterstützung bei der Umsetzung von Trainingszielen finden Sie z. B. im Internet. So bietet der Deutsche Sportbund (gefördert vom Bundesministerium für Familie, Senioren, Frauen und Jugend) unter www.richtigfit.de neben vielen anderen Informationen einen Fitnesscoach, mit dem sich (Wieder-)Einsteiger ein individuelles Trainingsprogramm zusammenstellen können.

WIE GUT BIN ICH?

1. Im letzten Monat erreichte ich meine Trainingsziele:

- jeden Tag
- an den meisten Tagen
- zur Hälfte
- weniger als zur Hälfte
- selten oder fast nie

2. Das größte Hindernis für mich war:

- Zeitmangel
- ein seelisches Tief
- Probleme zu Hause
- Langeweile beim Sport
- Stress im Beruf
- Sonstiges ____________________

3. An Sport gefällt mir am meisten:

- die Gelegenheit, eine Pause von der Arbeit zu machen, aufzustehen und mich zu bewegen
- Zeit mit anderen Leuten zu verbringen
- draußen zu sein
- das Gefühl, etwas für mich zu tun
- mehr Selbstvertrauen zu bekommen
- Sonstiges ____________________

4. An Sport gefällt mir am wenigsten:

- mich zu etwas zu zwingen, wozu ich keine Lust habe
- der Zeitaufwand bei engem Terminplan
- trotz großer Anstrengung nicht die erwünschten Ergebnisse zu erzielen
- allein zu trainieren
- dass mir mein Aussehen peinlich ist
- Sonstiges ____________________

5. Meine stärkste Motivation ist:

- mir ein Ziel zu setzen und es zu verfolgen
- Trainingszeiten einzuplanen
- mit anderen zu trainieren
- mich zu belohnen
- Sonstiges ____________________

6. Ich könnte meine Ziele besser erreichen, wenn:

- ich einen Trainingspartner hätte
- ich mehr Zeit hätte
- ich mehr Spaß am Training hätte
- mich Freunde mehr motivieren würden
- ich weniger Termine hätte
- Sonstiges ____________________

Ziel nicht erreicht? Stimmen Sie Ihren Trainingsplan anhand Ihrer Antworten neu ab.

Zu Punkt 2: Überlegen Sie, wie Sie die Hindernisse beseitigen können. Wenn Sie Spaziergänge langweilen, machen Sie noch etwas anderes, z. B. Rad fahren.

Zu Punkt 3: Notieren Sie weitere Vorteile und nehmen Sie diese Liste immer dann zur Hand, wenn Sie in Versuchung sind, das Training ausfallen zu lassen.

Zu Punkt 4: Überlegen Sie, wie Sie die Probleme beseitigen können. Ist Ihnen Ihr Aussehen beim Trainieren peinlich, leihen Sie sich ein Trainingsvideo aus oder erwägen Sie den Kauf eines Laufbands für zu Hause. Oder Sie kaufen sich schicke neue Sportkleidung. Wenn Sie nicht gern allein trainieren, melden Sie sich zu einem Kurs an.

Zu Punkt 5: Versuchen Sie, noch mehr von diesen Faktoren zu profitieren. Wenn Ihnen Zielsetzungen helfen, sollten Sie diese so präzise wie möglich ausformulieren.

Zu Punkt 6: Setzen Sie mindestens einen der Wünsche in die Tat um. Wenn Sie gern mehr Zeit hätten, überlegen Sie, worauf Sie dafür verzichten könnten. Macht Ihnen die gewählte Sportart keinen Spaß, versuchen Sie es mit anderen Aktivitäten.

7

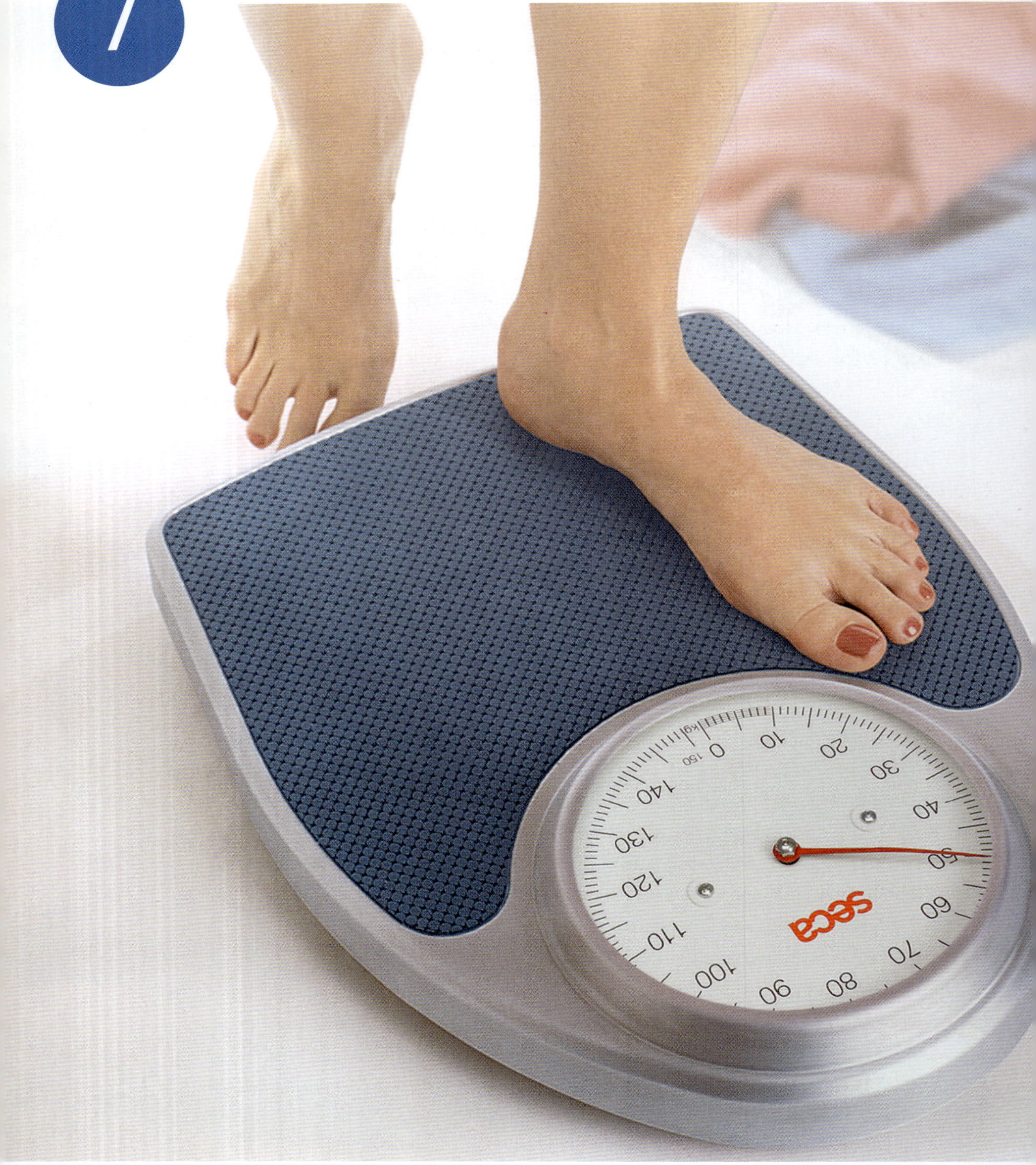

Gewicht reduzieren

Allein schon für die Gesundheit des Herzens lohnt es sich, Übergewicht zu bekämpfen. Schon ein paar Kilo weniger können Cholesterin und Blutdruck senken sowie das Risiko von Typ-2-Diabetes und damit von Herzinfarkt und Schlaganfall drastisch herabsetzen. Darüber hinaus sieht man besser aus, fühlt sich besser und hat mehr Energie.

Wenn man ein bisschen – oder sogar viel – abnehmen will, ist man nicht allein. So hat z. B. in Deutschland jede zweite Frau und jeder fünfte Mann bereits mindestens eine Diät gemacht. Gut 3,5 Mio. Jungen und Mädchen leiden an Übergewicht. Abnehmen ist nicht leicht, aber auch nicht unmöglich. Im Gegensatz zu der in zahlreichen Diätbüchern vertretenen Auffassung braucht man aber kein Geheimrezept. Man muss auch nicht, wie in vielen Modediäten gefordert, auf alle möglichen Nahrungsmittel verzichten.

Wer sich bereits ein paar herzschonende Essgewohnheiten angeeignet hat und sich im Alltag mehr bewegt, ist schon auf dem richtigen Weg. Um Fortschritte zu machen, sollte man verstärkt auf die Kalorienaufnahme achten und sich auf einen höheren Kalorienverbrauch durch mehr Bewegung konzentrieren.

Genau: Kalorien. Bei all den eiweißreichen, zucker- und fettarmen Diäten vergisst man leicht, dass es beim Abnehmen um Kalorien geht. Eine Kilokalorie (kcal) ist die Maßeinheit für Energie. Die Kalorien stehen für die in der Nahrung enthaltene Energie – den Kraftstoff, den der Körper braucht, um zu funktionieren. (1 g Fett enthält 9 kcal; Eiweiß und Kohlenhydrate enthalten 4 kcal pro Gramm). Die Energie, die der Körper verbraucht, um seine Funktionen aufrechtzuerhalten und aktiv zu bleiben, wird ebenfalls in Kilokalorien gemessen. Und die Kalorien bestimmen schließlich auch das Körpergewicht. Ein paar Fakten:

1. Ist die Kalorienzufuhr höher als der Verbrauch, wird der Überschuss als Fett gespeichert, man nimmt zu.
2. Ist die Kalorienzufuhr niedriger als der Verbrauch, verbrennt der Körper zur Energiegewinnung Fett, man nimmt ab.
3. Besteht ein Gleichgewicht zwischen Kalorienzufuhr und Kalorienverbrauch, bleibt das Körpergewicht konstant.

Das vermeintliche Geheimnis des Körpergewichts lässt sich also in drei ganz einfachen Gleichungen zusammenfassen.

> „Bei all den eiweißreichen, zucker- und fettarmen Diäten vergisst man leicht, dass es beim Abnehmen um Kalorien geht."

Warum ich?

Viele Menschen fragen sich, warum sie Gewichtsprobleme haben, während einige ihrer Bekannten essen können, was sie wollen, und trotzdem schlank bleiben. Einige Faktoren können tatsächlich die Gewichtszunahme fördern und das Abnehmen erschweren. Zu- oder Abnehmen ist nicht nur reine Willenssache. Folgende fünf Faktoren können eine Rolle spielen.

1. Gene Übergewicht liegt in der Familie. Wenn beide Elternteile Gewichtsprobleme haben, leiden die Kinder in sieben von zehn Fällen ebenfalls daran. Wenn nur ein Elternteil übergewichtig ist, sinkt das Risiko auf vier von zehn, wenn beide Elternteile normalgewichtig sind, auf eins von zehn. Man weiß u. a. aus der Zwillingsforschung, dass Gene eine große Rolle spielen. Studien belegen,

BEWERTEN SIE IHRE BEREITSCHAFT

Wie hoch ist Ihre Motivation, abzunehmen? Beantworten Sie folgende Fragen und zählen Sie dann die Punkte neben den jeweils zutreffenden Antworten zusammen.

Wie fühlen Sie sich bei der Aussicht, abzunehmen?

- Äußerst begeistert 4
- Mäßig begeistert 3
- Bereit 2
- Entmutigt 1

Wie beurteilen Sie Ihre Chancen, Ihr Zielgewicht zu erreichen?

- Ausgezeichnet 4
- Sehr gut 3
- Gut 2
- Schlecht 1

Was glauben Sie, wie wichtig das Abnehmen für Ihr Herz ist?

- Sehr wichtig 4
- Wichtig 3
- Etwas wichtig 2
- Nicht besonders wichtig 1

Wie fühlen Sie sich, wenn Sie daran denken, weniger zu essen?

- Sehr bereitwillig 4
- Bereitwillig 3
- Ich finde mich damit ab 2
- Widerwillig 1

Können Sie mit dem Essen aufhören, wenn noch etwas auf dem Teller ist?

- Sehr leicht 4
- Leicht 3
- Schwer 2
- Fast unmöglich 1

Wie bereitwillig würden Sie etwas aufgeben, was Sie gern machen, um mehr Zeit für Sport zu haben?

- Sehr bereitwillig 4
- Bereitwillig 3
- Würde mich damit abfinden 2
- Widerwillig 1

dass eineiige Zwillinge, die getrennt aufwachsen, mit hoher Wahrscheinlichkeit als Erwachsene exakt dasselbe Gewicht haben, unabhängig davon, wie, wo und bei wem sie aufgewachsen sind.

Übergewichtige Eltern zu haben, bedeutet jedoch nicht zwingend, selbst zu dick zu werden, egal, was man auch tut. Es heißt jedoch, dass man wahrscheinlich etwas mehr Probleme hat, sein Normalgewicht zu halten.

2. Drüsen „Es sind die Drüsen" ist ein häufiger Kommentar zum Thema Übergewicht. Die fragliche Drüse ist die Schilddrüse, die sich im Hals unterhalb des Kehlkopfs befindet. Sie steuert den Stoffwechsel, der den Kalorienverbrauch im Ruhezustand beeinflusst. Eine Schilddrüsenüberfunktion bedeutet, dass mehr Kalorien verbrannt werden, als dies normal wäre. Eine Schilddrüsenunterfunktion bewirkt, dass weniger Kalorien verbrannt werden.

Abnehmen und das Gewicht halten: Wie beurteilen Sie Ihr Wissen darüber?

- Ich weiß, was es bedeutet 4
- Ich bin ziemlich sicher, dass ich weiß, was es bedeutet 3
- Ich bin durch widersprüchliche Ratschläge und Diätpläne verwirrt . . . 2
- Ich weiß nicht, was bei mir funktionieren würde 1

Wenn Ihr Lieblingsessen im Haus ist, wie leicht können Sie darauf verzichten?

- Leicht 4
- Es fällt mir schwer, aber ich kann es . . 3
- Schwer 2
- Fast unmöglich 1

Haben Sie nahe stehende Menschen, die Sie beim Abnehmen unterstützen?

- Ja, viele 4
- Ein paar 3
- Einen 2
- Nein 1

Welche der folgenden Aussagen beschreibt Sie am besten?

- Wenn ich mir etwas vornehme, mache ich es auch 4
- Ich kann meine Ziele ziemlich gut erreichen 3
- Selbst wenn ich gute Vorsätze habe, kommt oft etwas dazwischen 2
- Ich lasse mich schnell entmutigen 1

34–40 Punkte: Sie sind bereit, mit dem Abnehmen zu beginnen.

25–33 Punkte: Sie sind fast bereit.

10–24 Punkte: Sie sollten sich etwas Zeit nehmen, um sich mental noch etwas mehr auf das Abnehmen vorbereiten zu können.

Bei Ergebnissen der zweiten oder dritten Kategorie sollten Sie Ihre Gründe für das Abnehmen auflisten. Ergänzen Sie dann zwei weitere Vorteile. Notieren Sie die drei größten Hindernisse und je mindestens eine Strategie, um sie zu überwinden. Zum Schluss denken Sie an Gelegenheiten, bei denen Sie etwas im Leben verändert haben. Was hat dabei geholfen? Könnten Sie ähnliche Strategien beim Abnehmen nutzen?

Einige Gewichtsprobleme sind auf eine Schilddrüsenunterfunktion (Hypothyreose) zurückzuführen. 5–10 % der Bevölkerung haben eine Schilddrüsenfunktionsstörung. Die Häufigkeit der Hypothyreose ist alters- und geschlechtsabhängig. Am häufigsten sind ältere Frauen betroffen. Bei Frauen über 60 Jahren geht man von einer Häufigkeit von bis zu 20 % aus. Die Hypothyreose ist nach Diabetes die häufigste Stoffwechselerkrankung. Ein Gespräch mit dem Arzt kann klären, ob man betroffen ist. (Weitere Symptome der Hypothyreose sind Müdigkeit, Kälteempfindlichkeit, Muskelschmerzen, Verstopfung und Wassereinlagerungen.) Ist die Blutuntersuchung positiv, kann medikamentös behandelt werden. Dies erspart es einem jedoch nicht, auf ein Gleichgewicht zwischen Kalorienzufuhr und -verbrauch zu achten.

3. Stoffwechsel Einige Menschen verbrennen selbst im Schlaf mehr Kalorien als andere. Dafür gibt es viele Gründe. Muskeln benötigen mehr Energie als Fett. Muskulöse Menschen haben daher einen höheren Grundumsatz als Personen mit wenig Muskeln und viel Fett. (Das ist einer der Gründe, warum Sport, der Muskeln aufbaut, schlank hält). Einige erben ein so genanntes Fettgen – die Tendenz, um jeden Preis Energie zu speichern. Folglich haben sie einen niedrigeren Grundumsatz. Der Grundumsatz lässt sich mit Tests messen. Das macht aber nicht viel Sinn, da die Abnehmformel immer dieselbe ist: Weniger Kalorien zuführen, mehr verbrennen.

4. Fettzellen Fett wird in speziellen Zellen gespeichert, die das Fettgewebe bilden. Bei einigen Menschen sind die Fettzellen größer als normal, andere haben mehr Fettzellen als üblich. Ein übergewichtiger Mensch kann rund 260 Mrd. Fettzellen haben, ein dünner hingegen nur 25 Mrd. Wer schon als Kind übergewichtig war, hat mit hoher Wahrscheinlichkeit mehr Fettzellen als der Durchschnitt. Dies heißt aber nicht, dass man nicht einige Kilo loswerden kann. Es gibt keinen Beleg dafür, dass zu viele Fettzellen das Abnehmen erschweren.

5. Persönlichkeit Bei vielen Menschen stellt sich ein erhöhtes Essbedürfnis ein, wenn sie traurig und einsam sind oder Sorgen haben. Übergewichtige geben oft an, bei psychischer Be-

Neues aus der Forschung

Man muss nicht gleich so viel abnehmen, um das Herz zu entlasten. Einer Studie der Universität Pittsburgh von 1995 zufolge konnten Übergewichtige durch eine Gewichtsabnahme von nur 3,5 kg ihre Blutdruck-, LDL- und Triglyzeridwerte senken. Gleichzeitig stieg der HDL-Wert, d. h. das Verhältnis zwischen gutem und schlechtem Cholesterin verbesserte sich. Und eben dies sind genau die Veränderungen, die das Herzinfarktrisiko drastisch senken.

BODYMASS-INDEX (BMI)

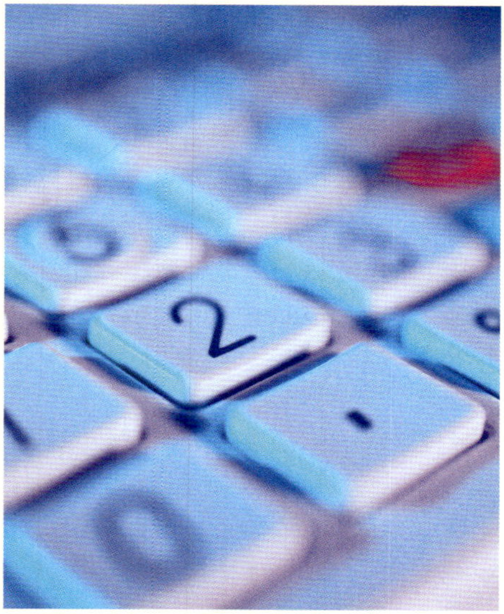

Die meisten beurteilen ihr Gewicht, indem sie sich auf eine gewöhnliche Badezimmerwaage stellen. Diese liefert jedoch nicht den besten Maßstab für ein gesundes Körpergewicht, da bei dieser Methode weder Körpergröße noch Körpertyp berücksichtigt werden. Eine bessere Maßeinheit ist der Bodymass-Index (BMI), zu deutsch Körpermasseindex. Mit der folgenden Formel können Sie Ihren persönlichen BMI ganz einfach berechnen:

1. **Das Quadrat der Körpergröße in Metern bilden.**
   Beispiel: 1,70 × 1,70 = 2,89
2. **Das Körpergewicht in Kilogramm durch das Ergebnis teilen.**
   Beispiel: 70 kg : 2,89 = 24,22 BMI

Liegt Ihr BMI zwischen 19 und 24, haben Sie Normalgewicht. Ein BMI zwischen 25 und 29 ist als Übergewicht zu interpretieren. Ab einem Wert von 30 liegt Fettleibigkeit vor.

lastung zu essen bzw. zu viel zu essen. Solche psychischen Faktoren können bei der Frage, warum manche Gewichtsprobleme haben und andere nicht, eine Rolle spielen. Indem man lernt, echten Hunger von Appetit zu unterscheiden (siehe S. 142), lernt man auch, nicht zum Trost zu essen, sondern um einen leeren Magen zu füllen.

Obwohl Übergewicht durch einige oder all diese Faktoren begünstigt werden kann, ist eine zu hohe Kalorienzufuhr die Hauptursache – sonst nichts. Wenn man diese Tatsache im Hinterkopf behält, kann man leichter abnehmen und sein Gewicht halten.

Der Weg zum Normalgewicht

Mit welcher Methode kann man am besten abnehmen? Es gibt mehr als genug Diäten, die den Weg zum Traumgewicht weisen sollen. Bei so vielen frustrierten Abnehmwilligen, die nach Antworten suchen, ist es lukrativ, das vermeintliche Geheimnis erfolgreichen Abnehmens zu lüften. Leider stellt sich der erhoffte Effekt nur allzu oft

ERMUTIGENDE ERGEBNISSE

Diäten funktionieren nicht, so die pessimistischen Schlagzeilen. Wer abnimmt, nimmt im Anschluss meist auch wieder zu, und wiegt danach oft noch ein paar Pfund mehr als vor der Diät – der gefürchtete Jo-Jo-Effekt. Ist Abnehmen tatsächlich vergebliche Liebesmüh?

Keinesfalls, so Dr. James Hill und Dr. Rena Wing, die Begründer des amerikanischen National Weight Control Registry. Seit 1993 tauschen sich in dieser Untersuchung Personen aus, die erfolgreich abgenommen und ihr Gewicht langfristig gehalten haben. Einschlusskriterium: Eine Gewichtsabnahme von mindestens 15 kg, die mindestens ein Jahr lang aufrechterhalten wurde. Bis jetzt sind mehr als 2000 Teilnehmer registriert. Sie haben meist um die 25 kg abgenommen und ihr Gewicht über einen Zeitraum von 5 Jahren gehalten. Die meisten waren schon als Kinder übergewichtig, bei 60 % liegt Übergewicht in der Familie.

Die Teilnehmer dieser Studie füllen Fragebogen aus, die wichtige Daten dazu liefern, welche Maßnahmen funktionieren und welche nicht. „Ein Grund für diese Untersuchung war, den vielen entmutigenden Berichten über das Abnehmen ein paar gute Nachrichten entgegenzusetzen", so Dr. Wing, Professorin für Psychiatrie. „Ein weiterer Grund war die Möglichkeit, von jenen zu lernen, die mit ihrer Strategie abzunehmen und ihr Normalgewicht zu halten, Erfolg hatten." Die Untersuchung ergab u. a. folgende Erkenntnisse:

- Menschen, die erfolgreich abnehmen, führen gravierende Veränderungen ihrer Ess- und Bewegungsgewohnheiten durch.
- Wer das Abnehmen allein bzw. ohne systematischen Plan oder Hilfe versucht, hat nur halb so viel Erfolg.
- Personen, die erfolgreich Gewicht reduzieren, nehmen im Durchschnitt rund 1400 kcal pro Tag zu sich und verbrauchen rund 400 kcal pro Tag durch Bewegung.
- Die beliebteste Sportart der „Abnehmer" ist Walking.

nicht ein. So gaben in einer Umfrage des Forsa-Instituts 600 von 1000 befragten Bundesbürgern an, nach einer Diät bald wieder zugenommen zu haben. Einige Diäten können sogar gefährlich sein. Dies gilt z. B., wenn Personen mit hohem Herzerkrankungsrisiko eiweißreiche Ernährungskonzepte befolgen. Es gibt zwar Belege dafür, dass man mit eiweißreichen Diäten zunächst abnimmt, doch enthalten eiweißreiche Nahrungsmittel häufig viele gesättigte Fettsäuren, die wiederum den Arterien schaden können.

Fast alle bekannten Diäten bieten in etwa dasselbe Konzept an: eine Form der Kalorienreduktion. So ist der Verzicht auf bestimmte Nahrungsmittel Teil vieler Diäten. Allein dieser Verzicht würde höchstwahrscheinlich schon zur Gewichtsabnahme führen, unabhängig von den teils komplizierten zugrunde liegenden Theorien.

Es gibt jedoch eine bessere Methode, um abzunehmen, bei der man nicht auf ganze Nahrungsmittelgruppen verzichten muss. Vielmehr sind nur kleine Anpassungen bezüglich der Art und Menge der Nahrungsmittel und des Maßes an Bewegung notwendig. Mit der Zeit können diese Anpassungen einen großen Unterschied auf der Waage und im Hinblick auf das Herzinfarktrisiko bewirken. Ab S. 134 wird ein vierwöchiger Plan für den Anfang vorgestellt.

Wie viel soll man abnehmen?

Wer abnehmen will, sollte sich realistische Ziele setzen. Ernährungsexperten zufolge ist es bei Übergewicht oder Fettleibigkeit sinnvoll, sich zunächst auf einen Gewichtsverlust von etwa 10 % des gegenwärtigen Körpergewichts zu konzentrieren. Ein Beispiel:

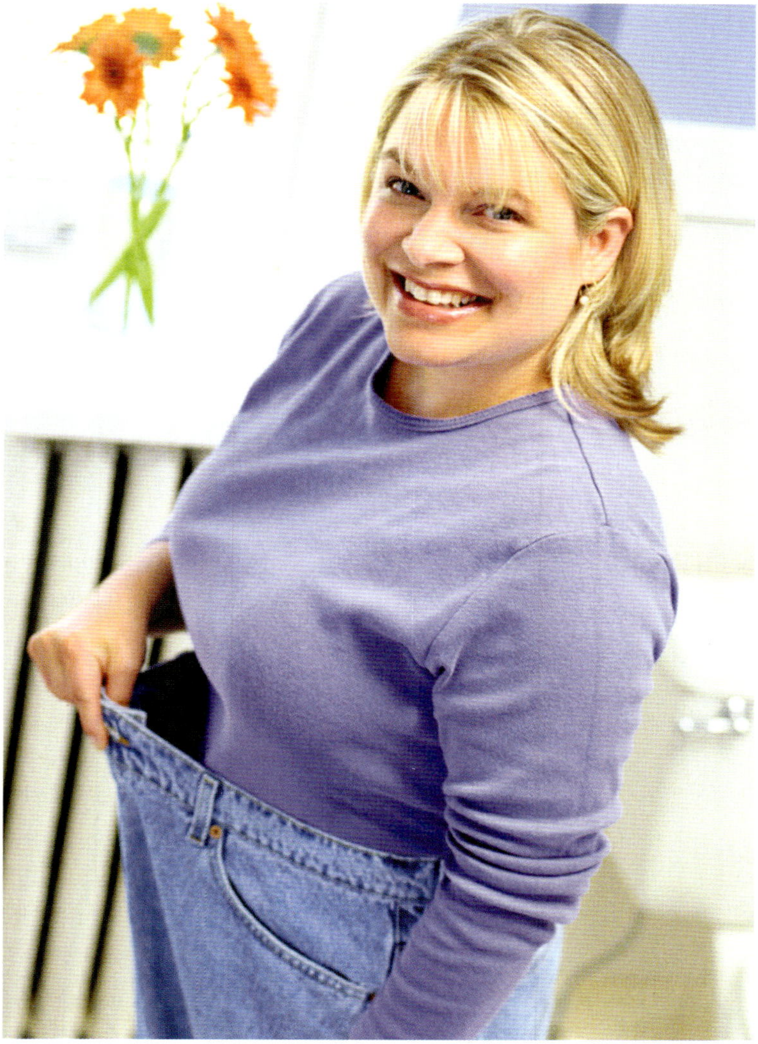

> Fast alle bekannten Diäten bieten in etwa dasselbe Konzept an: eine Form der Kalorienreduktion.

Bei einem Gewicht von 80 kg sollte man etwa 8 kg abnehmen. Wenn man das schafft und dann noch Möglichkeiten sieht, sein Idealgewicht zu erreichen, kann man sich ein neues Ziel stecken. Zur Erinnerung: Studien ergaben, dass ein Gewichtsverlust von nur 4 % des Körpergewichts erhöhte Blutdruck- und Cholesterinwerte drastisch senken und somit das Risiko von Herzerkrankungen und anderen chronischen Krankheiten verringern kann.

Was das Tempo betrifft, so ist es sowohl vernünftig als auch unbedenklich, ein oder zwei Pfund pro Woche abzunehmen. Um dies zu bewerkstelligen, muss die Kalorienzufuhr reduziert und der Kalorienverbrauch durch Bewegung gesteigert werden.

1. Woche: Kalorien- und Bewegungstagebuch

Um das Kalorienverhältnis in Richtung Gewichtsverlust zu verschieben, sollte man wissen, wie viele Kalorien man momentan zu sich nimmt und wie viele man verbrennt. Ein Kalorien- und Bewegungstagebuch (siehe S. 137) kann dabei helfen. Am besten macht man Kopien für einen Monat und heftet sie in einem Ringbuch ab.

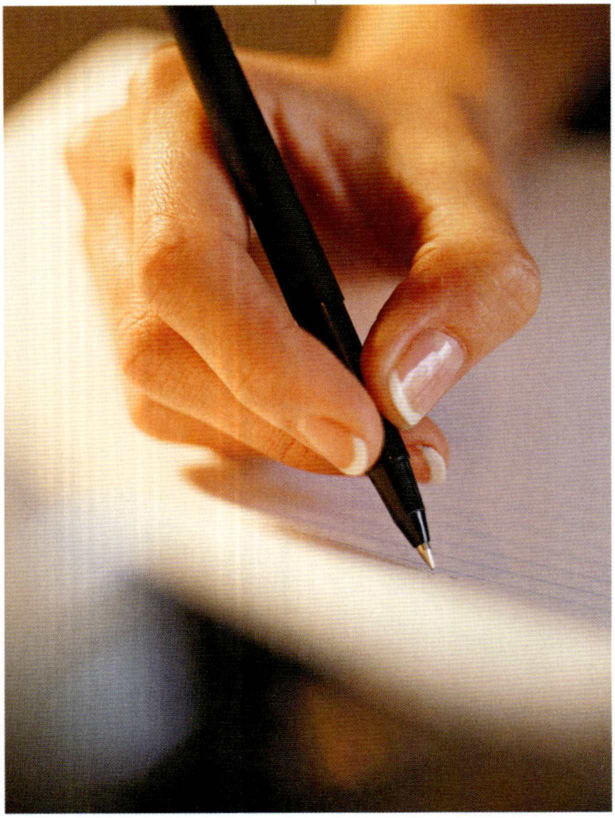

In dieser Woche sollten Sie aufschreiben, was Sie essen und wie viel Sie sich bewegen. Dies verschafft u. a. einen Überblick über die Wahl der Nahrungsmittel und die darin enthaltenen Kilokalorien. Wenn man jetzt schon kleinere Portionen isst oder auf den üppigen Nachtisch verzichtet, weil man sich plötzlich der vielen Kalorien bewusst wird, ist das in Ordnung. Für eine ernsthafte Diät ist es jedoch noch zu früh.

Auf abgepackten Lebensmitteln sind die Kalorien pro Portion in der Regel angegeben. Für frische Lebensmittel benötigt man jedoch eine Kalorientabelle, wie sie z. B. in Buchhandlungen erhältlich ist. Solche Tabellen führen alle möglichen Nahrungsmittel und die darin enthaltenen Kalorien auf. Empfehlenswert ist auch ein kleines Notizbuch, das

DIÄT ODER SPORT?

Um abzunehmen und das Gewicht zu halten, sollte man Sport machen und die Kalorienaufnahme kontrollieren. Vielen fällt es jedoch leichter, sich zunächst auf nur einen der beiden Aspekte zu konzentrieren. Beide haben ihre Vorteile. Wenn man z B. schnell abnehmen will, sollte man sich auf eine Diät konzentrieren, da sie schnellere Erfolge bringt. Zudem fällt es oft leichter, Kalorien zu reduzieren als genauso viele Kalorien durch körperliche Bewegung zu verbrennen. Wenn es Ihnen nicht so sehr um Ihr Gewicht, sondern Ihr Aussehen geht, sollten Sie mit Sport beginnen, da dieser Muskeln aufbaut und Fett verbrennt. Beantworten Sie die folgenden Aussagen mit „Ja" oder „Nein", um herauszufinden, worauf Sie sich konzentrieren sollten.

- Ich bereite die meisten Mahlzeiten zu Hause zu. Ja ■ Nein ■
- Mein Hauptziel besteht darin, durchtrainierter auszusehen und mich auch so zu fühlen. Ja ■ Nein ■
- Ich möchte sehen, wie die Pfunde fallen und plane deshalb, meine Fortschritte an der Waage zu messen. Ja ■ Nein ■
- Ich habe viel Stress, der mich manchmal fertig macht. Ja ■ Nein ■
- Ich kann gut im Voraus planen, v. a. wann und was ich essen möchte. Ja ■ Nein ■
- Wenn ich esse, fällt es mir schwer, auf Lebensmittel zu verzichten, die ich gern esse. Ja ■ Nein ■
- Ich habe einen straffen Terminplan, der es mir schwer macht, mir jeden Tag Zeit für mich zu nehmen. Ja ■ Nein ■
- Ich habe gern Sport gemacht, als ich jünger war. Ja ■ Nein ■
- Ich habe Rückenprobleme oder leide unter anderen Krankheiten, die es mir schwer machen, körperlich sehr aktiv zu sein. Ja ■ Nein ■
- Es zählt nicht zu meinen Stärken, regelmäßig auf Dinge wie Kalorien- oder Fettzufuhr zu achten. Ja ■ Nein ■
- Ich habe bereits Diäten gemacht und sie haben nicht funktioniert. Ja ■ Nein ■
- Mein Hauptbeweggrund für das Abnehmen besteht darin, mein Herzerkrankungsrisiko zu senken. Ja ■ Nein ■
- Ich habe so viel zugenommen, dass es mir schon peinlich ist, wenn mich jemand beim Spazierengehen sieht. Ja ■ Nein ■
- Ich esse viel mehr Fertiggerichte und Fastfood als ich sollte. Ja ■ Nein ■
- Ich habe so wenig Kondition und bin so außer Form, dass mir die Energie und Kraft für Dinge fehlt, die ich eigentlich gern machen würde. Ja ■ Nein ■

Auswertung: Zählen Sie die Anzahl der Antworten mit den grünen Kästchen sowie die Antworten mit den blauen Kästchen zusammen. Ab neun Antworten mit grünen Kästchen sollten Sie den Schwerpunkt auf Sport legen. Ab neun Antworten mit blauen Kästchen ist ein Programm mit dem Schwerpunkt Diät am besten für Sie. Bei einer relativ gleichmäßigen Verteilung der Farben sollten Sie mit einer Kombination aus Diät und Sport beginnen.

man immer bei sich hat, um aufzuschreiben, was man tagsüber isst. Abends trägt man sowohl die Kalorienzufuhr als auch den Kalorienverbrauch durch Bewegung (siehe auch Tabelle S. 122) in das Tagebuch ein. Ausführlichere Erläuterungen zum Kalorienverbrauch bei verschiedenen Sportarten finden sich auch im Internet, z. B. mit den Suchbegriffen „Sport“ und „Kalorienverbrauch“.

Am Ende der Woche prüft man das Tagebuch noch einmal. Vielleicht überrascht der Kalorienverbrauch – oder die Kalorienzufuhr. In dieser Woche geht es darum, festzustellen, wie viele Kalorien man zu sich nimmt und wie viel man sich bewegt. Dazu wird der Durchschnitt der täglichen Kalorienaufnahme errechnet (sieben Tagessummen zusammenzählen und durch sieben teilen). Ebenso verfährt man mit den durch Bewegung verbrauchten Kalorien.

BEISPIEL FÜR EIN KALORIEN- UND BEWEGUNGSTAGEBUCH

Tragen Sie die Kalorien, die Sie zu sich nehmen und durch Bewegung verbrauchen, in die Tabelle rechts ein (in kcal). Hier ein Beispiel für einen Tageseintrag:

TAGESZEIT	SPEISEN/ GETRÄNKE	PORTION	KALORIEN-ZUFUHR	BEWEGUNG	DAUER	KALORIEN-VERBRAUCH
6.30 Uhr	• Orangensaft • Müsli • Fettarme Milch • Kaffee (schwarz)	125 ml 30 g 125 ml 250 ml	**60** **70** **43** **0**			
7.15–7.30 Uhr				Walking	15 Min.	**105**
10.00 Uhr	• Croissant	1	**280**			
12.30–13.30 Uhr	• Tunfischsandwich mit Salat und Tomate • Diät-Erfrischungsgetränk	1 200 ml	**450** **14**			
15.30 Uhr	• Apfel	1	**81**			
18.00–18.30 Uhr				Radfahren Hometrainer	30 Min.	**300**
19.30 Uhr	• Heilbuttsteak • Petersilienkartoffeln • Gemischter Salat mit Essig und Öl • Weißwein • Sorbet	180 g 150 g 100 g 100 ml 125 ml	**164** **213** **64** **70** **132**			
GESAMT			**1641**			**405**

KALORIEN- UND BEWEGUNGSTAGEBUCH

TAGES-ZEIT	SPEISEN/GETRÄNKE	PORTION	KALORIEN-ZUFUHR	BEWEGUNG	DAUER	KALORIEN-VERBRAUCH

2. Woche: Weniger Kalorien

In der zweiten Woche sollte die Kalorienzufuhr langsam reduziert werden. Das klingt für manchen ganz leicht: einfach weniger essen. Das ist sicherlich eine Strategie. Es ist jedoch auch wichtig, nicht ständig Hunger zu haben, da man dann den Vorsatz abzunehmen nicht lange durchhält.

Mit der richtigen Lebensmittelauswahl kann man ausreichend essen und dennoch Kalorien sparen. So enthalten beispielsweise 30 g Salami 111 kcal. Wählt man hingegen dieselbe Menge Schinken ohne Fettrand, nimmt man nur 44 kcal zu sich, d. h. man könnte theoretisch dreimal so viel

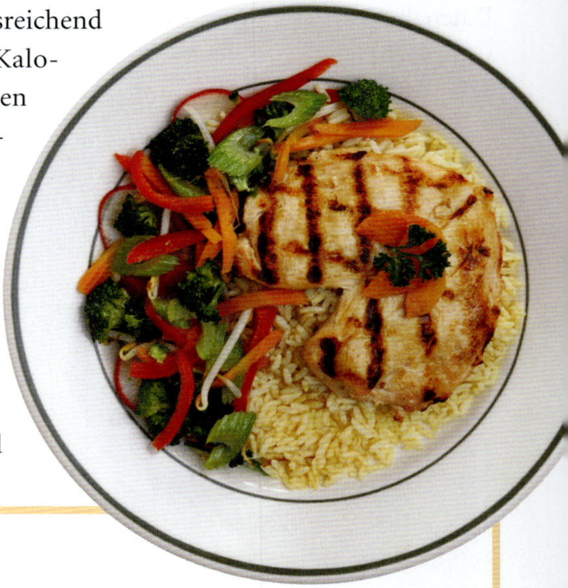

BRENNPUNKT

Radikaldiäten

Einige Diäten propagieren einen hohen Eiweißkonsum, andere preisen die Vorteile sehr fettarmer Kost. Es gibt Diäten, die sich auf Kohlenhydrate konzentrieren, und andere, die nur aus bestimmten Nahrungsmitteln bestehen. Tragen diese Konzepte zu einer schnelleren bzw. leichteren Gewichtsabnahme bei?

Einige Lebensmittel scheinen den Hunger mit weniger Kalorien zu stillen als andere. Eiweiß löst das Sättigungsgefühl z. B. schneller aus als Fett. Ballaststoffreiche Nahrungsmittel wie Gemüse und Vollkornprodukte sättigen schneller als ballaststoffarme.

Es gibt jedoch kaum Beweise dafür, dass Diäten, die sehr hohe oder sehr niedrige Anteile des einen oder anderen Energielieferanten enthalten, besondere Vorteile beim Abnehmen und Halten des Gewichts bieten. Als Beispiel dient eine Studie der Universitätsklinik Genf. Eine Gruppe von Teilnehmern machte eine Diät mit 32 % Eiweiß, 15 % Kohlenhydraten und 53 % Fett. Die zweite Gruppe nahm 29 % Eiweiß, 45 % Kohlenhydrate und 26 % Fett zu sich. Trotz dieser sehr unterschiedlichen Diäten – eine mit nur 15 % und die andere mit 45 % Kalorien aus Kohlenhydraten – nahmen die Teilnehmer exakt dieselbe Menge an Körpergewicht und Körperfett ab.

Neueren Forschungen zufolge ist das einzige, was zählt, die Anzahl der zugeführten Kalorien und nicht deren Herkunft. Die beste Diät ist daher eine ausgewogene Ernährung – die man für den Rest seines Lebens beibehalten kann.

davon essen, bis dieselbe Kalorienzahl erreicht wäre. Mit einer Portion Pommes frites (150 g) nimmt man 257 kcal zu sich. Zum Vergleich: 150 g Pellkartoffeln entsprechen rund 105 kcal.

Wie viele Kalorien kann man im Rahmen einer Diät zu sich nehmen? Die Antwort hängt vom individuellen Kalorienverbrauch ab. Dies berücksichtigt, geht man allgemein davon aus, dass für Frauen eine Kalorienzufuhr von rund 1200 kcal sinnvoll ist, für Männer (die meist mehr Kalorien verbrennen) rund 1500 kcal. Den Daten des amerikanischen National Weight Control Registry zufolge verbrauchen erfolgreiche Abnehmer, die ihr Gewicht halten, rund 1400 kcal pro Tag. Oft wird zu Beginn auf 1200 kcal reduziert und dann langsam erhöht, wenn das Ziel erreicht ist.

Prüfen Sie noch einmal im Tagebuch, wie viele Kalorien Sie im Durchschnitt pro Tag aufgenommen haben. Sind Sie mehr als 500 kcal von 1200 kcal (für Frauen) bzw. 1500 kcal (für Männer) entfernt, sollten Sie diese Woche eine Kalorienzufuhr festlegen, die in der Mitte zwischen jener der letzten Woche und dem Zielwert liegt. War die Differenz geringer als 500 kcal, können Sie sich bereits 1200 bzw. 1500 kcal als Ziel setzen.

FAKTEN

Bei Kalorienangaben auf Lebensmittelverpackungen sollte man beachten, auf welche Portionsgröße sie sich beziehen. Oft isst man nämlich Portionen, die deutlich größer sind, als die angegebene Portion.

Mit weniger satt werden

Selbst wenn Sie den exakten Kaloriengehalt von bestimmten Nahrungsmitteln nicht immer kennen, können Sie anhand einiger einfacher Regeln ihre Ernährung so zusammenstellen, dass Sie mit weniger Kalorien satt werden.

1. Ballaststoffreiche Kost Haferflocken sättigen mehr als Cornflakes. Ein Bohnensalat macht schneller und mit weniger Kalorien satt als eine ebenso große Portion Nudelsalat. Der Grund dafür ist, dass ballaststoffreiche Nahrung einen gesunden Appetit mit weniger Kilokalorien stillt als ballaststoffarme. Ballaststoffe nehmen Wasser auf und quellen dann im Magen. Zudem wirkt ballaststoffreiche Kost sehr sättigend, da der Magen zur Umwandlung der Ballaststoffe in Energie mehr Zeit benötigt, als bei fast jeder anderen Nahrung. Das Sättigungsgefühl hält also länger an, weil der Magen länger voll ist. Einige Ballaststoffe (die in Kleie, Vollkorn, Gemüse und Obstschalen vorkommen) werden überhaupt nicht verdaut. Diese Ballaststoffe machen ganz ohne Kalorien satt.

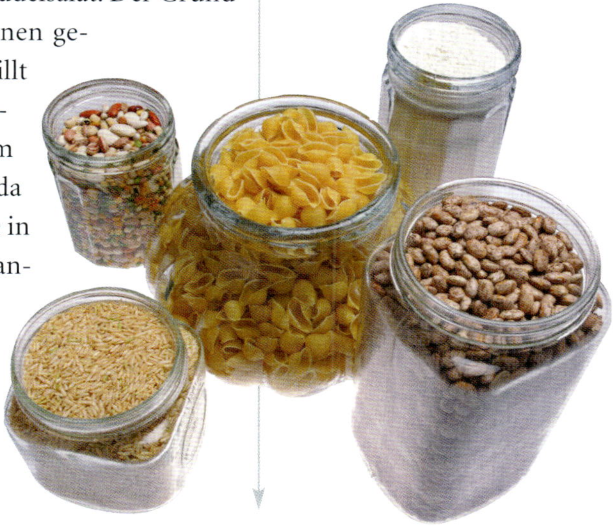

2. Fett reduzieren An zu viel Körperfett ist nicht allein fettreiches Essen schuld. Man kann auch mit Kohlenhydraten und Eiweiß zunehmen. Dennoch gibt es gute Gründe, Fett und insbesondere gesättigte Fettsäuren zu reduzieren. Mit 1 g Fett nimmt man 9 kcal auf, mit 1 g Kohlenhydraten hingegen nur 4 kcal. Zudem verbrennt der Körper bei der Verdauung von Kohlenhydraten rund 25 % mehr Kalorien als bei der Fettverdauung. Reduzieren Sie gesättigte Fettsäuren, indem Sie z. B. Fisch und Huhn gebraten oder gegrillt statt frittiert essen. Brot schmeckt auch ohne dicke Butterschicht und zum Dessert können Sie statt Eiscreme einen Fruchtsalat genießen. Wer abnehmen will, sollte auch die (herzgesunden) ungesättigten Fettsäuren reduzieren. Daran lässt sich z. B. sparen, indem man nur so viel Dressing zum Salat nimmt, dass dieser etwas Geschmack bekommt.

3. Komplexe statt einfache Kohlenhydrate Alle Kohlenhydrate werden in Glukose zerlegt. Während sich die einfachen Kohlenhydrate aus einem oder zwei Zuckermolekülen zusammensetzen, bestehen die komplexen aus langen Molekülketten. Letztere werden vom Körper viel langsamer aufgespalten, sodass der Blutzuckerspiegel langsamer steigt und länger erhöht bleibt. Der Hunger lässt länger auf sich warten. Trinken Sie statt zuckerhaltiger Limonaden z. B. guten Apfelsaft und ersetzen Sie Weiß- durch Vollkornbrot.

„Erstaunlicherweise ergaben Studien, dass Personen, die oft Nüsse essen, weniger wiegen als jene, die keine zu sich nehmen."

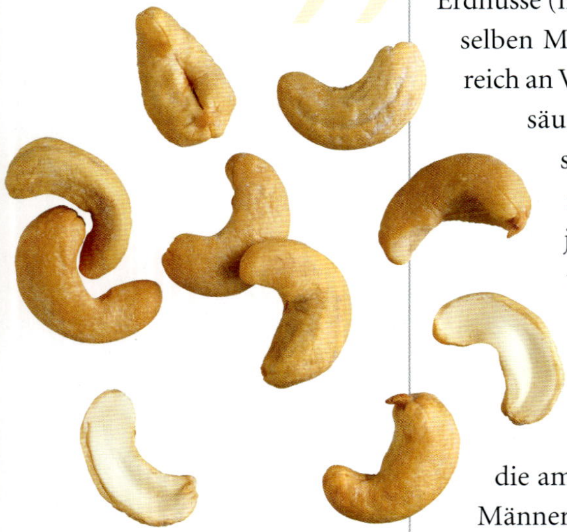

4. Auf nährstoffreiche Nahrung achten Wenn man Kalorien reduziert, sollte man besonders darauf achten, dass der Körper alle notwendigen Nährstoffe bekommt. Achten Sie auf nährstoffreiche Kost, statt leere Kalorien zu sich zu nehmen. Eine Portion (30 g) Erdnüsse (natur) hat 168 kcal, was in etwa dem Kaloriengehalt derselben Menge Kartoffelchips entspricht. Doch während Nüsse reich an Vitamin E, Eiweiß und herzgesunden ungesättigten Fettsäuren sind, enthalten Kartoffelchips nur wenige Nährstoffe. Erstaunlicherweise ergaben Studien, dass Personen, die oft Nüsse essen, in der Regel weniger wiegen als jene, die keine zu sich nehmen. Selbst eine kleine Hand voll ist besser als massenweise fettarme Cracker.

5. Mehr Volumen Nahrungsmittel, die viel Wasser und Luft enthalten (z. B. Suppe), sättigen oft mit weniger Kalorien, so Dr. Barbara Rolls, Koautorin des Buches *Volumetrics*. In einer Studie von 2000 fand die amerikanische Ernährungswissenschaftlerin heraus, dass Männer, die morgens mit Luft aufgeschlagene Joghurt-Milchshakes tranken, mittags weniger aßen. Je mehr Luft die Shakes ent-

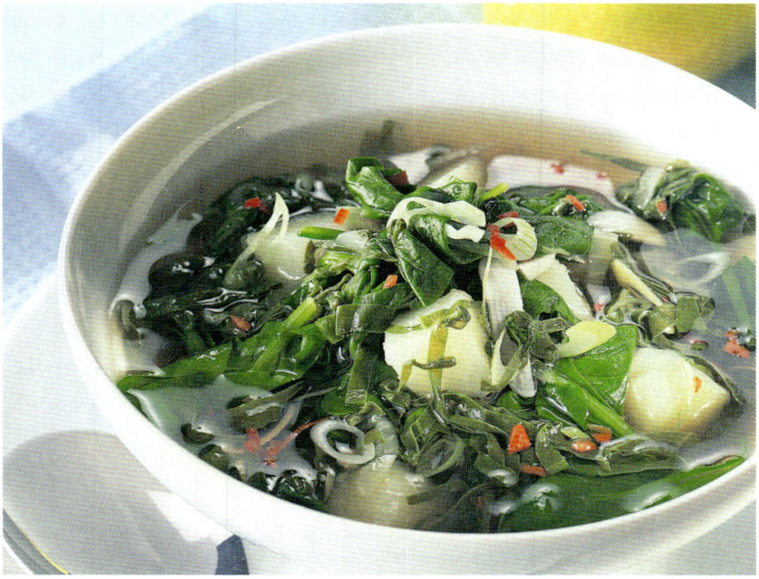

Wer das Mittagessen mit einer Gemüsesuppe beginnt, nimmt bei der Mahlzeit insgesamt weniger Kalorien zu sich.

hielten (d. h. je mehr Volumen sie hatten), desto gesättigter fühlten sich die Testpersonen. Auch zeigte sich z. B., dass das Sättigungsgefühl nach einem Teller Hühnersuppe mit Reis länger anhält als nach einem Hühnereintopf mit Reis mit demselben Kaloriengehalt. Der Grund: Suppen mit viel Wasser machen schneller satt, sodass man insgesamt weniger Kalorien zu sich nimmt.

Die Slowfood-Bewegung

Vor nicht allzu langer Zeit gründeten Genussesser aus aller Welt die so genannte Slowfood-Bewegung. Wie der Name schon sagt, geht es darum, dem Essen wieder einen höheren Stellenwert einzuräumen und dem Fastfoodtrend zu widerstehen. Der Schwerpunkt liegt auf schmackhafteren, gesünderen Mahlzeiten, für deren Genuss man sich genügend Zeit nimmt.

Nehmen Sie Ihre eigenen Essgewohnheiten unter die Lupe: Essen Sie häufig zu schnell, ohne den Geschmack der Nahrungsmittel wirklich wahrzunehmen? Gerade wer Kalorien zählen muss, sollte diese umso bewusster genießen! Versuchen Sie, sich diese Woche darauf zu konzentrieren. Folgende Regeln helfen dabei, weniger zu essen und mehr zu genießen.

Beim Essen nichts anderes machen Konzentrieren Sie sich auf die Mahlzeiten. Essen Sie also beispielsweise nicht während des Autofahrens oder beim Fernsehen. Setzen Sie sich in Ruhe irgendwo hin und widmen Sie der Mahlzeit Ihre ganze Aufmerksamkeit. Wer

Nahrungsmittel mit viel Volumen und wenig Kalorien

- Gekochter Vollkornreis, Bulgur, Couscous, Nudeln
- Suppen mit viel Wasser und Gemüse
- Truthahn, Huhn, Kalbfleisch
- Weißer Fisch
- Tofu
- Die meisten Obstsorten (außer Trockenobst)
- Grünes Gemüse, Tomaten, Gemüsesaft
- Ungesüßter Tee
- Fettarme Milchprodukte, Magermilch, Magerquark

sich beim Essen durch andere Dinge ablenken lässt, merkt oft nicht, wenn sich das Sättigungsgefühl einstellt. Die Folge: Man isst zu viel.

Regelmäßig essen Wenn es sich irgendwie einrichten lässt, sollte man jeden Tag zu denselben Zeiten essen. Manchen Menschen hilft es, die Mahlzeiten wie Termine vorauszuplanen. Indem man dem Essen bestimmte Zeiten zuweist, verleiht man den Mahlzeiten den Stellenwert, den sie verdienen.

Zwischen den Bissen die Gabel hinlegen Wenn man zu schnell isst, kann der Körper die zugeführten Kalorien nicht registrieren und keine Botschaft ans Gehirn senden, dass er genug hat. Experten zufolge ist zu schnelles Essen ein Hauptgrund dafür, dass zu viel gegessen wird. Es kann bis zu 20 Minuten dauern, bis der Körper ein Sättigungsgefühl signalisiert. Indem man das Besteck zwischen den Bissen ablegt, kann man das Essen verlangsamen.

Kleinere Portionen essen Zu Hause können Sie die üblichen Portionen halbieren. Bevor Sie sich einen Nachschlag nehmen, sollten Sie sich nach der ersten Portion 5 Minuten entspannen. Konzentrieren Sie sich darauf, ob Sie wirklich noch Hunger haben. Wenn ja, essen Sie noch etwas, ansonsten stehen Sie vom Tisch auf.

Nur das essen, was einem wirklich schmeckt Wenn man Kalorien reduziert, zählt jeder Bissen. Daher sollte man nur das essen, was einem wirklich schmeckt.

Den Teller nicht unbedingt leer essen Anstatt eine Mahlzeit mit dem Vorhaben zu beginnen, alles aufzuessen, sollte das Ziel sein, den Hunger zu stillen. Sobald sich das Sättigungsgefühl einstellt, sollte man das Besteck hinlegen und vom Tisch aufstehen.

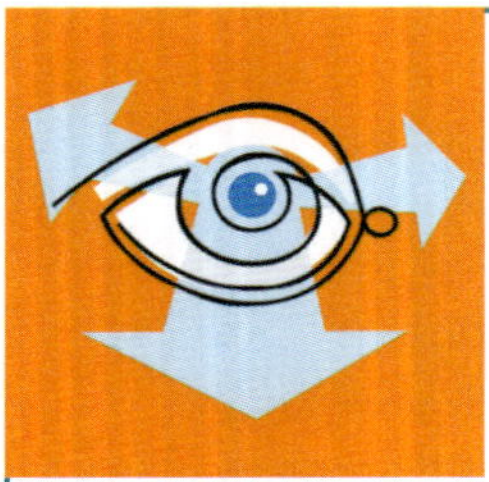

MEDIZIN DER ZUKUNFT

Stachelige Abnehmhilfe

Seit Jahrtausenden wird der Hoodia-Kaktus aus Südafrika von Buschmännern verwendet, um auf langen Jagdausflügen Hunger und Durst zu stillen. Eines Tages erweist er sich vielleicht als Segen für die abnehmwillige westliche Bevölkerung. Wissenschaftler untersuchten den Kaktus und isolierten den Wirkstoffextrakt P57, der den Appetit zügeln soll. Eine erste Studie des britischen Lizenznehmers mit 18 Teilnehmern verlief viel versprechend.

Nur essen, wenn sich der Hunger meldet

Wenn die Energiespeicher leer sind, sendet der Körper Signale in Form von Hunger als Erinnerung daran, dass es Zeit für die Kalorienaufnahme wird. Leider wartet man häufig nicht so lange ab, sondern isst auch ohne Hunger, etwa, weil gerade Essenszeit ist oder

FÜNF SCHMACKHAFTE ARTEN, KALORIEN ZU REDUZIEREN

Fettarme Nahrungsmittel müssen nicht fade schmecken. Kreative Köche wenden mehrere Tricks an, um das Essen auch ohne unnötige Fette bzw. Kalorien schmackhaft zu machen:

■ **Aromatische Zutaten** Ein alter Parmigiano Reggiano kostet etwas mehr als geriebener Parmesan, ist jedoch wesentlich aromatischer, sodass man weniger braucht, um ein Gericht schmackhaft zu machen. Geräucherter Mozzarella hat doppelt so viel Geschmack wie natürlicher, sodass ein kleines bisschen auf der Pizza reicht. Statt Hackfleisch in der Nudelsauce kann man eine gut gewürzte italienische Hartwurst kaufen und ein paar Scheiben hinzufügen, um ein fettärmeres Essen zu bekommen. Getrocknete Pilze erhöhen den Geschmack herzhafter Gerichte. Ein wenig Sherry oder Wein in Saucen verstärkt den Geschmack ohne zusätzliches Fett.

■ **Kräuter** Reichhaltig heißt nicht unbedingt fett. Experimente mit Kräutern und Gewürzen regen die Geschmacksnerven an. Verfeinern Sie z. B. Linsen- oder Gemüsesuppe mit frischem Oregano, Thymian und einem Lorbeerblatt. Rosinen oder Korinthen mit einigen asiatischen Gewürzen wie Kardamom oder Kreuzkümmel verwandeln Reis in ein exotisches Gericht. Rosmarin verleiht Hühnergerichten, Kartoffeln und gebratenem Gemüse eine besondere Note. Sind frische Kräuter schwer erhältlich oder zu teuer, kann man auch getrocknete verwenden oder selbst ein paar im Blumenkasten ziehen.

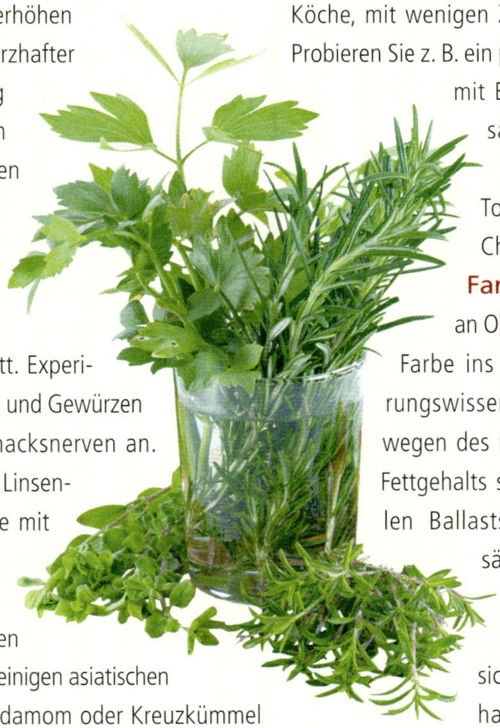

■ **Klein schneiden** Wenn man Zutaten in kleine Scheiben oder Würfel schneidet, steigert dies das Aroma und Volumen des Gerichts, was eine mittelgroße Portion größer erscheinen lässt. (Ein weiterer Trick, eine bescheidene Mahlzeit opulent erscheinen zu lassen, ist, sie auf einem kleinen Teller zu servieren.)

■ **Weniger ist mehr** In der traditionellen Mittelmeer- und asiatischen Küche war Fleisch nur schwer erhältlich. Daher lernten die Köche, mit wenigen Zutaten auszukommen. Probieren Sie z. B. ein paar Scheiben Hartwurst mit Bohnen in einer Nudelsauce oder zaubern Sie aus viel Gemüse und Tofu mit etwas Huhn eine Chinapfanne.

Farbenfroh Köche lieben an Obst und Gemüse, dass sie Farbe ins Essen bringen. Ernährungswissenschaftler schätzen sie wegen des niedrigen Kalorien- und Fettgehalts sowie aufgrund der vielen Ballaststoffe, die Mahlzeiten sättigender machen. Vom Eintopf bis zum Frühstücksomelett lassen sich viele Gerichte mit gehacktem Brokkoli, Mais, Spargel oder Tomatenscheiben aufpeppen.

aufgrund psychischer Auslöser. Wenn man z. B. im Kino immer Popcorn isst, hat man meist schon beim Kartenkauf Lust darauf – auch wenn man gerade erst zu Abend gegessen hat.

Nach Meinung von Experten haben viele Menschen mit Gewichtsproblemen nie ein echtes Hungergefühl kennen gelernt. Sie halten alle möglichen anderen Gefühle für Hunger, d. h. sie essen häufig, obwohl der Körper gar kein Hungergefühl signalisiert. In vielen Fällen sind psychische Auslöser wie Stress, Einsamkeit,

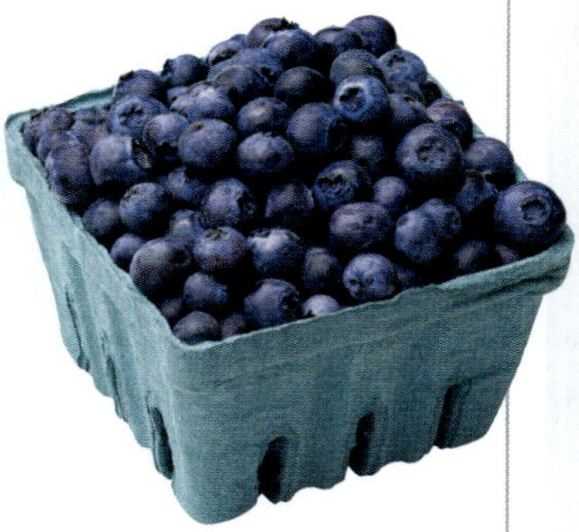

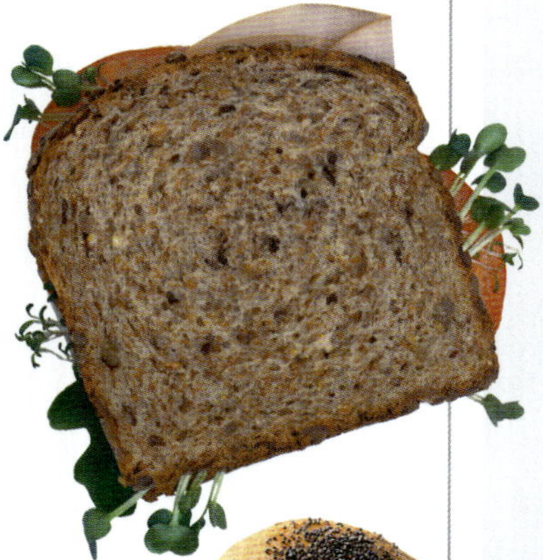

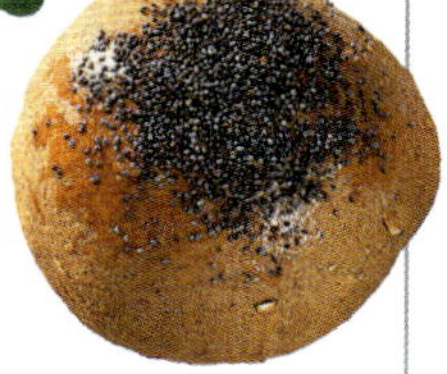

KALORIENARM ESSEN OHNE ZU HUNGERN

Wie viel kann man essen, ohne 1400 kcal pro Tag zu überschreiten? Klar ist: Sahnetorte oder Schokolade sind da nicht drin. Bei einem vernünftigen Speiseplan kann man sich aber drei sättigende Haupt- und zwei gesunde Zwischenmahlzeiten leisten. So könnte ein Tagesplan mit weniger als 1400 kcal aussehen:

NAHRUNGSMITTEL	PORTIONSGRÖSSE	KALORIEN (KCAL)
FRÜHSTÜCK		
Cornflakes	20 g	71
Fettarme Milch	125 ml	60
Heidelbeeren	35 g	20
Orangensaft	150 ml	50
ZWISCHENMAHLZEIT		
Apfel oder Birne	1 mittelgroße(r)	81
MITTAGESSEN		
Vollkornbrot mit Putenbrust, Salat und Tomate		275
Kalorienarmes Erfrischungsgetränk	200 ml	14
ZWISCHENMAHLZEIT		
Gemüsesaft	200 ml	35
Studentenfutter	30 g	145
ABENDESSEN		
Gebratene Putenbrust	1 Scheibe	196
Grüner Blattsalat mit 2 EL Vinaigrette		100
Grüne Bohnen und Karotten, in 1/2 TL Olivenöl leicht angebraten	150 g	100
Vollkornbrötchen	1 kleines	100
Sorbet	250 ml	150
GESAMT		**1397**

Wenn das Ziel 1200 kcal pro Tag sind, kann man z. B. das Studentenfutter durch 20 g schwarze Oliven (60 kcal) und das Sorbet durch 50 g Trauben (35 kcal) ersetzen.

Langeweile oder Angst die Ursache für übermäßiges Essen. Es gilt also, diesen Auslösern zu widerstehen und nur zu essen, wenn man wirklich hungrig ist. Dabei kann es helfen, zunächst einmal ein echtes Hungergefühl zu empfinden, indem man z. B. eine Mahlzeit auslässt. Beim echten Hunger fühlt sich der Magen leer an und man kann nur noch ans Essen denken.

Bei Appetit auf Lebensmittel wie Schokolade oder Salzgebäck handelt es sich nicht um echten Hunger, sondern in Wirklichkeit um ein psychisches Verlangen. Man sollte sich in diesem Fall ablenken, indem man z. B. einen Spaziergang oder Hausarbeit macht. Oft geht das Verlangen vorüber und man kann abwarten, bis der Körper ein echtes Hungergefühl signalisiert.

GUTER TIPP

Im Restaurant sollte man der Versuchung widerstehen, sich an Brot satt zu essen, bevor das Essen kommt. Wenn das bestellte Gericht dann für zwei reicht, sollte man gleich fragen, ob man die Hälfte mitnehmen kann. Noch ein Trick: Viel Wasser trinken. Oft isst man im Restaurant zu viel, nur damit Hände und Mund etwas zu tun haben. Ab und zu ein Schluck Wasser ist eine kalorienfreie Alternative.

Das Kalorienziel erreichen

Am Ende der zweiten Woche sollten Sie die tägliche Kalorienzufuhr noch einmal prüfen. Haben Sie Ihr Ziel erreicht, können Sie sich beglückwünschen. Wenn nicht, besteht kein Grund zur Resignation. Es stellt bereits einen Fortschritt dar, bewusster zu essen und den Kaloriengehalt der Mahlzeiten zu kennen. Sind Sie immer noch weit von einer geringeren Kalorienanzahl entfernt, sollten Sie folgende Ratschläge beherzigen:

- Prüfen Sie das Kalorientagebuch noch einmal. Streichen Sie mindestens drei Nahrungsmittel, am besten kalorienreiche Lebensmittel wie Süßigkeiten oder Salzgebäck.
- Reduzieren Sie drei Nahrungsmittel, indem Sie die Portionen verkleinern.
- Ersetzen Sie mindestens ein Nahrungsmittel durch ein kalorienärmeres. Enthält z. B. das Frühstücksmüsli mehr als 200 kcal pro Portion, ersetzen Sie dies durch Frühstückszerealien mit Puffreis o. Ä. mit unter 200 kcal pro Schüssel.
- Planen Sie für die kommende Woche mindestens eine zusätzliche Portion Gemüse pro Tag ein. Sie können das Gemüse garen oder ganz leicht in Oliven- oder Rapsöl anbraten. Die Ballaststoffe im Gemüse sättigen mit den wenigsten Kalorien, sodass man fett- und kalorienreicheren Nahrungsmitteln besser widerstehen kann.

3. Woche: Höherer Kalorienverbrauch

Nachdem man sich für eine kalorienbewusstere Ernährung entschieden hat, ist es an der Zeit, sich der anderen Seite der Kaloriengleichung zu widmen: dem Kalorienverbrauch. Den meisten Studien zufolge kann man am besten abnehmen und sein Gewicht halten, indem man eine Diät mit Sport verbindet. Aufgrund des zusätzlichen Kalorienverbrauchs durch Sport lässt sich die Kalorienzufuhr erhöhen, ohne dass man zunimmt. Der Vorteil: Man kann ausreichend essen.

Jede körperliche Aktivität ist geeignet. Die meisten Leute im Programm der bereits erwähnten National Weight Control Registry entscheiden sich für Walking. Im Durchschnitt verbrauchen die Teilnehmer, die erfolgreich abnehmen, 400 kcal pro Tag durch Bewegung. Bei einem Körpergewicht von rund 70 kg müsste man also täglich 6,5–8 km (etwa eine Stunde) walken.

Prüfen Sie noch einmal das Kalorien- und Bewegungstagebuch der letzten Woche und notieren Sie den täglichen Kalorienverbrauch in einer Tabelle. Nun errechnen Sie den Durchschnitt, indem Sie die täglich verbrauchten Kalorien addieren und durch sieben teilen. Ziehen Sie das Ergebnis von der Zahl 400 ab, um zu sehen, wie viele Kalorien Sie zusätzlich verbrauchen müssen, um das Ziel von 400 kcal pro Tag zu erreichen.

Diese Woche sollte jede noch so kurze Gelegenheit zum Kalorienverbrauch ergriffen werden, indem Sie z. B. Treppen steigen, statt mit dem Aufzug zu fahren. Nutzen Sie die Werbepausen im Fernsehen für Hampelmannsprünge oder Laufen auf der Stelle, statt die Zeit bewegungslos auf dem Sofa zu verbringen. Je anstrengender die Aktivität und je länger sie ausgeübt wird, desto mehr Kalorien werden verbraucht. Mithilfe des Kalorien- und Bewegungstagebuchs lassen sich Kalorienzufuhr und -verbrauch gut verfolgen.

GUTER TIPP

Die Pfunde purzeln nicht so schnell wie erhofft? Nicht aufgeben! Bei einigen dauert das Abnehmen länger als bei anderen. Selbst wenn die Zahlen auf der Waage nicht gefallen sind, wird durch mehr Bewegung Körperfett reduziert und in Muskelgewebe umgewandelt. Und das macht es leichter, das erreichte Gewicht zu halten, wenn man erst einmal abgenommen hat.

4. Woche: Am Ball bleiben

Am Anfang steht wieder die Prüfung des Kalorien- und Bewegungstagebuchs der letzten Woche und die Addition der zugeführten und verbrauchten Kalorien, um zu sehen, wie nah man dem

WIE MAN 400 KCAL VERBRENNT

Bei einem langen, schnellen Spaziergang verbrennt der Körper 400 kcal. Wenn man ihn zur täglichen Gewohnheit macht, reicht das schon. Doch man muss die 400 kcal nicht auf einmal verbrauchen. Hier ein paar Varianten für ein Körpergewicht von rund 70 kg.

BEWEGUNG	DAUER	KALORIEN
Walking	55 Minuten	400
		GESAMT 400
Walking	25 Minuten	180
Bürgersteig fegen	10 Minuten	50
Gartenarbeit	25 Minuten	150
Staubsaugen	5 Minuten	20
		GESAMT 400
Walking	25 Minuten	180
Aerobic	25 Minuten	180
Treppen steigen	5 Minuten	40
		GESAMT 400
Staubsaugen	15 Minuten	60
Gartenarbeit	15 Minuten	100
Bahnen schwimmen	30 Minuten	240
		GESAMT 400

Ziel ist. Wurden die vorgesehenen Zahlen nicht erreicht, sollten Sie überlegen, woran es lag, und sich dann ein paar Strategien zur Überwindung dieser Hindernisse überlegen. Einige Beispiele:

Keine Zeit für sportliche Aktivitäten Es gibt viele Möglichkeiten, Ruhephasen in aktive Phasen zu verwandeln. Man kann sich mit Freunden zu einem Spaziergang treffen anstatt zu telefonieren oder einen Hometrainer kaufen und während der Lieblingsfernsehsendung in die Pedale treten.

Probleme, immer zu notieren, was man isst Hier kann ein kleines Notizbuch hilfreich sein. Sie können es in die Tasche stecken und haben es so überall dabei.

Die vielen Restaurantbesuche Erkundigen Sie sich nach Restaurants, die leckere kalorienarme Gerichte anbieten, und belohnen Sie diese mit häufigen Besuchen.

Mit den vielen Veränderungen überfordert Anderen geht es genauso. Die meisten Menschen haben Probleme damit, zu viele Veränderungen auf einmal vorzunehmen. Am besten fängt man mit nur einer Umstellung an und wendet sich dann der nächsten zu.

Halten Sie sich auch immer wieder vor Augen: Es gibt gute und schlechte Tage – Zeiten, in denen es leicht fällt, ein Ziel konsequent

FAKTEN

Wird eine Diät nicht mit Bewegung kombiniert, reduziert sie nicht nur Fett, sondern auch Muskelmasse. Dies verlangsamt den Stoffwechsel, sodass der Körper weniger Kalorien verbrennt.

zu verfolgen, und Zeiten, in denen man es kaum schafft. Personen, die langfristige Erfolge erzielen, haben jedoch eines gemeinsam: Sie verfolgen trotz gelegentlicher Rückschläge konsequent ihr Ziel. Je stärker Ihr Entschluss, abzunehmen, desto wahrscheinlicher wird sich auch der erwünschte Erfolg einstellen.

AUS DER PRAXIS

Mit Ausdauer zum Abnehmerfolg

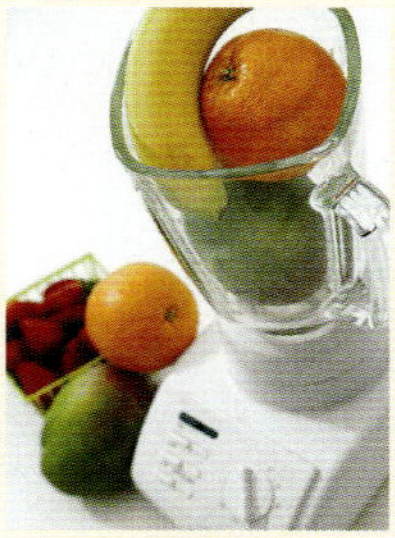

„Ich war schon immer ein wenig untersetzt", sagt Karin Hagen, 52. „Aber nach meinem 30. Geburtstag habe ich richtig zugenommen. Ich hatte aufgehört zu rauchen, und mein Stoffwechsel arbeitete langsamer. Dadurch nahm ich fast 3 kg pro Jahr zu. Mit 40 wog ich 90 kg. Eines Tages schaute ich in den Spiegel und schwor mir, mit 50 keine Gewichtsprobleme mehr zu haben."

Nicht nur ihr Aussehen beunruhigte sie. Sie hatte das Rauchen aufgegeben, um Herz und Lunge zu schonen. Jetzt wollte sie die Gesundheit ihres Herzens nicht durch Übergewicht gefährden. Zudem hatte sie in der letzten Zeit bemerkt, dass sie beim Wandern mit ihrem Mann viel stärker außer Atem kam. Frau Hagen, die immer wieder versucht hatte, ihre Schwester vom Rauchen abzubringen, schlug einen Handel vor: Wenn sie ihr Idealgewicht von 55 kg erreichen würde, müsste ihre Schwester das Rauchen aufgeben.

Zu dieser Zeit erfuhr Hagen von einer Abnehmstudie in ihrer Heimatstadt. Da sie jede Hilfe gebrauchen konnte, meldete sie sich an. Sie musste ihre tägliche Kalorienzufuhr auf rund 1000 kcal reduzieren. Außerdem sollte sie 15 km pro Woche walken und die Distanz allmählich auf 40 km pro Woche erhöhen.

Am Ende des ersten Monats hatte sie 4,5 kg abgenommen. Innerhalb von 8 Monaten hatte sie ihr Idealgewicht von 55 kg erreicht. Anschließend wechselte sie zu einer Diät mit 1800 kcal, um ihr Gewicht zu halten. Im Winter reduzierte sie auf 1400 kcal, da ihr körperliche Aktivitäten dann schwerer fallen. 2 Jahre nach Beginn des Programms hat sie immer noch ihr Zielgewicht. Ihr Ruhepuls, der auf fast 90 Schläge pro Minute angestiegen war, liegt jetzt bei 67 Schlägen. Ihr Blutdruck ist ebenfalls gesunken.

Wie lautet ihr Erfolgsrezept? „Man muss immer dranbleiben. Nach dem ersten Jahr hörte ich mit dem Kalorienzählen auf und nahm sofort wieder zu", sagt Karen. Ein weiteres Geheimnis: Sie lernte, mehr Obst und Gemüse zu essen. „Ich weiß, es klingt albern, aber ich habe tatsächlich gelernt, Obst und Gemüse in allen Zubereitungsarten zu mögen. Eigentlich esse ich jetzt noch lieber als früher, weil ich bewusst esse und das Essen genieße." Und ihr Erfolg hatte einen weiteren positiven Effekt: Ihre Schwester gab tatsächlich das Rauchen auf.

Ziele anpassen

Führen Sie auch in den kommenden Wochen über Kalorienzufuhr und -verbrauch Buch. Es kann sein, dass die Pfunde nach den ersten Abnehmerfolgen nicht mehr so leicht purzeln oder ein Gewichtsstillstand eintritt. Nicht aufgeben, das ist ganz normal.

Am besten entspannt man sich dann etwas, würdigt die erzielten Fortschritte und hält sich an die Kalorienziele. Nach einer Weile nimmt man dann wieder ab. Wenn nicht, erhöht man den Kalorienverbrauch durch 15 Minuten zusätzliche Bewegung pro Tag. Bei einem schnellen Spaziergang werden 75–100 kcal verbraucht. Oder Sie ziehen 100 kcal von der Diät ab, indem Sie eine Portion verkleinern oder eine Zwischenmahlzeit weglassen.

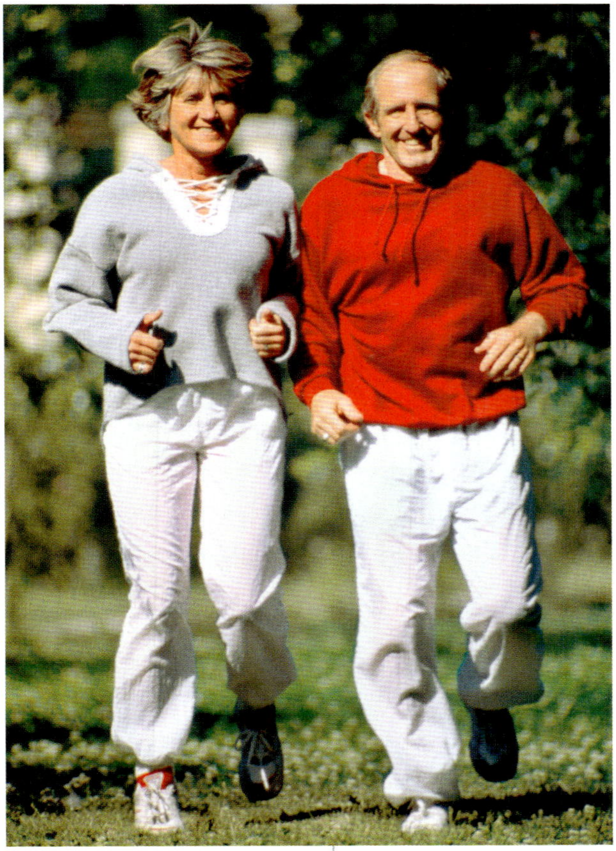

Ein Wandel zum gesünderen Lebensstil kann ein gutes Gefühl vermitteln: Man sieht sich als aktiven Menschen, der auf gesunde Ernährung achtet. Das neue Selbstbild hilft, am Ball zu bleiben.

Haben Sie das gewünschte Gewicht erreicht, können Sie die Diät erneut anpassen und dabei die Kalorienzufuhr allmählich erhöhen. Der Grund: Beim Abnehmen muss die Kalorienzufuhr geringer sein als der tatsächliche Bedarf, damit der Körper zur Energiegewinnung Fett verbrennt. Um das neue Gewicht zu halten, muss hingegen nur ein Gleichgewicht zwischen Kalorienzufuhr und -verbrauch gegeben sein. Daher kann die Kalorienzufuhr etwas erhöht werden. Die Menge ist abhängig vom Idealgewicht und davon, wie aktiv man ist. Frauen können im Schnitt 1800 kcal zu sich nehmen, ohne zuzunehmen, Männer 2100 kcal. Nimmt man wieder zu, ist mehr Bewegung und/oder eine geringere Kalorienzufuhr nötig.

Es ist normal, die Diät oder das Maß an Bewegung ab und zu anzupassen. Die meisten Menschen, die erfolgreich abgenommen haben, v. a. wenn sie viel Gewicht verloren haben, müssen auch weiterhin die Kalorien im Auge behalten und auf genügend Bewegung achten. (Deshalb ist es so wichtig, dass die gewählte Sportart Spaß macht und zum langfristigen Unternehmen wird!) Und keine Sorge, wenn das Gewicht in harten Zeiten ein wenig nach oben klettert. Wer schon einmal abgenommen hat, kann es wieder.

8

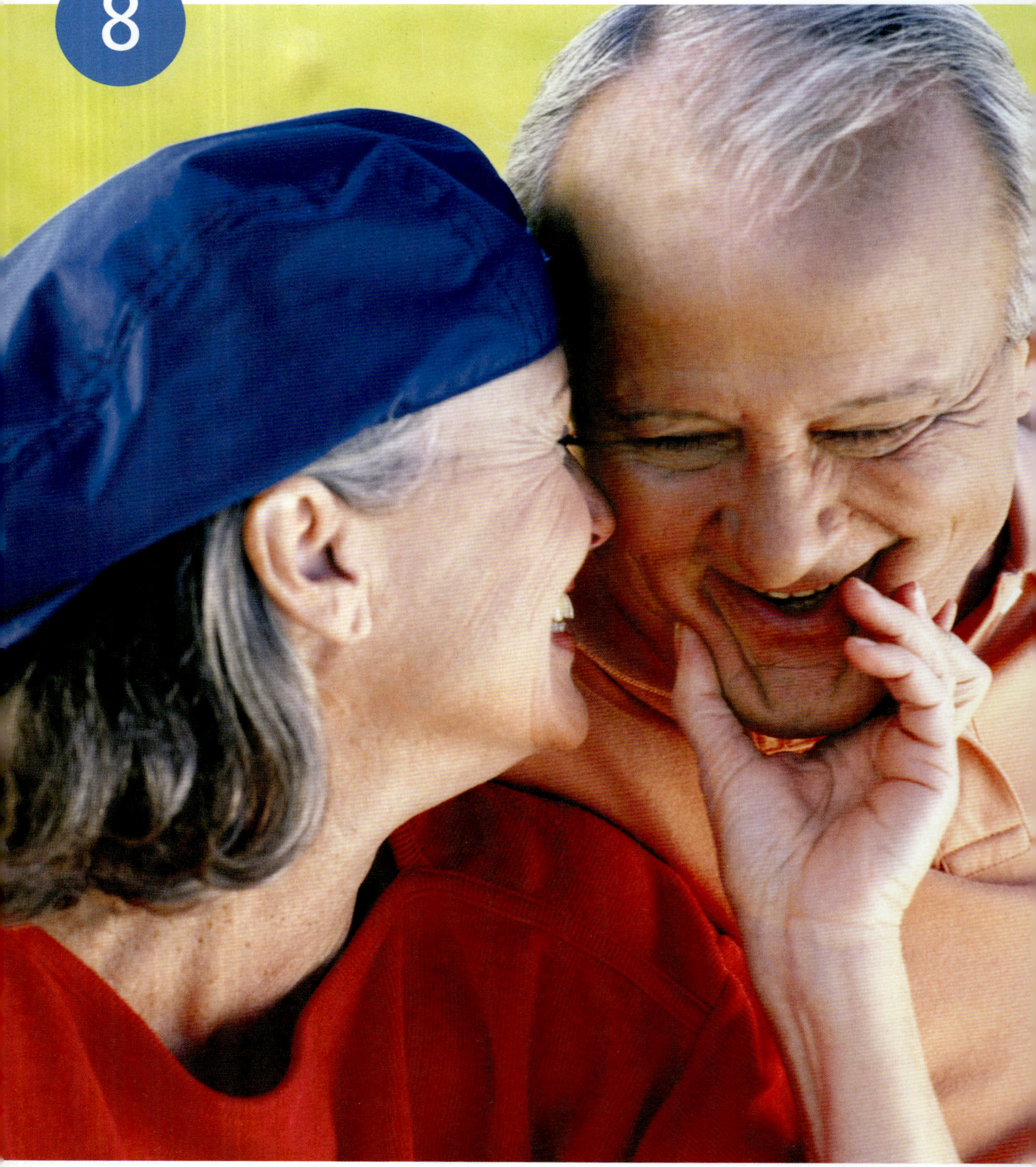

Stress vermeiden

Das Herz wird als Sitz der Gefühle interpretiert. Dies reflektiert auch die Sprache in Ausdrücken wie „mir ist das Herz schwer" für Trauer oder „das Herz auf der Zunge tragen" für Offenheit. Jetzt ergab die medizinische Forschung einen engen Zusammenhang zwischen Gefühlslage und Herzgesundheit. Wie wird das Herz also von der Stimmung beeinflusst?

Viele Studien belegen, dass negative Empfindungen wie Ärger oder Depressionen das Herzerkrankungsrisiko erhöhen. Depressive Menschen sind bis zu viermal so anfällig für einen Herzinfarkt wie Personen mit stabiler Gemütslage. Auch hat man beobachtet, dass Herzinfarkte häufig im Zusammenhang mit Trennungen oder Scheidungen auftreten. Ärger und Sorgen belasten das Herz.

Während negative Gefühle das Herz gefährden, scheinen positive stabilisierend zu wirken. Laut 2001 in der Fachzeitschrift *International Journal of Cardiology* veröffentlichten Erkenntnissen haben Menschen, die über die Wechselfälle des Lebens lachen können, ein geringeres Herzerkrankungsrisiko als jene, die nur selten lächeln. In einer anderen Studie wurden 600 Personen mit einer familiären Vorbelastung für Herzkrankheiten beobachtet. Das Risiko von Herzproblemen war bei Optimisten nur halb so hoch wie bei Pessimisten.

> „Menschen, die über die Wechselfälle des Lebens lachen können, haben ein geringeres Herzerkrankungsrisiko als jene, die nur selten lächeln."

Stress belastet das Herz

Worin besteht die Verbindung zwischen Herz und Seele? Es gibt zwar noch nicht auf alles eine Antwort, doch wird der Zusammenhang in einer körperlichen Reaktion vermutet. Bei Angst oder Bedrohung schaltet der Körper sozusagen einen Gang höher, um handeln zu können. Das Herz schlägt schneller, und der Blutdruck steigt. Das stark anregende Hormon Adrenalin wird in die Blutbahn ausgeschüttet. Gleichzeitig werden Glukose, Fett und Cholesterin ins Blut abgegeben, um eventuell benötigte zusätzliche Energie bereitzustellen. Chemische Veränderungen im Blut fördern die Blutgerinnung, um im Fall einer Verletzung die Blutung zu stoppen.

All diese Vorgänge gehören zur so genannten Kampf-oder-Flucht-Reaktion. Zu Beginn der menschlichen Evolution waren bei Gefahr Kampf oder Flucht meist die einzigen Alternativen. Auch heute noch kann diese Reaktion bei physischer Bedrohung, etwa

Stresssignale

- Erschöpfung
- Häufige Kopfschmerzen
- Schlaflosigkeit
- Appetitlosigkeit
- Verlust des Humors
- Reizbarkeit oder Wut
- Nervöse Unruhe
- Vermehrtes Essen und/oder Rauchen
- Bei anderen die Schuld suchen
- Schreien und Fluchen
- Gegenstände werfen
- Zittern der Hände
- Sorgen

bei einem Brand oder einem zu schnell herannahenden Auto, lebensrettend sein. Oft sind die Gefahren des modernen Lebens aber psychischer Natur, z. B. Sorgen um Arbeitsplatz, Familie oder Gesundheit. Diese Stressfaktoren können dieselben körperlichen Reaktionen auslösen wie physische Bedrohung. Wenn man in ständiger Angst oder Sorge lebt, so die Vermutung, kann die Stressreaktion das Herz schädigen. Herzrasen und erhöhter Blutdruck können zu Störungen im Blutkreislauf und zur Schädigung der Arterienwände führen, was z. B. Ablagerungen begünstigt. Dies wird durch die Abgabe von Blutzucker und Cholesterin ins Blut noch verstärkt.

Es ist bekannt, dass sowohl physischer als auch psychischer Stress bei Menschen mit koronaren Herzkrankheiten zu Angina pectoris oder sogar zum Herzinfarkt führen kann. Der Grund: Die Kombination aus Herzrasen und Blutdruckanstieg erhöht den Sauerstoffbedarf des Herzens. Sind die Herzkranzgefäße jedoch verengt, können sie kein zusätzliches Blut transportieren. Die Folge: Schmerzen in der Brust. Bei Stress wird u. a. Fibrin ausgeschüttet, ein Stoff, der die Blutgerinnung fördert, was zu einem Blutgerinnsel in den Herzkranzgefäßen und damit zum Herzinfarkt führen kann. Besteht bereits eine koronare Herzkrankheit, treten Angina-pectoris-Anfälle bzw. ein Infarkt oft während oder nach Stressphasen auf.

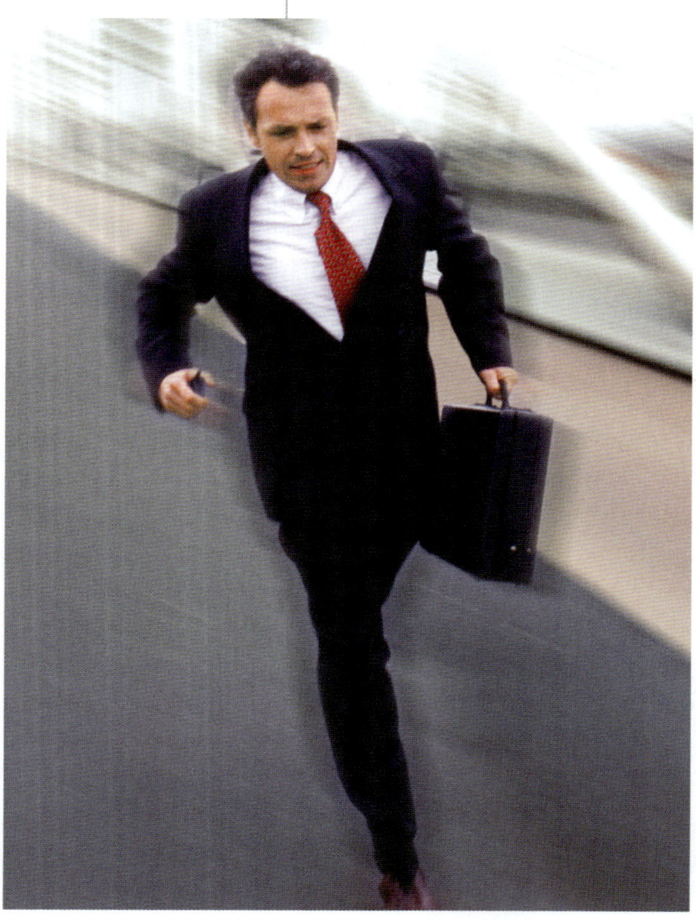

An der Universität von Kalifornien in San Diego wurde ein interessantes Experiment durchgeführt, um den Zusammenhang zwischen Angst und Herzinfarkten zu testen. Man listete alle Todesfälle auf, die zwischen 1973 und 1998 am Vierten eines jeden Monats aufgetreten waren. Der Vierte wurde deshalb gewählt, weil die Zahl Vier nach Auffassung vieler Chinesen und Japaner Unglück bringt. Und tatsächlich war die Zahl der

SIND SIE EIN HITZKOPF?

Sind Ihre Stressreaktionen ein Risiko für Ihr Herz? Stellen Sie sich vor, Sie wären in folgenden Situationen. Auch wenn sie nicht auf Ihre Lebenssituation zutreffen, sollten Sie überlegen, ob Sie in der beschriebenen Art und Weise reagieren würden.

- Zwischen 10 und 12 Uhr sollte die neue Spülmaschine geliefert werden. Jetzt ist es 14 Uhr. Sie haben zweimal angerufen und eine Nachricht hinterlassen, wurden aber nicht zurückgerufen. Ihr Herz rast und Ihr Magen zieht sich vor Ärger zusammen.
  Ja ■ Nein ■

- Sie haben sich mit zwei Freunden vor dem Konzert zum Abendessen verabredet. Die beiden sind schon 15 Minuten zu spät. Wenn sie nicht bald kommen, bleibt keine Zeit mehr, zu essen und rechtzeitig ins Konzert zu kommen. Als die beiden kommen, sind Sie so wütend, dass Sie das Essen nicht mehr genießen können.
  Ja ■ Nein ■

- Sie möchten etwas am Schreibtisch erledigen. Ihr Partner unterbricht Sie ständig. Dann reicht es Ihnen. Sie sagen wütend, dass Sie Ihre Ruhe haben wollen.
  Ja ■ Nein ■

- Ihr Chef hat Ihnen hart zugesetzt, weil Sie nicht vorbereitet waren. Anschließend sind Sie so wütend, dass Sie zittrige Hände und Schweißausbrüche haben. Sie überlegen sogar, wie Sie sich an ihm rächen könnten.
  Ja ■ Nein ■

- Sie erhoffen sich Unterstützung und Ermutigung, doch Ihr Partner behandelt Sie kühl. Anstatt etwas zu sagen, kochen Sie innerlich vor Wut über diese Reaktion und nehmen es Ihrem Partner übel.
  Ja ■ Nein ■

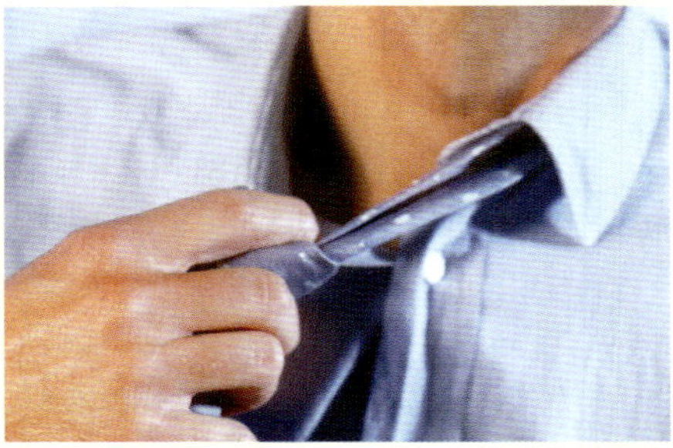

- Sie haben zwei Freunde zum Abendessen eingeladen. Die beiden sagen in letzter Minute ab, weil sie sich nicht wohl fühlen. Das Essen ist fast fertig, der Tisch ist gedeckt. Sie spüren buchstäblich, wie Ihr Blutdruck steigt, und schwören sich, die beiden nie mehr wieder zu sehen. Ja ■ Nein ■

- Das Paar vor Ihnen im Kino unterhält sich so laut, dass Sie sich gestört fühlen. Sie könnten sich woanders hinsetzen. Stattdessen regen Sie sich darüber so auf, dass Sie sich nach vorn beugen und die beiden wütend auffordern, den Mund zu halten.
  Ja ■ Nein ■

- Sie sind mitten in einem Telefongespräch, als Ihr Freund Sie in die Warteschleife schaltet, um einen anderen Anruf anzunehmen. 30 Sekunden vergehen, dann eine Minute, und Sie spüren förmlich, wie der Ärger in Ihnen aufsteigt. Schließlich reicht es Ihnen, und Sie legen wutentbrannt auf.
  Ja ■ Nein ■

Auswertung: Wenn Sie fünf oder mehr Aussagen mit „Ja" beantwortet haben, sind Sie ein Hitzkopf. Anstatt ruhig und geduldig zu bleiben, reagieren Sie wütend. Das Herz schlägt schneller und die Muskeln spannen sich an. Je öfter Sie mit „Ja" geantwortet haben, desto wichtiger ist es für Sie, Entspannungsmöglichkeiten zu nutzen.

Todesfälle durch Herzkrankheiten an diesem Tag des Monats bei den Chinesen und Japanern besonders hoch, bei den Amerikanern dagegen nicht. Bei den Patienten chinesischer und japanischer Herkunft war die Todesrate am Vierten des Monats fast 50 % höher als an jedem anderen Tag. Selbst Ängste, die andere als Aberglaube abtun, können also das Herzinfarktrisiko erhöhen.

Die Persönlichkeit als Risikofaktor

Jeder empfindet irgendwann einmal Stress. Unerfreuliche Dinge passieren nun einmal. Nicht jeder wird davon jedoch herzkrank, sodass sich die Frage stellt, warum manche Menschen besonders anfällig sind. Auch hier gibt es noch nicht auf alles eine Antwort, doch scheinen bestimmte Charakterzüge das Risiko zu erhöhen. Die typische Persönlichkeit, die zu Herzerkrankungen neigt, wird als Typ A bezeichnet. Personen vom Typ A sind nicht nur ehrgeizig, sondern geradezu besessen vom Erfolg. Und da ihnen dabei nichts in die Quere kommen darf, reagieren sie häufig aggressiv oder sogar feindselig. Sie sind ungeduldig, leicht reizbar und schnell verärgert. Da sie sich ständig in Eile befinden, machen sie oft mehrere Dinge gleichzeitig. Sie telefonieren beispielsweise beim Autofahren oder lesen während des Essens Geschäftsberichte.

FAKTEN

Das häufigste Ereignis, das einem Herzinfarkt vorausgeht, ist ein psychisch aufwühlendes Erlebnis – insbesondere, wenn es mit Ärger einhergeht.

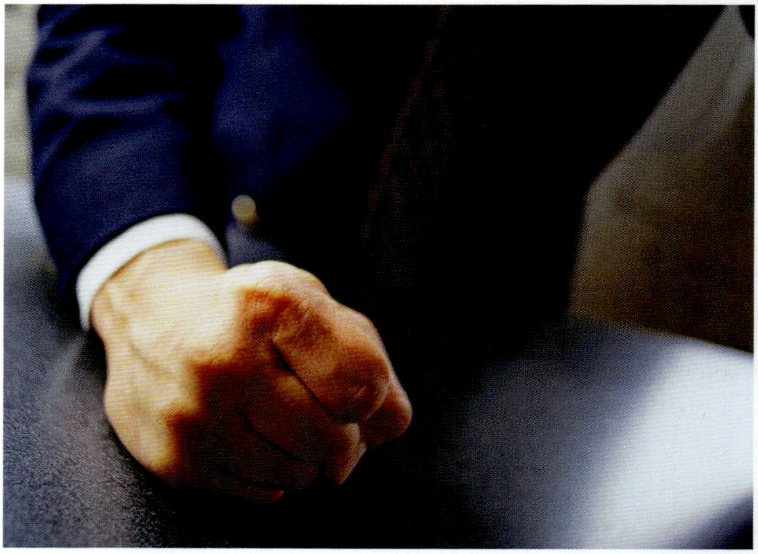

Einigen Studien zufolge setzt die Typ-A-Persönlichkeit ihr Herz einer gefährlichen Belastung aus, indem sie auf sich und andere starken Druck ausübt. Eine Studie mit 1305 Männern ergab, dass bei jenen mit der höchsten Punktzahl in einem Test zu Typ-A-Persönlichkeitsmerkmalen in den folgenden 7 Jahren ein dreimal höheres Herzinfarktrisiko bestand als bei den Männern mit niedriger Punktzahl. Obwohl die meisten Studien zum Typ-A-Verhalten mit Männern durchgeführt wurden, gibt es auch einige Untersuchungen, die ähnliche Ergebnisse bei Frauen ergaben.

Eine Auswertung thematisch vergleichbarer Studien zu Typ-A-Verhalten und Arteriosklerose der Herzkranzgefäße konnte das Typ-A-Verhalten neben Bluthochdruck und erhöhten LDL-Werten hoch signifikant als Risikofaktor für die koronare Herzkrankheit ausweisen.

Neues aus der Forschung

Einen kühlen Kopf zu bewahren, kann laut den Ergebnissen eines Programms zur Verhinderung eines weiteren Herzinfarkts in San Francisco lebensrettend sein. Herzinfarktpatienten, die zu Typ-A-Verhalten neigten, wurden in zwei Gruppen eingeteilt: Beide Gruppen erhielten eine Standard-Ernährungs- und Sportberatung. Eine Gruppe durchlief zudem ein Stressbewältigungsprogramm, bei dem die Teilnehmer lernten, sich bei starkem Stress körperlich und psychisch zu entspannen. Darüber hinaus übten sie in Rollenspielen Stressbewältigungsstrategien. Viereinhalb Jahre später zeigte sich, dass in der Stressbewältigungsgruppe nur halb so viele Herzinfarkte aufgetreten waren wie in der Kontrollgruppe.

Hitzköpfe aufgepasst!

Viele Forscher sind jedoch nicht sicher, ob das Typ-A-Verhalten selbst das Problem ist. Die Gefahr geht vermutlich nur von einem Aspekt der Typ-A-Persönlichkeit aus: Feindseligkeit bzw. Ärger beim geringsten Anlass. Beispiele hierfür sind z. B. Personen, die einem langsameren Auto sofort dicht auffahren, hupen und fluchen oder einem Kollegen gegenüber sofort aggressiv werden, der unverschuldet zu spät zu einer wichtigen Besprechung kommt.

Eine Studie mit 12 986 Männern und Frauen ergab, dass das Risiko von koronaren Herzkrankheiten bei Personen, die in einem Standardtest zur Messung von Ärger eine hohe Punktzahl hatten, mehr als doppelt so hoch ist wie bei denjenigen mit niedriger Punktzahl. Chronischer Ärger bewirkt mit der Zeit ein fast ebenso hohes Risiko wie Rauchen. Redford B. Williams, Kardiologe an der medizinischen Fakultät der Duke Universität in Durham, fand heraus, dass 25-jährige Ärzte, die in einem Test zur Feindseligkeit in der oberen Hälfte lagen, bis zum 50. Lebensjahr 4- bis 5-mal häufiger herzkrank wurden als Ärzte mit niedrigerer Punktzahl.

Wie belastet Ärger das Herz? Ein möglicher Grund ist, dass er die Herzfrequenz und den Blutdruck erhöht. Außerdem fand man kürzlich an der Universität von Ohio heraus, dass bei sehr feindseligen

AUS DER PRAXIS

Stressbewältigung durch Beten

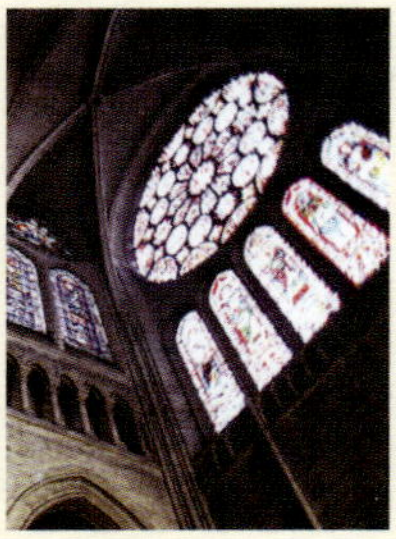

Tatsache ist, dass ihr Blutdruck zu hoch war und die Cholesterinwerte im Risikobereich lagen. Doch Josefine Schmidt ist überzeugt, dass die wahre Ursache ihrer Herzkrankheit zu viel Stress war.

„Ich habe schon immer dazu geneigt, mir Sorgen zu machen", berichtet die Sonderschullehrerin aus Köln, die in den letzten Jahren oft familiäre Probleme hatte. Als vor ein paar Jahren bei einer ihrer Töchter einige Probleme auftraten, mussten sie und ihr Mann einen ihrer Enkel zu sich nehmen – gerade als sie in Rente gehen wollten.

„Glauben Sie mir, es ist nicht leicht", sagt Frau Schmidt. „Manchmal bin ich so gestresst und stehe derart unter Druck, dass ich Depressionen bekomme und nur schwer wieder herausfinde. Ab und zu kann ich fast spüren, wie all die Sorgen mein Herz belasten."

Eines Tages bekam sie auf dem Heimweg Schmerzen in der Brust, die wieder abklangen, als sie sich hinsetzte und ausruhte. Als sie am nächsten Tag einen weiteren heftigen Schmerzanfall erlitt, ließ sie sich im Krankenhaus untersuchen. Die Diagnose: Angina pectoris.

„Ich bekam Nitroglyzerintabletten, und eine Weile dachte ich, alles sei wieder in Ordnung", sagt sie. „Aber immer wenn ich unter Stress stand, hatte ich wieder Angina pectoris." Während einer Geburtstagsparty für ihren Enkel hatte sie erneut eine Schmerzattacke, diesmal schlimmer als zuvor. Im Krankenhaus wurde eine Angiographie (eine Röntgenuntersuchung, bei der die Herzkranzarterien mithilfe eines Kontrastmittels sichtbar gemacht werden) durchgeführt. Es stellte sich heraus, dass eine Arterie erheblich verstopft war.

Heute fühlt sie sich dank einer Angioplastie, einem Verfahren zur Aufdehnung verstopfter Arterien, um 100 % besser. Damit es so bleibt, achtet sie auf eine gesunde Ernährung mit viel Obst und Gemüse sowie möglichst viel Bewegung. Außerdem versucht sie, ihr Gewicht niedrig zu halten. „Das Wichtigste für mein Herz ist allerdings", sagt sie, „mich nicht mehr vom Stress überwältigen zu lassen."

Josefine Schmidt gibt zu, dass das nicht leicht ist. Es gibt immer noch Tage, an denen sie sich unter dem Druck der familiären Probleme ausgebrannt fühlt, und sie wird manchmal immer noch depressiv. „Aber wenn es wieder mal besonders schlimm ist, versuche ich langsamer zu machen, tief durchzuatmen und die Dinge aus der richtigen Perspektive zu sehen. Wenn es etwas ist, was ich ändern kann, probiere ich es, wenn nicht, lasse ich es."

Das beste Mittel gegen Stress ist für Josefine Schmidt das Beten. „Manche meditieren, andere machen Yoga. Ich bete. Ich bin nicht besonders religiös, habe aber einen starken Glauben. Ich habe ein Gebet, das ich mir immer wieder vorsage, wenn ich zu viel Druck habe", sagt sie. „Das Beten hilft mir, die Sorgen wegzuschieben und Kraft zu schöpfen, wenn mir alles zu viel wird."

Männern und Frauen das Homozystein erhöht war. Dies ist ein chemischer Stoff im Blut, der in engem Zusammenhang mit koronaren Herzkrankheiten steht. Laut einer im Jahr 2001 veröffentlichten Studie der Universität Pittsburgh hatten Frauen, die bei Tests zum Ärgerverhalten hohe Punktzahlen erreichten, ein mindestens viermal höheres Risiko von zu hohen LDL- und zu niedrigen HDL-Werten – beides Risikofaktoren für Herzerkrankungen. Zudem fördert Ärger die Blutgerinnung.

Die Gefahren der Depression

Wie Stress, Angst und Ärger können auch Depressionen das Herz belasten. Depressive oder einsame Menschen tragen ein vierfach höheres Risiko, koronare Herzkrankheiten zu entwickeln. Für chronisch Niedergeschlagene besteht eine höhere Wahrscheinlichkeit, einen Herzinfarkt zu erleiden oder an der Krankheit zu sterben. Eine schwedische Studie mit 275 Männern und Frauen, die bereits einen Herzinfarkt erlitten hatten, ergab, dass für jene Personen, die in Tests zu Depressionen im oberen Bereich lagen, ein dreimal höheres Risiko bestand, innerhalb der folgenden 10 Jahre an einer Herzkrankheit zu sterben, als für die fröhlicher Gestimmten.

Man weiß bisher nicht genau, auf welche Weise Traurigkeit und Verzweiflung das Herz schädigen. Es wird u. a. vermutet, dass die Depressionen selbst den Stressfaktor darstellen. Außerdem nimmt man an, dass Depressive in vielen Fällen nicht so gut für sich selbst sorgen. Eine neuere amerikanische Studie ergab, dass unter den Betroffenen im Vergleich zum Durchschnitt beispielsweise fast dreimal so viele Raucher waren. Laut einer Johns-Hopkins-Studie aus dem Jahr 2001 stellen depressive und in Bezug auf ihre Gesundheit pessimistische Herzinfarktpatienten ihre Ernährung und Lebensweise ihrem Herzen zuliebe nicht so häufig um wie fröhlichere.

Neues aus der Forschung

Stress kann die Herzfrequenz erhöhen und die Blutgefäße verengen, was Bluthochdruck begünstigt. Langsame, tiefe Atmung wirkt dem entgegen. Sie lässt sich durch ein neues Gerät unterstützen, das wie ein tragbarer CD-Player aussieht: Ein Prozessor, der an der Taille getragen wird, analysiert das Atmungsmuster. Dann komponiert ein Synthesizer Musik, zu der 15 Minuten Atemübungen gemacht werden, um die Atemfrequenz zu senken. Klinische Tests verliefen erfolgreich, die amerikanische Gesundheitsbehörde (FDA) hat das Gerät bereits als Zusatzbehandlung bei Bluthochdruck anerkannt.

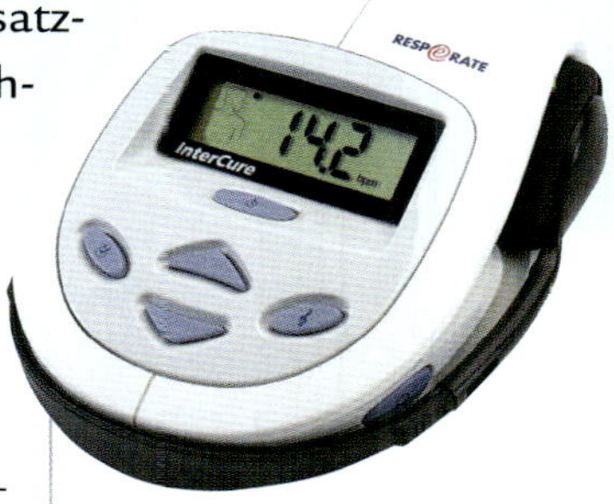

Zu den Symptomen einer Depression zählen konstante Traurigkeit, mangelnde Lebensfreude, Abgeschlagenheit, Schlaflosigkeit (v. a. verfrühtes Aufwachen), Gewichtsverlust oder -zunahme, Konzentrationsprobleme und Hoffnungslosigkeit. Wer bei sich selbst eine Depression vermutet, sollte zum Arzt gehen. Eine Psychotherapie und/oder Antidepressiva können helfen.

Das Herz vor Stress schützen

Nicht jeder Pessimist bzw. Hitzkopf wird zwingend herzkrank. Und nicht jeder, der viel Stress hat, kann ihn nicht bewältigen. Gewinnen diese Emotionen jedoch die Oberhand, ist es Zeit, etwas zu tun.

Die Persönlichkeit lässt sich zwar nicht ändern, doch kann man lernen, mit Situationen anders umzugehen. Zunächst muss man erkennen, wann Stress zum Problem wird. Schlafstörungen, mangelnde Lebensfreude und ständige Müdigkeit können Anzeichen für chronischen Stress sein. (Um andere Krankheiten auszuschließen, sollte man die Symptome einem Arzt schildern.)

„Streichen Sie Aktivitäten aus dem Terminkalender, auf die Sie verzichten können."

Als Nächstes sollte man die Hauptverursacher von Stress herausfinden. (Bei Ängstlichkeit unbekannter Ursache, die so intensiv ist, dass sie den Alltag beeinträchtigt, kann es sich um eine generalisierte Angststörung handeln, die mit Medikamenten und/oder Psychotherapie behandelbar ist.) Dann geht es darum, welche Ursachen sich beseitigen oder mildern lassen.

Stress direkt angehen

Bei Geldsorgen kommt man nicht umhin, seine Finanzen neu zu organisieren oder zu sparen. Bei Spannungen in der Partnerschaft sollte man sich überlegen, wie man sie abbauen kann, und dies dann auch tun. Oft hilft schon ein einziger Schritt in Richtung Ursachenbehebung, um wieder das Gefühl der Kontrolle über die Situation zu bekommen. Und vielleicht ergibt sich daraus ganz automatisch ein zweiter Schritt.

Unordnung im Haus kann viel Ärger bereiten, z. B. wenn man nicht das findet, was man sucht. Zur Vorbeugung kann man z. B. Ablagesysteme für Rechnungen, Papierkram und Briefe anlegen sowie bestimmte Aufgaben an die Kinder verteilen. Selbst etwas so Einfaches wie die Entscheidung, wo man die Auto- und Hausschlüssel aufbewahrt, etwa in einer Schale auf der Kommode oder im Schlüsselschränkchen, kann das Leben etwas stressfreier gestalten. Man muss die Entscheidung nur umsetzen.

Sind zu viele Termine oder Verpflichtungen das Problem, sollten Sie die Verantwortung für Ihre Zeit aktiv übernehmen. Prüfen Sie Ihren Terminkalender und streichen Sie Aktivitäten, auf die Sie verzichten können, oder delegieren Sie Verpflichtungen, die von jemand anderem übernommen werden können.

Bewältigungsstrategien

Natürlich gibt es bestimmte Stressursachen, die sich nicht beseitigen lassen. Man benötigt also auch ein paar Bewältigungsstrategien. Zur Erinnerung: Nicht die Situation an sich schadet der Gesundheit, sondern Ihre Reaktion darauf. Und so fangen Sie am besten an, um die nächste Stresssituation besser zu bewältigen.

1. Langsamer machen Ursprünglich nannte man das Typ-A-Verhalten Hektiksyndrom, da die Betroffenen häufig alles schneller machen als entspanntere Menschen. Entspannung lässt sich fördern, indem man Dinge langsamer tut, also z. B. langsamer geht, fährt und sich mehr Zeit für die Mahlzeiten nimmt. Wenn Sie das nächste Mal in Hektik geraten, sollten sie innehalten, tief durchatmen und langsamer machen.

2. Nicht so streng zu sich selbst sein Viele machen sich selbst Stress, indem sie in absoluten Begriffen wie „nie“ oder „immer“

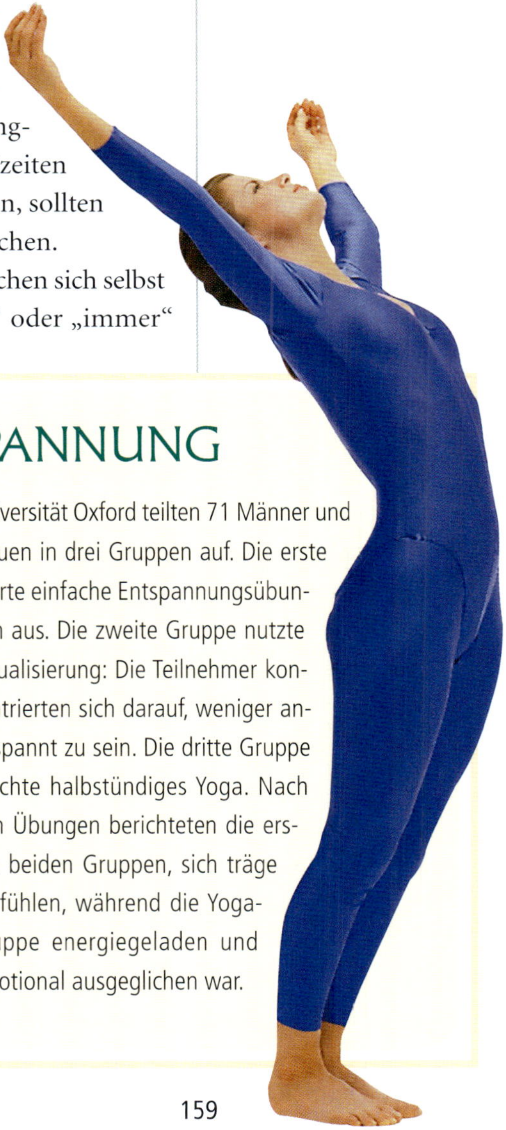

SANFTE ENTSPANNUNG

Fühlen Sie sich gestresst? Dann könnte ein Yogakurs die Lösung sein. Sportwissenschaftler wissen schon lange, dass Yoga eine hervorragende Methode ist, die Muskeln zu dehnen und den Gleichgewichtssinn zu verbessern. Psychologen zeigten nun, dass es auch gegen Sorgen wirkt. Forscher der Universität Würzburg untersuchten 12 Frauen vor, während und nach einem 60-minütigen Yogakurs: Während des Kurses fiel die Herzfrequenz erheblich. Auch fühlten sich die Frauen weniger gereizt.

Yoga kann eine gute Methode sein, das Wohlbefinden zu steigern. Psychologen an der Universität Oxford teilten 71 Männer und Frauen in drei Gruppen auf. Die erste führte einfache Entspannungsübungen aus. Die zweite Gruppe nutzte Visualisierung: Die Teilnehmer konzentrierten sich darauf, weniger angespannt zu sein. Die dritte Gruppe machte halbstündiges Yoga. Nach den Übungen berichteten die ersten beiden Gruppen, sich träge zu fühlen, während die Yogagruppe energiegeladen und emotional ausgeglichen war.

denken. „Ich hätte das nie tun sollen." „Sie kommt immer zu spät, wenn wir irgendwohin müssen." Wer sich bei solchen Absolutismen ertappt, sollte sich erst einmal beruhigen und darauf konzentrieren, diese irrationalen Gedanken durch vernünftigere zu ersetzen. Es geht nicht immer alles schief. Vielmehr geht bei jedem manchmal etwas schief und jeder muss sich dann derselben Herausforderung stellen: Die Sache in Ordnung bringen und weitermachen.

3. Auf sich beruhen lassen Beim nächsten Stress oder Ärger sollten Sie versuchen, Abstand zu gewinnen. Fragen Sie sich, ob die Sache die Aufregung wert ist. Wenn nicht, lassen Sie sie auf sich

BRENNPUNKT

Die heilende Kraft der Vergebung

Es gibt wohl kaum jemanden, der nicht schon einmal von jemandem verletzt wurde, und vielen fällt es schwer, über den Schmerz hinwegzukommen. Gemeine Bemerkungen, absichtlich verletzende Handlungen und körperliche Gewalt können zu dauerhaftem psychischem Leid führen. Forschungen ergaben, dass Groll das Herz belasten kann. Die Befreiung von dieser Wut durch Verzeihen kann zur Entlastung beitragen.

Der neueste Beweis stammt aus einer Studie des Hope College in Michigan. Freiwillige sollten an jemanden denken, der sie verletzt hatte. Als sie an die Gründe dachten, die zu ihrer Wut und Verletztheit geführt hatten, zeigten Tests einen Anstieg von Blutdruck, Herzfrequenz und Muskelspannung – dieselben psychischen Stressreaktionen, die bei koronaren Herzkrankheiten Angina pectoris auslösen und auch bei Gesunden die Arterien schädigen können. Als sich die Teilnehmer jedoch vorstellten, der Person zu verzeihen, zeigten die Tests einen wesentlich geringeren Anstieg der Herz-Kreislauf-Werte.

Es ist jedoch noch nicht belegt, dass Menschen, die besser verzeihen können, weniger anfällig für Herzkrankheiten sind – oder dass der Akt des Vergebens vor einem Herzinfarkt schützt. Eine 2001 von der Universität von Michigan durchgeführte Befragung von 1400 Personen ergab freilich, dass sich jene Befragten, die einem Menschen verziehen hatten, insgesamt gesünder fühlten als diejenigen, die noch nie jemandem verziehen hatten.

„Irren ist menschlich, vergeben göttlich", schrieb der Dichter Alexander Pope im 18. Jh. Dies gilt auch heute noch. In der Studie der Universität von Michigan gaben nur 52 % der Befragten an, einem „ihrer Schuldiger" vergeben zu haben. 75 % glaubten hingegen daran, dass Gott ihnen vergangene Sünden vergeben habe.

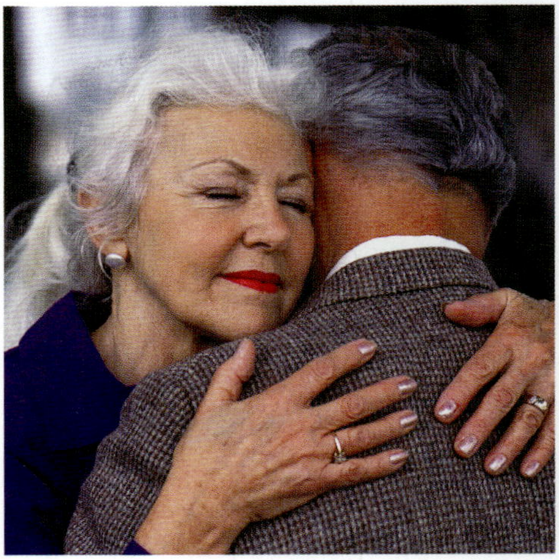

beruhen. Wenn Sie die Wut in sich aufsteigen spüren: Von zehn rückwärts zählen, tief ein- und ausatmen und darauf konzentrieren, den Ärger bei jedem Ausatmen herauszulassen.

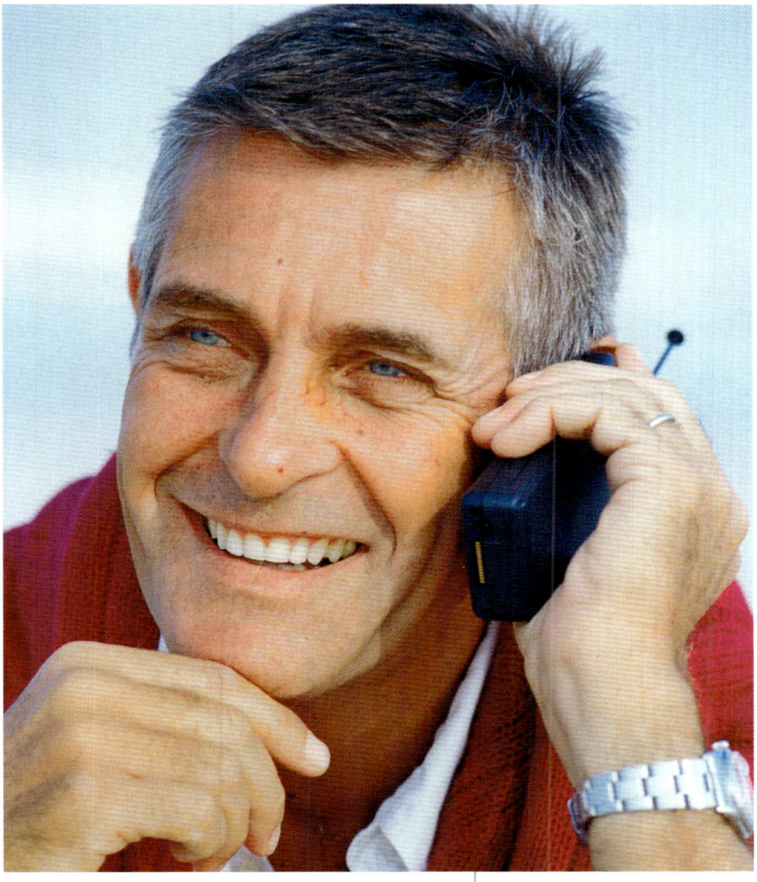

4. Sich ablenken Man kann sich von nagenden Gedanken und Ärgernissen befreien, indem man sie durch etwas Positives ersetzt. Rufen Sie Freunde an, hören Sie Musik, nehmen Sie ein Bad oder lesen Sie ein Buch. Ein Hobby, das volle Konzentration erfordert, ist ein idealer Gegenpol zu Stress. Viele empfinden z. B. Gartenarbeit als gute Therapie.

5. Sich bewegen Mehreren Studien zufolge trägt körperliche Aktivität zur Stress- und Angstreduktion bei und kann sogar ein wirksames Mittel gegen leichte bis mittelschwere Depressionen sein. In einer Studie von 1998 führten 38 Männer und 35 Frauen ein Bewegungs-, Stimmungs- und Stresstagebuch. Sie fühlten sich an jenen Tagen, an denen sie Sport trieben, weniger gestresst als an sportfreien Tagen. Sogar als Stressfaktoren auftraten, machten sich die Teilnehmer an den Sporttagen weniger Sorgen. Sport fördert darüber hinaus einen gesunden Schlaf.

6. Mit Freunden reden Wenn man Zeit mit Freunden verbringt, lenkt das nicht nur von Sorgen ab, es kann sogar Leben retten. Schwedische Forscher berichteten kürzlich, dass bei Menschen mit einem starken sozialen Netz die Wahrscheinlichkeit, an den Folgen eines Herzinfarkts zu sterben, nur ein Drittel so hoch ist wie bei einsamen Menschen. Wenn Sie keinen Freundeskreis haben, an den Sie sich wenden können, sollten Sie versuchen, neue Bekannte zu gewinnen, indem Sie z. B. einem Verein beitreten.

Grund zum Lachen

Auf der Suche nach befreiender Komik? Ein paar Filmtipps:

- *Das Appartement* (1960)
- *Der Clou* (1973)
- *Der Herr mit der schwarzen Melone* (1960)
- *Der Stadtneurotiker* (1977)
- *Die Feuerzangenbowle* (1944)
- *Die Marx-Brothers im Krieg* (1933)
- *Drei Männer im Schnee* (1955)
- *Dr. Seltsam oder Wie ich lernte, die Bombe zu lieben* (1964)
- *Ein Fisch namens Wanda* (1988)
- *Leoparden küsst man nicht* (1938)
- *Männer* (1985)
- *Manche mögen's heiß* (1959)
- *Ödipussi* (1988)
- *Pappa Ante Portas* (1991)
- *Shrek – Der tollkühne Held* (2001)
- *Tootsie* (1982)

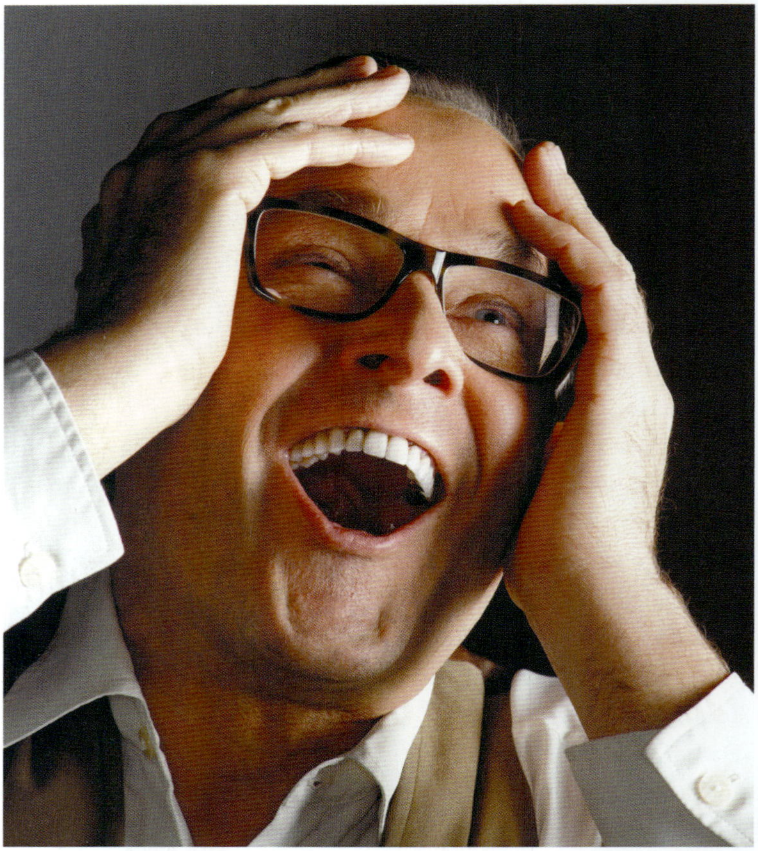

7. Lachen Lachen ist die beste Medizin, so ein Sprichwort. Tatsächlich kann die Fähigkeit, auch über die Widrigkeiten des Lebens zu lachen, Herzerkrankungen vorbeugen. In einer 2001 veröffentlichten Studie wurde bei 300 Freiwilligen die Bereitschaft getestet, über Alltagssituationen, überraschende Ereignisse oder bei Treffen mit Freunden zu lachen. Teilnehmer, die viel lachten, erkrankten nicht so häufig an koronaren Herzkrankheiten wie jene, die nur selten lächelten. Selbst bei Bluthochdruck und erhöhten Cholesterinwerten konnte Lachen das Herz stabilisieren. Wer im Alltag wenig Grund zur Heiterkeit findet, sollte sich bewusst Grund zum Lachen verschaffen, z. B. mit einem lustigen Video oder Roman.

Die Kunst der Entspannung

Die meisten Menschen können nur schwer abschalten und sich körperlich entspannen. Ein bisschen Übung kann jedoch Abhilfe schaffen. Es gibt alle möglichen Ansätze, Sorgen zu zerstreuen und die Seele zu besänftigen. Einige meditieren, andere beten. Die beste Methode ist, etwas Zeit fernab vom Alltagsstress zu verbringen.

Entspannung ist nicht nur für das psychische Wohlbefinden, sondern auch für die Gesundheit wichtig. Der Harvard-Kardiologe Herbert Benson untersuchte vor mehr als 25 Jahren die körperlichen Auswirkungen von Entspannungstechniken wie Meditation. Seine Ergebnisse überraschten die Medizin. Er fand heraus, dass Meditation den Blutdruck senken, die Atmung verlangsamen und den Sauerstoffbedarf des Körpers reduzieren kann. Körperfunktionen, die bis dahin als völlig unwillkürlich galten, scheinen also durch Meditation beeinflussbar. Der Körper schaltet zwar automatisch auf die Kampf-oder-Flucht-Reaktion um, man kann jedoch lernen, diese mithilfe einer anderen Reaktion, von Benson Entspannungsreaktion genannt, auszuschalten. Das Auslösen der Entspannungsreaktion ist relativ einfach und umfasst folgende Schritte:

1. Suchen Sie sich einen ruhigen, ungestörten Ort. Setzen Sie sich bequem hin, sodass sich der Körper entspannen kann.

2. Schließen Sie die Augen.

3. Atmen Sie durch die Nase und konzentrieren Sie sich auf die Atmung. Beim Ausatmen wiederholen Sie in Gedanken ein Wort oder einen kurzen Satz, wie „Frieden“ oder „immer mit der Ruhe“. Das ist Ihr Mantra. Denken Sie sich etwas Beruhigendes aus.

4. Wiederholen Sie Ihr Mantra und konzentrieren Sie sich 15–20 Minuten auf die Atmung. (Stellen Sie sich keinen Wecker, da Sie sonst ständig daran denken, wann er wohl klingeln wird. Schauen Sie stattdessen einfach ab und zu auf die Uhr.)

5. Bleiben Sie einige Minuten ruhig sitzen, zuerst mit geschlossenen, dann mit geöffneten Augen. Nehmen Sie bewusst wahr, wie gut sich Körper und Seele fühlen.

Egal, für welche Methode zur Aktivierung der Entspannungsreaktion man sich entscheidet: Überlegen Sie nicht ständig, ob Sie alles richtig machen. Einzig wichtig ist, dass Sie sich entspannen. Wenn störende Gedanken auftauchen, sollten Sie nicht gleich aufgeben, sondern versuchen, die Gedanken sanft wegzuschieben und sich wieder auf das Mantra zu konzentrieren. Je mehr Sie die Technik üben, desto größer wird der Effekt sein.

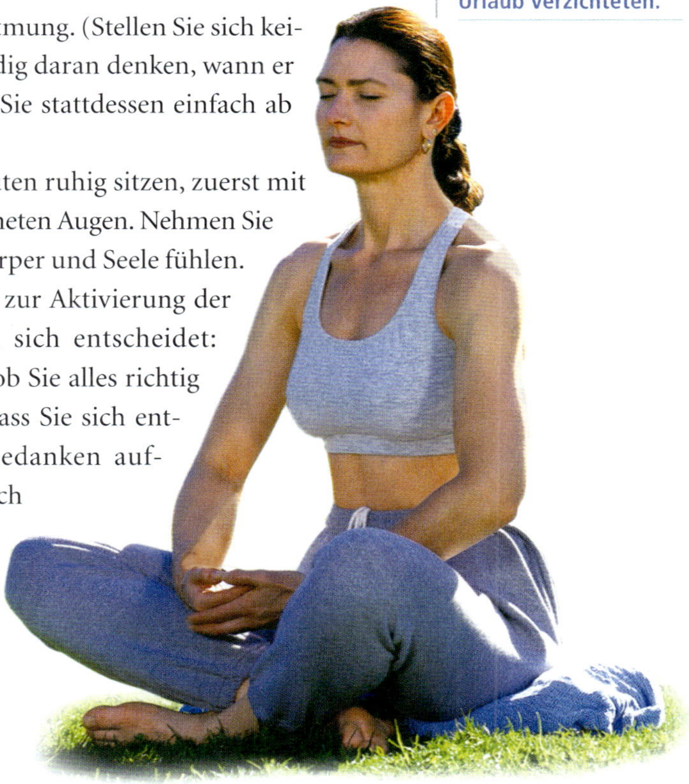

FAKTEN

Eine neunjährige Studie mit Männern im Alter zwischen 35 und 57 Jahren ergab, dass jene, die sich regelmäßig Urlaub gönnten, ein 30 % niedrigeres Risiko trugen, an Herzkrankheiten zu sterben als Männer, die auf Urlaub verzichteten.

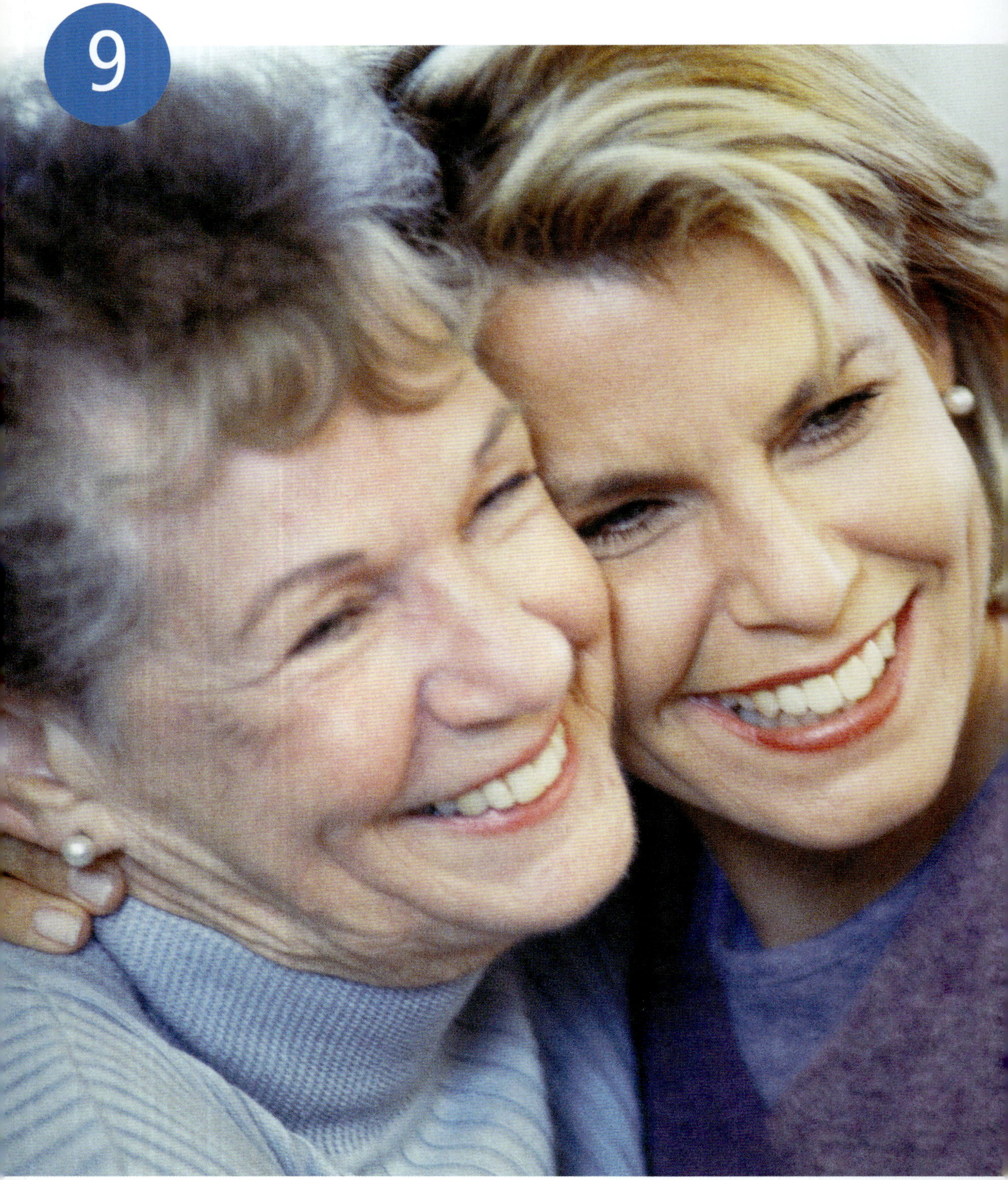

Frauenherzen schützen

Der größte Risikofaktor für Herzkrankheiten besteht darin, sich fälschlicherweise in Sicherheit zu wiegen, wie es leider viele Frauen tun. Trotz gegenteiliger Warnungen wird immer noch häufig angenommen, dass Herzinfarkte eine Männerkrankheit seien. Daher erkennen Frauen (und deren Ärzte) die Anzeichen oft erst spät. Die Folge: Frauen sterben an Herzinfarkten, die hätten verhindert werden können.

Herz-Kreislauf-Erkrankungen sind in allen entwickelten Ländern bei beiden Geschlechtern die Haupttodesursache. So verstarben in Deutschland 2002 ebenso viele Frauen wie Männer an einer chronischen koronaren Herzkrankheit oder akutem Herzinfarkt. Während die Herzinfarktrate bis zum 65. Lebensjahr bei Männern höher liegt, steigt bei Frauen das Risiko von koronaren Herzkrankheiten nach den Wechseljahren rasch und gleicht sich schließlich an. Das Herzinfarktrisiko vervierfacht sich nach der Menopause. Die Wahrscheinlichkeit, an einem Herzinfarkt zu sterben, ist dann etwa zehnmal höher als jene eines Todes durch Brustkrebs.

> „Bei Frauen steigt das Risiko von koronaren Herzkrankheiten nach den Wechseljahren rasch an."

Andere Voraussetzungen

Als die Forschung begann, sich mit dem Herzerkrankungsrisiko von Frauen zu befassen, traten einige Besorgnis erregende Tatsachen zu Tage. Dazu zählen u. a.:

- Frauen mit Symptomen koronarer Herzkrankheiten warten meist länger als Männer, bevor sie zum Arzt gehen.
- Zum Diagnosezeitpunkt sind Frauen meist schon kränker.
- Bei Herzbeschwerden werden Frauen nicht so gezielt diagnostiziert und behandelt wie Männer.
- Frauen unter 50 Jahren sterben häufiger an einem Herzinfarkt als Männer.

Der größte Unterschied zwischen Männern und Frauen besteht hinsichtlich des Erkrankungsalters. Die meisten Frauen sind bis zu den Wechseljahren geschützt. Offensichtlich scheint dabei das weibliche Hormon Östrogen eine Rolle zu spielen. Es senkt das LDL- und erhöht das HDL-Cholesterin sowie den Wert des Gewebe-Plasminogenaktivators (t-PA), der Blutgerinnsel auflöst. Auch schüttet die

Gebärmutter bis zur Menopause Prostaglandine aus: Diese hormonähnlichen Substanzen erweitern die Blutgefäße und verhindern Blutgerinnsel. All dies beugt Herzkrankheiten und Herzinfarkten vor. Mit dem Absinken des Östrogens nach der Menopause geht der Schutz verloren. Ab dem 65. Lebensjahr ist das Risiko von koronaren Herzkrankheiten ebenso hoch wie bei Männern.

Die Tatsache, dass Frauen später erkranken, ist wohl mit dafür verantwortlich, das es den Geschlechtern im weiteren Verlauf der Herzerkrankung unterschiedlich ergeht. Frauen sind bei der Diagnose im Schnitt 10 Jahre älter als Männer. Oft bestehen dann zusätzliche Risikofaktoren wie Diabetes, erhöhte Cholesterinwerte oder Bluthochdruck, die Herzkrankheiten gefährlicher machen. An der Yale-Universität wertete man 1999 Daten von 384 878 Männern und Frauen aus, die einen Herzinfarkt erlitten hatten. Fast 17 %

FRAUEN UND HERZKRANKHEITEN: TESTEN SIE IHR WISSEN

Mangelndes Wissen über Herzkrankheiten kann schlimme Folgen haben. Das gilt v. a. für Frauen, die zu spät zum Arzt gehen, weil sie ihr Risiko unterschätzen. Bewerten Sie die folgenden Aussagen mit „Richtig" oder „Falsch". Die Lösungen finden Sie unten.

- 1. Die Symptome eines Herzinfarkts sind bei Frauen und Männern immer gleich.
  Richtig ■ Falsch ■
- 2. Herzinfarkte verlaufen bei Frauen vor dem 50. Lebensjahr doppelt so häufig tödlich wie bei Männern im gleichen Alter.
  Richtig ■ Falsch ■
- 3. Frauen sterben häufiger an Brustkrebs als an Herzkrankheiten.
  Richtig ■ Falsch ■
- 4. Frauen, die rauchen, sterben genauso häufig an Herzkrankheiten wie an Lungenkrebs.
  Richtig ■ Falsch ■
- 5. Es ist erwiesen, dass eine Östrogenersatztherapie bei Frauen das Risiko, an einem Herzinfarkt zu sterben, verringert.
  Richtig ■ Falsch ■
- 6. Die Östrogenersatztherapie wird mit einem erhöhten Brustkrebsrisiko in Verbindung gebracht.
  Richtig ■ Falsch ■
- 7. Diabetes stellt bei Frauen ein größeres Risiko für das Herz dar als bei Männern.
  Richtig ■ Falsch ■
- 8. Zu niedrige Werte des guten HDL-Cholesterins bedeuten für Frauen ein höheres Risiko als für Männer.
  Richtig ■ Falsch ■
- 9. Ab dem 65. Lebensjahr haben Frauen meist einen höheren Blutdruck als Männer.
  Richtig ■ Falsch ■

Lösung:

1. Falsch	4. Richtig	7. Richtig
2. Richtig	5. Falsch	8. Richtig
3. Falsch	6. Richtig	9. Richtig

der Frauen starben im Krankenhaus, von den Männern nur 11,5 %. Als man den Faktor Alter mit berücksichtigte, waren die Unterschiede in der Sterblichkeitsrate beinahe ausgeglichen – mit einer Ausnahme: Unter 50-jährige Herzinfarktpatientinnen starben fast doppelt so häufig wie Männer im selben Alter. Je jünger die Frauen beim ersten Herzinfarkt waren, desto wahrscheinlicher verlief der Herzinfarkt tödlich.

Die Gründe dafür bleiben unklar. Herzkrankheiten könnten für Frauen gefährlicher sein, weil ihr Körper – inklusive Herz und Blutgefäße – kleiner ist. Erhöhte Cholesterinwerte schaden kleineren Arterien eventuell mehr als größeren, und koronare Herzkrankheiten belasten ein kleineres Herz vielleicht mehr als ein größeres.

Dies erklärt jedoch nicht die scheinbare Ungleichbehandlung der Geschlechter. Tatsache ist, dass manche Ärzte bei Frauen, v. a. unter 60-jährigen, keine Herzerkrankung vermuten und daher weniger diagnostische Untersuchungen, wie Belastungstests oder Angiographien, anordnen. Einer neueren Studie zufolge wurde bei 59 % der Männer mit Symptomen koronarer Herzkrankheiten eine Angiographie durchgeführt, jedoch nur bei 53 % der Frauen. In diesem Zusammenhang spielt es sicher auch eine wichtige Rolle, dass Frauen oft nicht unter den typischen Symptomen leiden (siehe S. 169), daher keine Angiographie stattfindet und viele letztlich nicht zur Operation kommen. Einige Kritiker vertreten allerdings die Meinung, dass bei Frauen nicht zu wenige, sondern bei Männern zu viele Angiographien durchgeführt würden.

Es ist sehr bedauerlich, dass viele jüngere Frauen (wie auch die jüngeren Männer) keinen Gedanken an Herzerkrankungen verschwenden. Vielmehr beschäftigen sich Frauen fast aller Altersgruppen häufiger mit ihrem Brustkrebsrisiko, obwohl die Gefahr für ihr Herz wesentlich größer ist.

Kurz gefasst: Jede Frau sollte ihr Herzerkrankungsrisiko ernst nehmen und über Herzinfarktsymptome Bescheid wissen. Leiden

Neues aus der Forschung

In der CORA-Studie wurden 200 Frauen im Alter zwischen 30 und 80 Jahren, die wegen koronarer Herzkrankheiten, Angina pectoris oder Herzinfarkten in Hamburg ins Krankenhaus gekommen waren, mit 255 gesunden Frauen verglichen. Dies ergab u. a., dass sich falsche Ernährung dramatisch und stärker als bekannte Risikofaktoren auf das Herzerkrankungsrisiko auswirkt. Demnach ist ein zu hoher Konsum von Fleisch, Wurstwaren, Saucen, Desserts und Butter ein wichtiger Faktor ungesunden Lebensstils und fördert damit koronare Herzkrankheiten. Die Folgen einer solchen Lebensweise lassen sich allein durch Medikamente nicht ausgleichen.

Sie bereits an einer koronaren Herzkrankheit, sollten Sie mit Ihrem Arzt alle Behandlungsmöglichkeiten besprechen. Ist die Beratung nicht zufrieden stellend, holen Sie eine zweite Meinung ein.

Frauenspezifische Risiken

Im Hinblick auf Herzkrankheiten gibt es neben dem Erkrankungsalter noch weitere geschlechtsspezifische Unterschiede. Einige Risikofaktoren wie Diabetes sind für Frauen gefährlicher als für Männer. Wenn Männer herzkrank werden, bestehen meist ein oder zwei Risikofaktoren, bei Frauen hingegen oft mehrere. So haben Frauen häufiger Übergewicht, Bluthochdruck und erhöhte Cholesterinwerte. Übergewicht und Diabetes scheinen bei ihnen in vielen Fällen Hand in Hand zu gehen.

Man muss die frauenspezifischen Risiken kennen, damit man die eigenen Gesundheitsstrategien danach ausrichten kann. Folgendes sollten Sie unbedingt wissen:

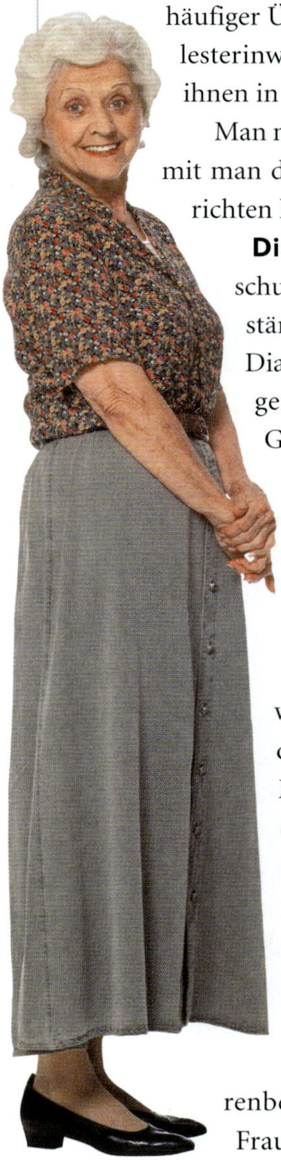

Diabetes mellitus (Zuckerkrankheit) Forschungen zufolge kann Diabetes das weibliche Herz stärker gefährden als das männliche. Die meisten Diabetiker sterben an Komplikationen durch Blutgerinnsel in den arteriosklerotisch veränderten Gefäßen, also an einem Herzinfarkt oder Schlaganfall. Doch während das Herzerkrankungsrisiko bei Männern durch Diabetes nur um das Zwei- bis Dreifache steigt, klettert es bei Frauen auf das Siebenfache. Ein möglicher Grund dafür ist, dass Diabetes bei Frauen häufig in Verbindung mit anderen Risikofaktoren, wie Übergewicht, Bewegungsmangel, Bluthochdruck und erhöhten Cholesterinwerten, auftritt. Man ist jedoch nach wie vor davon überzeugt, dass Diabetes, v. a. für Frauen, den größten Risikofaktor für Herzerkrankungen darstellt.

Blutdruck Bluthochdruck erhöht das Herzerkrankungsrisiko sowohl bei Männern als auch bei Frauen, kann bei Frauen aber gefährlicher sein. Mehr als die Hälfte aller Frauen hat mit 55 Jahren einen Blutdruck, der im Gefahrenbereich liegt. Nach dem 65. Lebensjahr haben Frauen oft einen höheren Blutdruck als Männer.

FAKTEN

Es ist ein Irrglaube, dass Herz-Kreislauf-Erkrankungen, wie Herzinfarkt und Schlaganfall, reine Männersache sind. So sterben beispielsweise in Deutschland jährlich rund 45 000 Frauen mehr an diesen Krankheiten als Männer.

BRENN-PUNKT

Gibt es geschlechtsspezifische Symptome?

Zahlreiche Publikationen zum Thema Frauengesundheit warnen, dass Frauen bei einem Herzinfarkt häufig andere Symptome haben als Männer. Einige Experten befürchten nun, dass die Konzentration auf diese Unterschiede den Frauen mehr schaden als nützen könnte.

Die Argumentation: Es stimme zwar, dass manche Frauen, insbesondere junge, atypische Symptome haben. Sie leiden nicht an Schmerzen in der Brust, sondern z. B. an Schlafstörungen, Müdigkeit, Übelkeit, Verdauungsstörungen und Atemnot. Doch sei die Zahl solcher Fälle nicht sehr hoch. Bei der überwiegenden Mehrheit würden die typischen Symptome auftreten: Schmerzen oder Druckgefühl in der Brustmitte, die oft in den linken Arm ausstrahlen, sowie Schweißausbrüche, Übelkeit und Atemnot.

Kritiker geben zu bedenken, die Betonung geschlechtsspezifischer Herzinfarktsymptome könnte dazu führen, dass Frauen die typischen Anzeichen nicht sofort erkennen.

Unabhängig davon sollten Frauen wie Männer in jedem Fall folgenden Rat beherzigen: Bei Schmerzen oder Druck in der Brust und/oder Atemnot, v. a. bei körperlicher oder psychischer Belastung, sollten Sie sofort den Arzt oder Notarzt rufen und ASS nehmen. Nicht abwarten! Wie Studien zeigten, gehen Frauen mit Symptomen koronarer Herzkrankheiten oft später zum Arzt als Männer. Das kann tödlich sein!

Cholesterin Erhöhte LDL-Werte sind für beide Geschlechter gefährlich. Ab dem 55. Lebensjahr haben Frauen jedoch oft höhere LDL-Werte als Männer. Auch besteht für Frauen ein erhöhtes Risiko durch zu niedrige Werte des guten HDL-Cholesterins. Laut einer neueren Studie ist ein niedriger HDL-Wert eines der wichtigsten Anzeichen für ein erhöhtes Herzerkrankungsrisiko bei Frauen. Für Männer scheinen erhöhte LDL-Werte gefährlicher zu sein. Zudem benötigen Frauen offensichtlich etwas mehr HDL zum Schutz vor Herzkrankheiten. Ein Anstieg des HDL um 10 mg/dl senkt das Herzinfarktrisiko um 30 %. Die Deutsche Herzstiftung empfiehlt für beide Geschlechter einen HDL-Spiegel von mehr als 40 mg/dl.

Rauchen In Deutschland, Österreich und der Schweiz greifen immer mehr Frauen zur Zigarette. So stieg z. B. in Deutschland in der Altersgruppe der 12- bis 15-Jährigen die Raucherquote der Mädchen zwischen 1989 und 2001 von 10 auf 21 %. Dies ist umso schlimmer, als der Tabakkonsum für Frauen schädlicher zu sein scheint als für Männer: In einer italienischen Studie (1999) erlitten Raucherinnen über viermal häufiger einen Herzinfarkt als Nichtraucherinnen. Bei Männern war das Risiko circa dreimal so hoch.

Antibabypille Vor ein paar Jahren wurden orale Verhütungsmittel mit einem erhöhten Herzinfarktrisiko in Verbindung

EINSICHTEN, DIE LEBEN RETTEN: DIE KRANKENSCHWESTERNSTUDIE

1976 nahmen Millionen Amerikanerinnen orale Verhütungsmittel, deren Langzeitwirkungen nicht bekannt waren. Um bis dahin ungeklärte Gesundheitsrisiken aufzudecken, baten Forscher der Harvard-Universität 170 000 Krankenschwestern, einen Fragebogen ausfüllen. Man wählte Krankenschwestern, weil sie aufgrund ihrer medizinischen Kenntnisse die kurzen, aber fachspezifischen Fragen leichter korrekt beantworten konnten. Es beteiligten sich rund 122 000 Frauen – die berühmte Krankenschwesternstudie war geboren.

Das Harvard-Team erkannte, dass die Krankenschwestern eine beispiellose Gelegenheit zur Untersuchung zahlreicher Gesundheitsaspekte bei Frauen boten. Man begann, immer mehr detaillierte Informationen zu verschiedensten Themen wie Rauchen, Hormoneinnahme, Ernährung und Sport zu sammeln. Zwischen 1982 und 1984 analysierte man sogar 68 000 Fußnägelproben, um Daten zum Nährstoffgehalt in der Ernährung zu erhalten. Auch heute, 28 Jahre nach Beginn der Studie, werden noch 90 % der alle 2 Jahre versandten Fragebogen ausgefüllt.

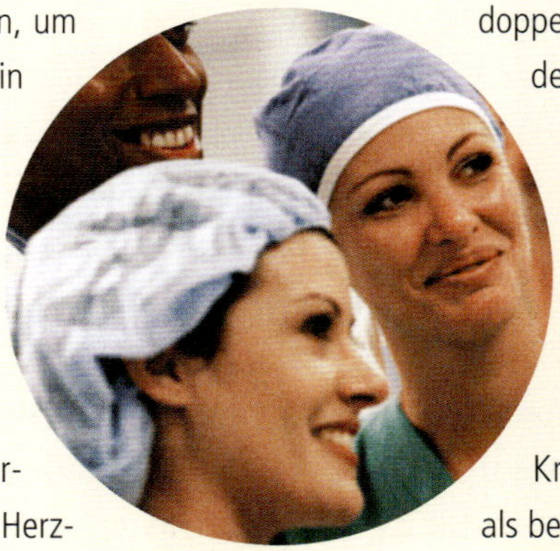

In all diesen Jahren wurden Einsichten zum Thema Herzkrankheiten bei Frauen gewonnen, die Leben retten. Einige Meilensteine:

■ **Risikofaktor Übergewicht** Bei Krankenschwestern, die im Verlauf der Studie 25 kg zugenommen hatten, war das Bluthochdruckrisiko fünfmal höher. Übergewichtige Frauen, die abgenommen hatten, konnten ihr Risiko um 25 % senken.

■ **Pluspunkt Bewegung** Eine Stunde Gehen pro Woche mit circa 5 km/h senkte das Schlaganfallrisiko um etwa 30 %. 3 oder mehr Stunden zügiges Gehen pro Woche verringerte das Herzerkrankungsrisiko um 35 %.

■ **Die Bedeutung von Vollkornprodukten** Frauen, die mindestens einmal pro Tag Vollkornprodukte aßen, senkten ihr Risiko eines ischämischen Schlaganfalls um 30–40 % und ihr Diabetesrisiko um 25 %.

■ **Risikofaktor Rauchen** Bei Raucherinnen kommen Herzkrankheiten dreimal häufiger vor als bei Nichtraucherinnen.

■ **Risikofaktor raffinierte Kohlenhydrate** Bei Frauen, deren Ernährung viel Zucker und andere raffinierte Kohlenhydrate enthielt, war das Herzerkrankungsrisiko doppelt so hoch wie bei Frauen, deren Ernährung einen sehr geringen Anteil dieser Lebensmittel aufwies.

■ **Risikofaktor Schnarchen** Bei Frauen, die schnarchten, traten doppelt so häufig Herz-Kreislauf-Erkrankungen auf als bei Nicht-Schnarcherinnen.

■ **Vorbeugung durch Ballaststoffe** Es gibt Befunde, die darauf schließen lassen, dass eine Portion ballaststoffreiche Frühstückszerealien pro Tag das Herzerkrankungsrisiko um bis zu 35 % senken kann.

gebracht. Mehreren Studien zufolge erlitten Frauen, die mit der Antibabypille verhüteten, drei- bis viermal häufiger einen Herzinfarkt. Hierzu sei angemerkt, dass das Herzinfarktrisiko im gebärfähigen Alter insgesamt gering ist, sodass die Anzahl der Herzinfarkte, die tatsächlich in Zusammenhang mit der Pille stehen, relativ niedrig liegt. Zudem enthalten neuere orale Verhütungsmittel weniger Östrogen als ältere Präparate und stellen praktisch kein Risiko mehr dar – außer sie werden von Raucherinnen genommen: 2001 ergab eine amerikanische Studie, dass Frauen, die stark rauchen und die Pille nehmen, 39-mal häufiger Herzinfarkte erleiden als Nichtraucherinnen.

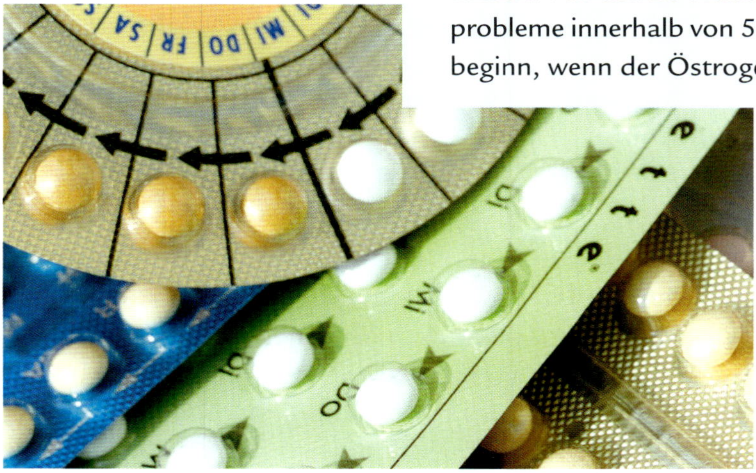

Neues aus der Forschung

An bestimmten Tagen des weiblichen Zyklus besteht ein höheres Risiko eines plötzlichen, schweren Herzinfarkts, so eine kleine Studie mit Frauen vor den Wechseljahren, die Symptome einer Herzkrankheit aufwiesen. Von den 28 Frauen berichteten 20 über Herzprobleme innerhalb von 5 Tagen nach Menstruationsbeginn, wenn der Östrogenwert am niedrigsten ist.

Bewegungsmangel und Übergewicht Immer mehr Frauen leiden unter Bewegungsmangel und Übergewicht. So ergab z. B. ein Bundesgesundheitssurvey des Robert-Koch-Instituts von 1999, dass in der Altersgruppe der 50- bis 59-Jährigen weniger als 40 % der Frauen regelmäßig Sport treiben. Studien zeigten, dass Bewegungsmangel das Risiko eines tödlichen Herzinfarkts für Frauen fast verdoppelt. Zudem ist er eine Ursache für die steigende Zahl Übergewichtiger. Übergewicht erhöht das Herzerkrankungsrisiko beider Geschlechter, doch Forschungen zufolge ist das Risiko für Frauen höher. In einer Langzeitstudie mit 116 000 Frauen gingen koronare Herzkrankheiten zu fast 40 % auf Übergewicht zurück.

Eine Veränderung zu herzgesünderen Lebensgewohnheiten scheint für Frauen also besonders wichtig zu sein. Die besten

4

Fakten zur Östrogenersatztherapie

1

Verschiedene Darreichungsformen
Östrogen wird u. a. in Form von Tabletten, Pflastern und Salben verabreicht. Fragen Sie Ihren Arzt nach der besten Methode.

2

Häufig auftretende Nebenwirkungen
Die Östrogenersatztherapie lindert zwar einige Wechseljahrbeschwerden, doch kann sie auch zu Wassereinlagerungen, Krämpfen, Spannungsgefühl in der Brust, Hautproblemen und zum Wiedereinsetzen der Menstruation führen.

3

Schutz durch Phytoöstrogene umstritten
Einigen Studien zufolge können östrogenähnliche Stoffe (Phytoöstrogene) in Soja- und anderen pflanzlichen Produkten das Herzerkrankungsrisiko senken. Dies ist jedoch umstritten.

4

Neue Gefahren
Laut einer 2001 veröffentlichten Studie der amerikanischen Krebsgesellschaft kann die Östrogenersatztherapie das Risiko von Eierstockkrebs erhöhen.

Methoden, um viele der Risiken von Herzkrankheiten (und anderen ernsten Erkrankungen) unter Kontrolle zu halten, stellen gesunde Ernährung, regelmäßige Bewegung und Nikotinverzicht dar.

Die Östrogenfrage

Für viele Frauen in den Wechseljahren reduziert sich das Thema Herzkrankheiten auf die Frage, ob eine Östrogeneinnahme sinnvoll ist oder nicht. Zu Beginn galt Östrogen als wahrer Jungbrunnen, der nicht nur Herzerkrankungen, sondern auch anderen altersbedingten Krankheiten vorbeugen konnte. Dann wurde bekannt, dass die Östrogenersatztherapie das Brustkrebsrisiko erhöht, und plötzlich mussten alle potenziellen Vorteile gegen diese Gefahr abgewogen werden. Neue Ergebnisse verkomplizieren das Thema noch mehr. Studien zufolge schützt eine Östrogenersatztherapie ältere Frauen zwar vor altersbedingtem Gedächtnisverlust und Osteoporose, doch scheint die vorbeugende Wirkung vor Herzkrankheiten nicht annähernd so sicher wie einst angenommen.

Von großen Hoffnungen zu quälenden Sorgen

Es ist leicht nachvollziehbar, warum Kardiologen dachten, Östrogen könne das weibliche Herz schützen: Das Herzerkrankungsrisiko steigt mit dem Abfall der Hormone in der Menopause, also sollte synthetisches Östrogen den Schutz nach der Menopause fortsetzen.

Frühe Forschungsergebnisse verhießen Gutes. Zwischen 1987 und 1998 ergaben zahlreiche Studien, dass Frauen, die in den Wechseljahren Östrogen nahmen, nicht so häufig koronare Herzkrankheiten entwickelten wie Frauen, die keines nahmen. Dies schienen 1996 auch Ergebnisse der Krankenschwesternstudie zu untermauern: Frauen, die Östrogene nahmen, litten nur halb so oft an koronaren Herzkrankheiten wie die anderen. In einer anderen Studie kam es bei Frauen in den Wechseljahren mit einer Östrogenersatztherapie 80 % seltener zu Angina pectoris und Herzinfarkten.

Die meisten dieser Studien waren so genannte Beobachtungsstudien, d. h. große Gruppen von Frauen, darunter eben auch einige, die eine Östrogenersatztherapie machten, wurden lediglich beobachtet. Der Nachteil: Es blieb unberücksichtigt, dass Frauen, die sich zu einer Östrogenersatztherapie entschlossen hatten, eventuell auch in anderer Hinsicht Unterschiede zu den restlichen Teilnehmerinnen aufwiesen. Vielleicht ernährten sie sich gesünder oder trieben mehr Sport. Randomisierte Studien können solche Probleme umgehen: In diesem Zusammenhang verabreicht man den Teilnehmerinnen nach dem Zufallsprinzip entweder Östrogen oder ein Plazebo und beobachtet dann die Wirkung. Randomisierte Studien sind in der medizinischen Forschung das beste Studiendesign, um bei eindeutiger Fragestellung eine eindeutige Aussage zu erhalten.

Die Ergebnisse solcher Studien zur Östrogenersatztherapie verliefen enttäuschend. Die erste Studie dieser Art war die Herz- und Östrogen-/Gestagenersatz-Studie (HERS) mit 2763 Frauen, die an koronaren Herzkrankheiten litten. Einige bekamen eine Kombination aus Östrogen und Gestagen, andere ein Plazebo. 4 Jahre später war der Wert des schlechten LDL-Cholesterins bei der Hormongruppe 11 % niedriger und der HDL-Wert 10 % höher als bei der Kontrollgruppe. Östrogen schien sich also positiv auf das Risiko auszuwirken. Es zeigte sich aber auch, dass die Hormone die Anfälligkeit für Herzinfarkte während der 4-jährigen Dauer der Studie nicht senkten. Im ersten Jahr waren die Frauen mit Östrogenersatztherapie sogar anfälliger für Angina pectoris und Herzinfarkte. Nach dem ersten Jahr verschwand dieses zusätzliche Risiko jedoch. Am Ende der Studie ergab sich ein kleiner Vorteil durch die Östrogenersatztherapie.

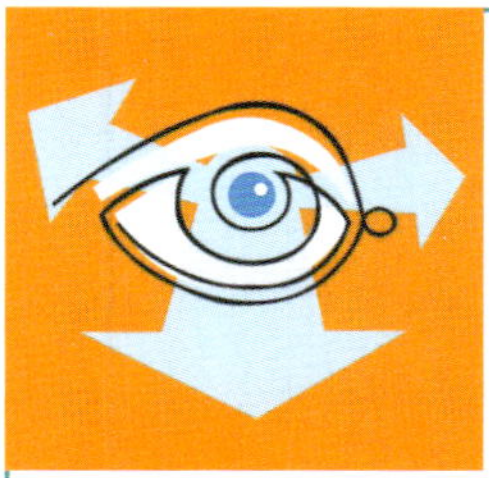

MEDIZIN DER ZUKUNFT

Unbedenklichere Östrogentherapie

Neue Formen der Östrogenersatztherapie könnten die Nachteile von Östrogen bannen und zugleich seine Stärken nutzen: Die so genannten selektiven Östrogenrezeptor-Modulatoren (SERM) bieten den Vorteil, nur bestimmte Gewebearten zu stimulieren. Man hofft, dass sie denselben Schutz für Herz, Kreislauf und Knochen bieten wie natürliches Östrogen, ohne jedoch Krebs erregende Wirkung zu haben. Zu diesem Thema untersucht man z. B. ein SERM mit dem Wirkstoff Raloxifen. Es regt das Knochenwachstum an, ohne die Brustzellen zu beeinflussen.

Eine weitere Studie zu Östrogenersatz und Arteriosklerose untergrub die Hoffnungen noch mehr. Frauen wurden nach dem Zufallsprinzip in drei Gruppen unterteilt. Die erste Gruppe bekam Östrogen, die zweite Östrogen und Gestagen, die dritte ein Plazebo. Durch Angiographien konnte man belegen, dass koronare Herzkrankheiten in allen drei Gruppen auf dieselbe Weise fortschritten.

Zugleich bestand weiterhin das erhöhte Brustkrebsrisiko durch Östrogen. In einem Bericht der Krankenschwesternstudie von 2000 wurde das Brustkrebsrisiko von über 46 000 Frauen verglichen, die zwischen 1973 und 1995 befragt worden waren. Bei jenen, die Östrogene nahmen bzw. innerhalb der vorangegangenen 4 Jahre genommen hatten, lag das Brustkrebsrisiko um 20–40 % höher.

Es gibt eine ganze Reihe von unbedenklicheren Methoden zur Vorbeugung von Herzkrankheiten als die Hormonersatztherapie.

Wie sollen Frauen sich entscheiden?

Laut der Deutschen Herzstiftung kann zurzeit eine Hormonersatztherapie zum Schutz vor Herzinfarkten nicht empfohlen werden. Laufende Studien können das Bild vielleicht bald erhellen. Bis dahin gelten jedoch folgende Empfehlungen:

Lautet die Diagnose koronare Herzkrankheit, gibt es kaum Belege, dass ein Hormonersatz einen Herzinfarkt verhindert oder den Krankheitsverlauf verzögert. Da Studien im ersten Jahr einer Hormontherapie ein erhöhtes Herzinfarktrisiko ergaben, überwiegen nach Meinung vieler Experten die Risiken.

Zur Vorbeugung von Herzerkrankungen bei Gesunden gibt es nicht so viele zuverlässige Empfehlungen. Bisher nahmen an den randomisierten Studien nur Frauen teil, die bereits herzkrank waren. Einigen Experten zufolge kann eine Östrogenersatztherapie bei gesunden Frauen jedoch Herzerkrankungen vorbeugen. Derzeit laufen mehrere Studien zu diesem Thema. Die Ergebnisse folgen aber erst in einigen Jahren. Bis dahin sollte man zuverlässige Prävention, wie ausreichend Bewegung und gesunde Ernährung, betreiben.

Wer gerade eine Östrogenersatztherapie macht, sollte mit dem Arzt klären, ob diese eventuell abgebrochen werden kann. Verläuft die Therapie seit über einem Jahr problemlos, ist die Zeit des erhöhten Herzinfarktrisikos wohl vorüber. Nach dem vorläufigen Erkenntnisstand kann eine Hormonersatztherapie nach dem ersten Jahr einen gewissen Schutz vor Herzkrankheiten bieten. Das Brustkrebsrisiko besteht allerdings weiterhin. Liegt Brustkrebs in der Familie, sollte man die zusätzliche Gefahr durch Östrogen vermeiden.

In den Industrieländern nimmt jede zweite Frau im Alter von 50–60 Jahren Östrogen und/oder Gestagen. Die Therapie wird meist aufgrund von Wechseljahrbeschwerden begonnen, wegen der Nebenwirkungen jedoch häufig wieder abgebrochen.

Bewährte Prävention

Es gibt eine ganze Reihe von unbedenklicheren Methoden zur Vorbeugung von Herzkrankheiten als die Hormonersatztherapie. Dies legen auch neue Ergebnisse der Krankenschwesternstudie nahe. Innerhalb von 15 Jahren traten bei 84 000 Frauen 1128 Herzinfarkte auf, von denen sich 82 % durch Vorbeugung hätten verhindern lassen. Frauen, die sich am meisten an gängige Ratschläge (Rauchstopp, täglich 30 Minuten Bewegung sowie ballaststoffreiche Ernährung mit wenig gesättigten Fettsäuren und gehärteten Fetten) hielten, waren um 80 % weniger anfällig für Herzkrankheiten.

AUS DER PRAXIS

Warnsignale nicht ignorieren

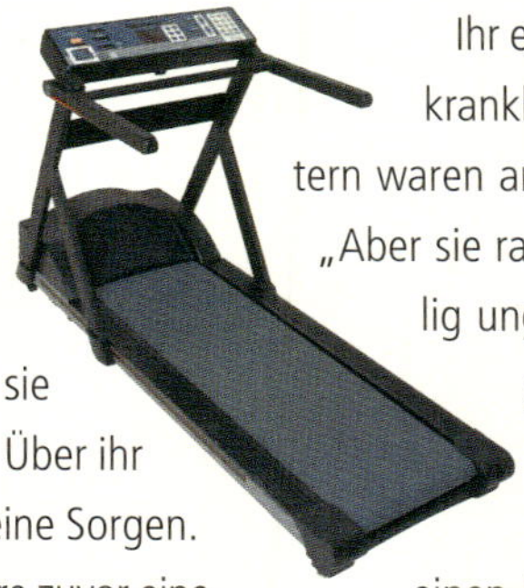

Das ist ja merkwürdig, dachte Brigitte Seifert. Bei ihrem regelmäßigen Laufbandtraining im Fitnessstudio war sie in den ersten 5 Minuten ungewöhnlich müde. Das Gefühl ging aber vorbei, und sie dachte nicht weiter darüber nach. Über ihr Herz machte sie sich überhaupt keine Sorgen.

„Mein Mann hatte ein paar Jahre zuvor eine Bypassoperation, und es ging ihm ziemlich schlecht", so Frau Seifert, 64. „Ich war so sehr mit seiner Gesundheit beschäftigt, dass ich mir über meine überhaupt keine Gedanken machte. Ich wusste zwar, dass auch Frauen herzkrank werden können, dachte aber nie daran, dass es mich treffen könnte."

Als sie das nächste Mal auf dem Laufband wieder so müde war, ging sie zum Arzt. Eine Angiographie ergab, dass eine Herzkranzarterie zu 90 % blockiert war.

„Hätte ich einen Euro für jede Gelegenheit bekommen, bei der jemand gesagt hat: ‚Wie konnte ausgerechnet dir so etwas passieren?', wäre ich Millionärin", sagt sie lachend. Frau Seifert, schlank und topfit, leitet ein Fitnessstudio, das auf die Rehabilitation bei Herzkrankheiten spezialisiert ist. Vor ihrer Diagnose gab sie Wassergymnastikkurse und trainierte selbst mehrmals pro Woche. Sie hatte sich immer gesund ernährt. Ihre Cholesterinwerte waren normal. Ihr Blutdruck befand sich nach den Wechseljahren zwar an der Obergrenze, doch sie nahm ein Medikament, um ihn unter Kontrolle zu halten.

Ihr einziger Risikofaktor waren Herzkrankheiten in der Familie: Beide Eltern waren an einem Herzinfarkt gestorben. „Aber sie rauchten und ernährten sich völlig ungesund. Ich war sicher, das mit gesunder Lebensweise verhindern zu können", erklärt sie. Frau Seifert hat tatsächlich einen Herzinfarkt verhindert – indem sie rechtzeitig zum Arzt ging, bevor die Verengung den Blutfluss völlig zum Erliegen brachte. Als ein Versuch scheiterte, die verstopfte Arterie mit einer Angioplastie aufzuweiten, unterzog sich Frau Seifert einer Bypassoperation, bei der ein Blutgefäß aus einem anderen Körperteil transplantiert wird, um die Durchblutung zum Herzen zu sichern. 2 Monate nach der Operation begann sie mit einem Rehaprogramm – diesmal als Patientin. „Es war nicht leicht", erinnert sie sich. „Nach der OP war ich völlig außer Gefecht gesetzt. Es gab Momente, in denen ich plötzlich panisch wurde. Es dauert eine Weile, bis man wieder genug Energie und Selbsbewusstsein hat."

Ein Jahr später arbeitet sie wieder und trainiert sogar, wenn auch nicht mehr so hart wie vorher. „Aus dieser Erfahrung habe ich gelernt, dass man auf den Körper hören muss", sagt sie. „Ich glaube, wenn Frauen mit Beschwerden zum Arzt gehen, heißt es oft, ‚Das ist nur Einbildung'. Als ich spürte, dass etwas nicht stimmte, und zum Arzt ging, bestand ich darauf, dass Untersuchungen gemacht wurden. Das hat mir vielleicht das Leben gerettet."

10

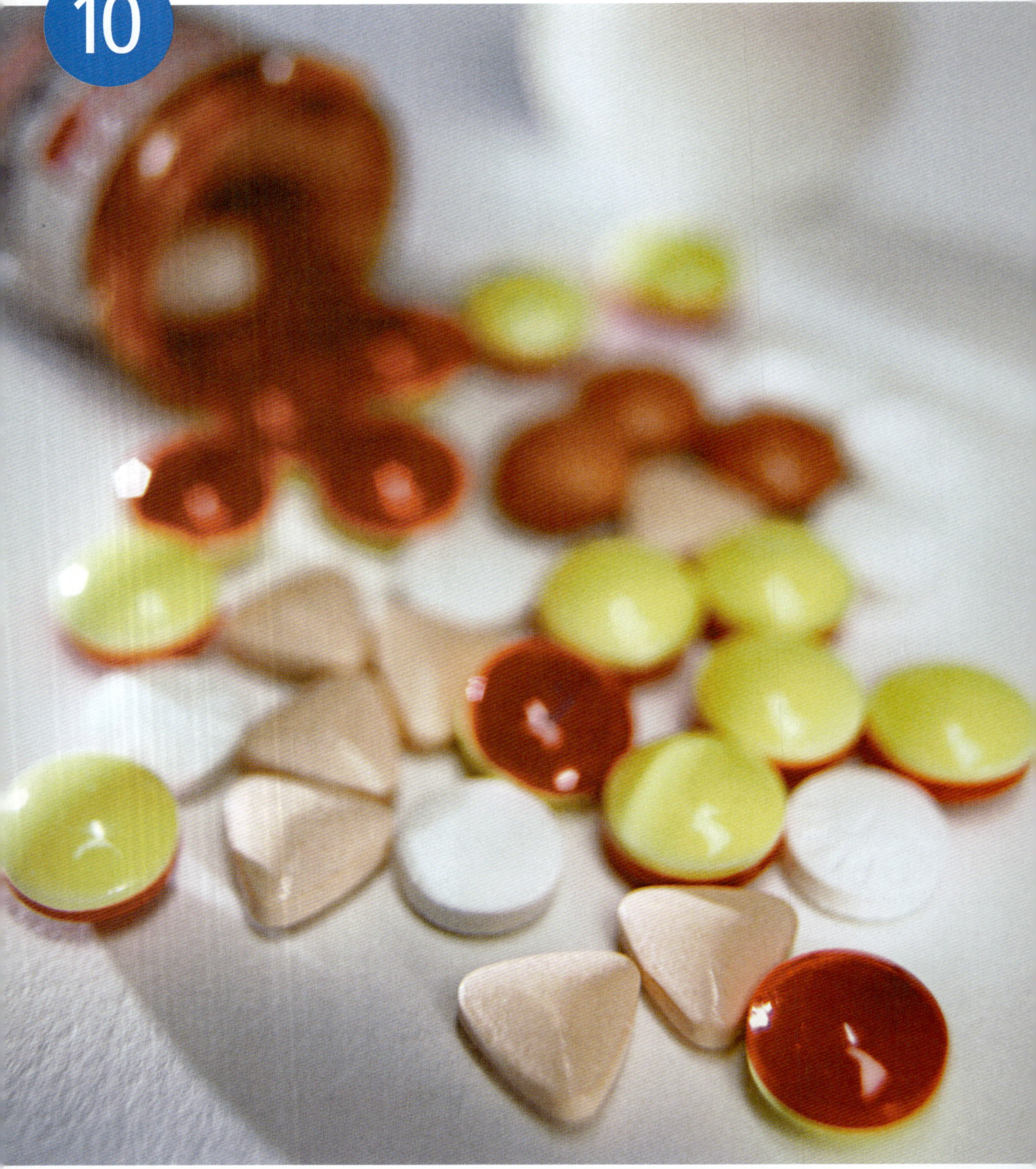

Medikamente nehmen

Zwar gibt es noch keine Medikamente, die Herzkrankheiten heilen können, doch hat die Forschung auf diesem Gebiet bereits bedeutende Errungenschaften vorzuweisen. Bei gesunden Menschen mit einem Herzerkrankungsrisiko können Arzneimittel zur Erhaltung der Gesundheit beitragen. Besteht bereits eine koronare Herzkrankheit, können Medikamente die Durchblutung fördern und das Herz entlasten. Während eines Herzinfarkts trägt die gute alte Acetylsalicylsäure (ASS) zur Schadensbegrenzung bei, und hoch entwickelte Superaspirine bieten inzwischen sogar noch mehr Schutz.

Allerdings sehen sich Kardiologen heute immer mehr mit der mangelnden Bereitschaft der Patienten konfrontiert, die Anordnungen des Arztes zu befolgen. Medikamente nicht wie verordnet einzunehmen, ist ein Phänomen mit steigender Tendenz, das fatale Folgen haben kann. Je effektiver ein Medikament wirkt, desto wichtiger ist die vorschriftsmäßige Einnahme.

Risikofaktoren entschärfen

Kann eine Veränderung der Lebensgewohnheiten Risikofaktoren wie erhöhte Cholesterinwerte und Bluthochdruck nicht reduzieren, ist gegebenenfalls eine medikamentöse Behandlung notwendig. In der Entwicklung solcher Medikamente wurden in den letzten Jahren große Fortschritte gemacht. So konnte man z. B. belegen, dass die neueste Generation von Cholesterinsenkern das Herzinfarktrisiko um 30 % reduzieren kann. In den Industrieländern haben 10–20 % der Erwachsenen und die Hälfte der über 40-Jährigen hohe oder erhöhte Blutfettwerte. Experten zufolge würden sich viele Todesfälle durch Herzkrankheiten verhindern lassen, wenn alle Patienten mit zu hohen Cholesterinwerten Medikamente nehmen würden, was jedoch nicht der Fall ist.

> „Man konnte belegen, dass die neueste Generation von Cholesterinsenkern das Herzinfarktrisiko um 30 % reduzieren kann."

Einer der Gründe dafür, dass eine medikamentöse Behandlung nicht in allen Fällen, die es erfordern würden, stattfindet, ist sicher Ahnungslosigkeit: Viele Menschen wissen überhaupt nicht, dass sie erhöhte Cholesterinwerte haben. Teils wird Ärzten der Vorwurf gemacht, nicht genug auf Untersuchungen zu drängen bzw. die Notwendigkeit einer medikamentösen Behandlung zu ignorieren. Doch wie bereits erwähnt, stellt sich bei einer entsprechenden Verschreibung immer noch das Problem, dass die ärztlichen Anweisungen oft nicht befolgt werden. Studien zeigten, dass die Hälfte der Patienten, denen Statine wie Atorvastatin verordnet werden, die Medikamente innerhalb des ersten Jahres absetzt. Dies schränkt auch die Wirksamkeit anderer potenziell lebensrettender Arzneimittel, u. a. zur Kontrolle von Bluthochdruck und Diabetes, ein.

Cholesterinsenker

Mäßig erhöhte Cholesterinwerte lassen sich häufig durch eine gesündere Kost mit weniger gesättigten Fettsäuren und mehr Ballaststoffen unter Kontrolle bringen. Leider reagieren die Werte jedoch nicht immer auf eine Ernährungsumstellung, etwa wenn eine sehr starke Erhöhung vorliegt. Für diese Fälle gibt es verschiedene wirksame Medikamente. Nachfolgend sind die wichtigsten genannt.

Statine (HMG-CoA-Reduktase-Hemmer) sind die neuesten Cholesterinsenker. Sie hemmen ein zur Cholesterinproduktion benötigtes Enzym im Körper. Statine bewirken eine Senkung der LDL- und Triglyzeridwerte sowie eine leichte Erhöhung des HDL.

Die Auswertung von fünf Versuchen mit über 30 000 Patienten ergab, dass Statine das Gesamtcholesterin um durchschnittlich 20 % und das LDL um 28 % reduzieren. Die Triglyzeride sanken um 13 %, das HDL stieg um rund 5 %. Alle vier Faktoren, also bessere

SIND STATINE UNBEDENKLICH?

Vielen Patienten, die cholesterinsenkende Statine einnehmen, ist bekannt, dass 2001 ein Präparat mit dem Wirkstoff Cerivastatin vom Hersteller freiwillig vom Markt genommen wurde, nachdem im Zusammenhang mit der Einnahme über ein erhöhtes Risiko von Rhabdomyolyse, einer Krankheit, bei der sich die Muskelzellen auflösen, berichtet wurde. Weltweit waren rund 480 solcher Fälle aufgetreten. Zwar standen auch andere Statine in Verdacht, Rhabdomyolyse zu begünstigen, doch ist die Krankheit bei Patienten, die solche Präparate nehmen, extrem selten. Experten zufolge überwiegen die Vorteile cholesterinsenkender Statine (u. a. ein drastisch reduziertes Herzinfarktrisiko) die geringen Gefahren. Bei einer Statinmonotherapie liegt die Häufigkeit von Rhabdomyolysen zwischen 0,01 und 0,1 %.

Gesamtcholesterin-, Triglyzerid-, LDL- und HDL-Werte, tragen zur Reduzierung des Herzerkrankungs- und Herzinfarktrisikos bei.

Da die Empfehlungen für LDL- und HDL-Werte korrigiert wurden, ist es gut möglich, dass man inzwischen zum Statin-Kandidaten geworden ist. Die Arzneimittelkommission der Deutschen Ärzteschaft rät zu Medikamenten, wenn

- zwar nur ein geringes Risiko einer koronaren Herzkrankheit besteht, der LDL-Wert aber 180 mg/dl oder mehr beträgt,
- zwei oder mehr Risikofaktoren für koronare Herzkrankheiten gegeben sind und der LDL-Wert 160 mg/dl oder mehr beträgt,
- eine koronare Herzkrankheit vorliegt und der LDL-Wert 130 mg/dl oder mehr beträgt.

Neues aus der Forschung

Wer Statine nimmt, sollte auf die Einnahme von Antioxidanzien wie Vitamin C und E verzichten. Eine im November 2001 im *New England Journal of Medicine* veröffentlichte Studie ergab, dass Antioxidanzien die Wirksamkeit des Statins Simvastatin beeinträchtigen können, wenn gleichzeitig Niacin eingenommen wird. Man hatte bei 160 Patienten den Grad der Arteriosklerose gemessen. Bei den Personen, die Simvastatin und Niacin nahmen, bildeten sich die Ablagerungen leicht zurück, während sie bei jenen, die zusätzlich Antioxidanzien nahmen, um 0,7 % zunahmen.

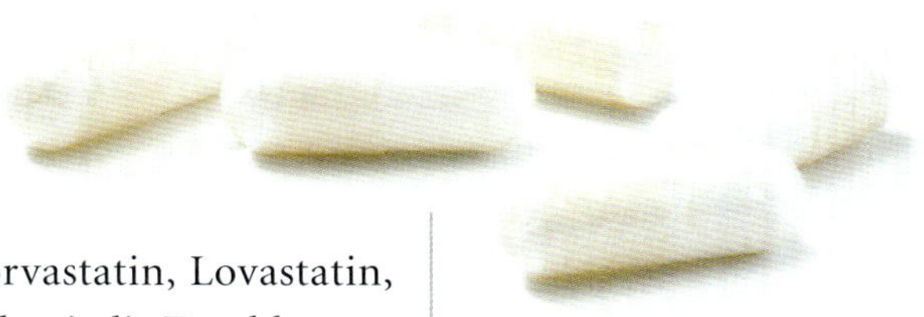

Statine werden in der Leber abgebaut. Daher sollte bei einer Einnahme die Leberfunktion durch Blutuntersuchungen überwacht werden. Zu den Statinen zählen Präparate mit den Wirkstoffen Atorvastatin, Lovastatin, Simvastatin und Pravastatin. Die Preise und damit die Zuzahlungen zu den Präparaten können stark variieren. Sind die Kosten ein Problem, sollten Sie den Arzt nach kostengünstigeren Alternativen fragen.

Gallensäurebinder tragen wie die Statine zur Senkung des LDL-Cholesterins bei. Studien ergaben, dass sie die LDL-Werte um 10–20 % senken können. Gallensäurebinder sind meist als Pulver erhältlich, das mit Wasser oder Saft gemischt wird. Dazu zählen Medikamente mit den Wirkstoffen Colestyramin und Colestipol.

Niacin (Nikotinsäure) gehört zu den B-Vitaminen und war eines der ersten Cholesterinmedikamente. Es wird auch heute noch verschrieben, v. a. bei zu niedrigen Werten des guten HDL-Cholesterins. Niacin ist einer der wenigen Wirkstoffe, die zu einer deutlichen HDL-Erhöhung führen. Es kann das LDL-Cholesterin um 10–20 % und die Triglyzeride um 20–50 % senken sowie das HDL um 15–35 % erhöhen. Der einzige Grund, weshalb Niacin nicht

FAKTEN

Zwischen Grapefruit und bestimmten Herzmitteln sind Wechselwirkungen möglich. Fans dieser Frucht sollten den Arzt über ihre Vorliebe informieren.

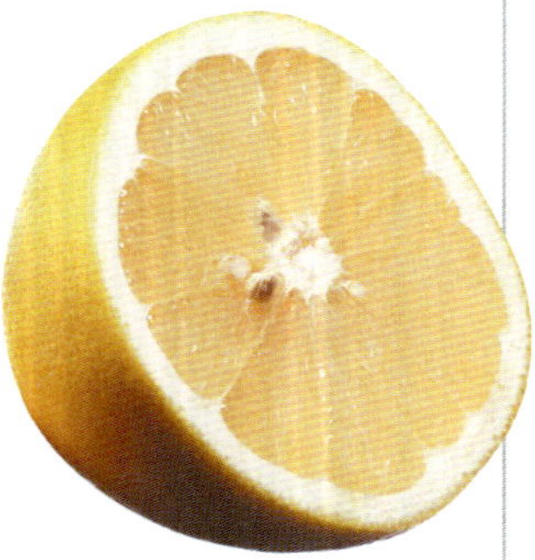

häufiger verschrieben wird, sind die Nebenwirkungen, wie Übelkeit, Verdauungsstörungen, Blähungen, Erbrechen und Durchfall sowie Leberstörungen, wenn in zu kurzer Zeit zu große Mengen davon eingenommen werden. Um den Körper an das Niacin zu gewöhnen, beginnt man die Behandlung daher meist mit einer geringen Dosierung und erhöht dann langsam bis zur wirksamen Dosis.

Bluthochdruckmedikamente

Selbst eine geringfügige Blutdrucksenkung kann sich sehr positiv auf die Gesundheit auswirken. Eine neuere Studie ergab, dass eine Senkung des diastolischen (unteren) Wertes um 6 mm Hg die Rate der Todesfälle durch Herzinfarkt um 14 % und jene durch Schlaganfall um 42 % reduzieren kann. In vielen Fällen reichen Sport und eine natriumarme, ballaststoffreiche Ernährung schon aus, um den Blutdruck zu senken. Andernfalls lässt sich der Blutdruck mit Medikamenten kontrollieren. Die wichtigsten:

Diuretika sind harntreibende Mittel. Sie bewirken, dass die Nieren vermehrt Wasser und Natrium aus dem Körper ausscheiden. Dadurch nimmt die Flüssigkeitsmenge im Blut ab. Ein sehr häufig verordnetes Diuretikum enthält den Wirkstoff Hydrochlorothiazid und wird einmal pro Tag in Tablettenform eingenommen.

Betablocker senken den Blutdruck durch eine Blockierung der Betarezeptoren am Herzen und an den Blutgefäßen. Das Herz schlägt in der Folge langsamer und weniger stark. Betablocker werden manchmal auch zur Normalisierung des Herzrhythmus bei Herzrhythmusstörungen eingesetzt. Beispiele sind Präparate mit den Wirkstoffen Propranolol, Metoprolol und Penbutolol.

Alphablocker blockieren Alpharezeptoren in den Blutgefäßen. Dies weitet die Gefäße und senkt den Blutdruck. Solche Präparate enthalten z. B. Wirkstoffe wie Doxazosin oder Terazosin.

Alpha/Beta-Blocker sind Kombinationspräparate. Sie entspannen die Blutgefäße und verlangsamen den Herzschlag. Auf diese Weise wird weniger Blut durch die Gefäße gepumpt, und der Blutdruck sinkt. Ein häufig verschriebener Alpha/Beta-Blocker enthält den Wirkstoff Carvedilol.

ACE-Hemmer hemmen das Angiotensin-Konversions-Enzym und damit die Produktion des Hormons Angiotensin II, das eine Verengung der Blutgefäße bewirkt. Hält man den Anteil dieses Hormons im Körper gering, bleiben die Blutgefäße offen, und der Blutdruck sinkt. Beispiele für ACE-Hemmer sind Präparate mit den Wirkstoffen Captopril und Enalapril.

Angiotensin-II-Rezeptorenblocker sind eine neue Alternative zu ACE-Hemmern. Sie verhindern die Bindung des Hormons Angiotensin II an die Blutgefäße und damit deren Verengung. Diese Medikamente haben weniger Nebenwirkungen als ACE-Hemmer. Sie enthalten z. B. die Wirkstoffe Irbesartan oder Valsartan.

Vasodilatatoren (gefäßerweiternde Mittel) wirken direkt entspannend auf die Muskeln in den Gefäßwänden. Da das Blut in der Folge leichter fließen kann, fällt der Blutdruck. Beispiele sind Präparate mit den Wirkstoffen Dihydralazin oder Minoxidil.

Oft werden zwei oder mehr blutdrucksenkende Präparate verschrieben. Viele der Medikamente wirken in Kombination am besten, wobei man die richtige Zusammenstellung erst herausfinden muss. Auch kann es im Lauf der Zeit notwendig werden, die Kombination zu verändern, wenn sich der Blutdruck verändert. Manchmal dauert es eine Weile, bis das richtige Rezept feststeht. Symptome wie Schwindel oder Husten sind mögliche Nebenwirkungen von ACE-Hemmern. Man sollte diese unbedingt dem Arzt mitteilen.

Entlastung des kranken Herzens

Bei bestehenden koronaren Herzkrankheiten gibt es mehrere Medikamente zur Entlastung des Herzens und zur Linderung von Angina pectoris, also jener Schmerzen bzw. Druckgefühle in der Brust, die auftreten, wenn verstopfte Herzkranzarterien den Durchfluss des sauerstoffhaltigen Blutes zum Herzen erschweren.

Angina-pectoris-Medikamente verbessern die Durchblutung verengter Arterien und/oder reduzieren den Bedarf des Herzmuskels an sauerstoffhaltigem Blut. Bei leichter Angina pectoris oder nur gelegentlichem Auftreten von Symptomen wird häufig ein Medikament für akute Anfälle empfohlen. Bei regelmäßigen Anfällen sollte eine tägliche Einnahme erfolgen. Nachfolgend einige Beispiele für Angina-pectoris-Medikamente:

Nitrate (Nitroglyzerine) werden seit über 100 Jahren zur Linderung von Angina-pectoris-Anfällen eingesetzt und zählen noch immer zu den am häufigsten verschriebenen Medikamenten. Sie erweitern die Blutgefäße, damit das sauerstoffhaltige Blut das Herz besser erreichen kann. Nitrate gibt es als Kapseln, Sprays oder Pflaster sowie als Ampullen zur intravenösen Injektion. Die Tabletten werden

GUTER TIPP

Für den Fall, dass Brustschmerzen auftreten, sollten Angina-pectoris-Patienten immer Nitroglyzerintabletten oder -spray zur Hand haben. Beachten Sie das Verfallsdatum! Nitroglyzerin verliert 6 Wochen nach Öffnen der Packung seine Wirkung. Es ist licht- und feuchtigkeitsempfindlich. Man sollte es also weder an sonnigen Plätzen noch im Bad oder im Kühlschrank aufbewahren.

unter der Zunge bzw. zwischen Lippen und Zahnfleisch aufgelöst oder zerbissen, damit die Wirkstoffe schnell ins Blut gelangen.

Nitrate können bei akuten Angina-pectoris-Anfällen oder vor Situationen genommen werden, die erfahrungsgemäß Anfälle auslösen, z. B. körperliche Anstrengung oder belastende Ereignisse. Sie wirken sehr schnell, meist innerhalb von 3–5 Minuten. In einigen Fällen ist mehr als eine Tablette erforderlich. Sind die Schmerzen nach 15 Minuten nicht vorüber, sollten Sie den Notarzt rufen.

Kalziumantagonisten hemmen das Eindringen von Kalziummolekülen in die Muskelzellen des Herzens und der Blutgefäße. Das Ergebnis: Das Herz schlägt langsamer und die Stärke der Kontraktionen nimmt ab, was den Sauerstoffbedarf des Herzens reduziert. Zudem erweitern Kalziumantagonisten die Blutgefäße und senken den Blutdruck, sodass das Blut vom Herzen leichter

BRENNPUNKT

Lebensstil ändern oder Pillen nehmen?

Liest man z. B. über die neuesten Cholesterinsenker und ihre Wirkungen, so fragt man sich, was aus dem Konzept geworden ist, die Medikamentengläubigkeit abzulegen und durch eine Lebensstiländerung aktiv zur eigenen Gesundheit beizutragen. Hat es nicht immer geheißen, man solle die Cholesterinwerte und Bluthochdruck dadurch unter Kontrolle halten?

Tatsächlich befürchten viele Experten, dass sich die Patienten zu sehr auf Medikamente verlassen und gesündere Lebensgewohnheiten vernachlässigen. Viele Betroffene ignorieren Ratschläge zu einer gesünderen Ernährung, wenn sie Medikamente, z. B. Statine, einnehmen, da sie überzeugt sind, dass die Medikamente ungesunde Ernährung ausgleichen können.

In Wahrheit sind jedoch die richtige Ernährung und viel Bewegung immer noch die besten Methoden zur Senkung des Herzinfarktrisikos. Cholesterin- und Blutdrucksenker folgen erst an zweiter Stelle, wenn eine Lebensstiländerung nicht hilft. Oft tut sie dies aber, was hinreichend bewiesen wurde. In einer Studie konnte Kost mit wenig gesättigten Fettsäuren und viel Obst und Gemüse die LDL-Werte um 33 % senken. Auch zeigte sich, dass eine Kombination aus Sport und ballaststoffreicher, fettarmer Ernährung erhöhten Blutdruck auf normale Werte senken kann – und zwar ohne Medikamente.

Es überrascht nicht, dass die Lebensgewohnheiten normalerweise nicht so konsequent geändert werden wie in streng kontrollierten Studien. Auch wenn es niemand gern zugibt: Es ist einfacher, Tabletten zu nehmen, als seine Ernährungs- und Bewegungsgewohnheiten zu ändern.

Medikamente können die Folgen eines ungesunden Lebensstils nicht ausgleichen. Die Wirkung cholesterin- und/oder blutdrucksenkender Medikamente sollte man durch gesunde Ernährung und Sport fördern. Je mehr dies die Werte verbessert, desto weniger Medikamente sind nötig und desto gesünder ist das Herz. Richtige Ernährung und Sport haben zudem noch viele andere Vorteile, die kein Medikament bieten kann.

durch den Körper gepumpt werden kann. Zu den Kalziumantagonisten gehören beispielsweise Präparate mit den Wirkstoffen Diltiazem, Isradipin und Nifedipin.

Betablocker sind Bluthochdruckmedikamente, die auch zur Behandlung von Angina pectoris eingesetzt werden können. Sie verlangsamen den Herzschlag und senken den Blutdruck, v. a. bei körperlicher Anstrengung. Dies ermöglicht Angina-pectoris-Patienten eine höhere Belastbarkeit, bevor die Brustschmerzen einsetzen. Betablocker senken das Risiko von Herzrhythmusstörungen sowie Herzinfarkt und reduzieren auf diese Weise die Sterblichkeitsrate durch Herzkrankheiten.

GUTER TIPP

Bluthochdruckpatienten sollten vor Anwendung rezeptfrei erhältlicher Schnupfenmittel mit dem Arzt sprechen. Neuere Studien ergaben, dass die abschwellenden Wirkstoffe solcher Präparate die Wirkung von Blutdrucksenkern beeinträchtigen und zu einem Blutdruckanstieg führen können. Inzwischen ist eine neue Medikamentengeneration gegen Erkältungen und Allergien erhältlich, die keine abschwellenden Wirkstoffe enthält.

Täglich Acetylsalicylsäure?

Nach jahrelanger Anwendung als Schmerzmittel erwies sich Acetylsalicylsäure (ASS) auch zur Vorbeugung von Herzinfarkten geeignet. Sie wirkt blutverdünnend und erschwert auf diese Weise die Bildung von Blutgerinnseln.

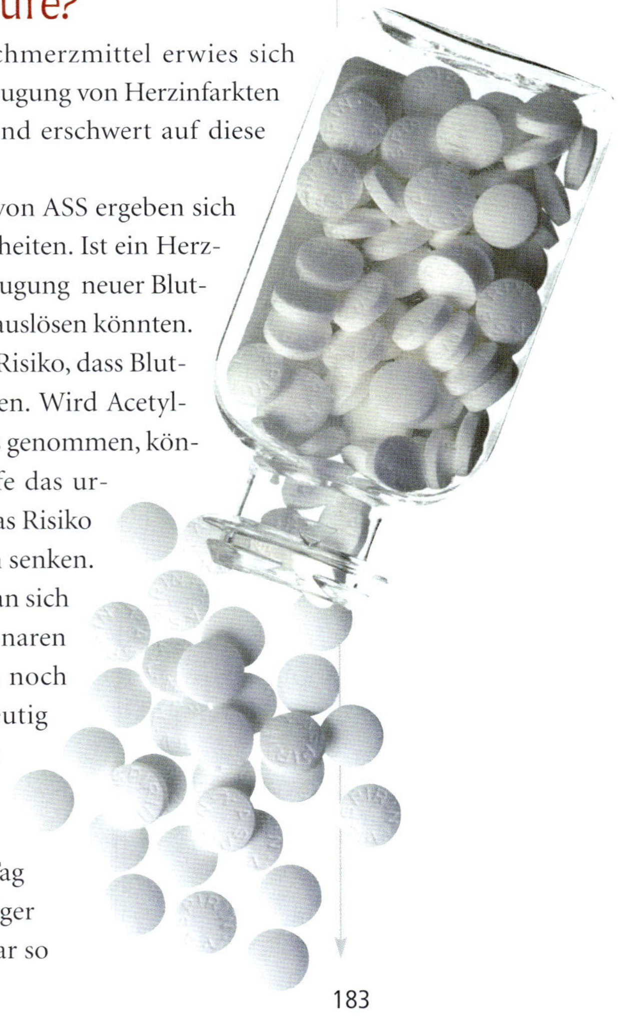

Die besten Belege für den Nutzen von ASS ergeben sich bei bestehenden koronaren Herzkrankheiten. Ist ein Herzinfarkt aufgetreten, trägt ASS zur Vorbeugung neuer Blutgerinnsel bei, die einen zweiten Infarkt auslösen könnten. Nach Bypassoperationen senkt sie das Risiko, dass Blutgerinnsel die neuen Arterien blockieren. Wird Acetylsalicylsäure während eines Herzinfarkts genommen, können die gerinnungshemmenden Stoffe das ursächliche Blutgerinnsel auflösen und das Risiko einer Herzmuskelschädigung drastisch senken.

In diesem Zusammenhang stellt man sich die Frage, ob ASS das Risiko von koronaren Herzkrankheiten senken kann, wenn noch keine Herzprobleme bestehen. Eindeutig bewiesen konnte dies bislang nicht werden. Harvard-Forscher fanden in einer Studie mit 22 000 Ärzten heraus, dass bei Männern, die jeden zweiten Tag Acetylsalicylsäure nahmen, 44 % weniger Herzinfarkte auftraten. Der Nutzen war so spektakulär, dass die Studie unterbrochen wurde, um die Ergebnisse zu veröffentlichen und alle Versuchspersonen über die potenziellen Vorteile einer ASS-Einnahme zu informieren. Hingegen konnte eine ähnliche, ebenfalls mit Ärzten durchgeführte Studie in Großbritannien die vorbeugende Wirkung von ASS nicht bestätigen.

Momentan vertreten einige Experten die Meinung, dass man Acetylsalicylsäure nicht zur Vorbeugung von Herzkrankheiten einsetzen sollte. Sie argumentieren, dass es zum einen bisher keine eindeutigen Beweise für den Nutzen einer Einnahme gibt und zum anderen eine tägliche Einnahme zur Reizung der Magenschleimhaut sowie Magen-Darm-Blutungen führen kann.

Wer herzkrank ist, sollte mit dem Arzt über die Einnahme von ASS sprechen. Neuesten Ergebnissen zufolge reicht für Erwachsene eine Dosis von nur 81 mg, also circa ein Sechstel einer herkömmlichen Tablette, um das Herz zu schützen. Daher empfehlen die meisten Kardiologen Minitabletten, die beispielsweise in Deutschland nur 100 mg enthalten. Die Einnahme von ASS sollte ohne Absprache mit dem Arzt nicht über einen längeren Zeitraum erfolgen. Wird sie in Kombination mit blutverdünnenden Medikamenten oder bei Asthma angewendet, können Probleme auftreten.

GUTER TIPP

Bei der Kombination von ASS mit anderen Schmerzmitteln ist Vorsicht geboten. Personen, die zur Vorbeugung von Herzinfarkten Acetylsalicylsäure einnehmen, sollten bei Schmerzen auf keinen Fall zu dem Wirkstoff Ibuprofen greifen. Einer amerikanischen Studie aus dem Jahr 2001 zufolge büßt ASS 90–98 % ihrer blutverdünnenden Wirkung ein, wenn man sie mit Ibuprofen kombiniert. Gegen Schmerzen sind in diesem Fall Präparate mit dem Wirkstoff Paracetamol besser geeignet.

Alternativen

Es gibt neue, noch wirksamere Medikamente als Acetylsalicylsäure, die lebensbedrohliche Blutgerinnsel auflösen und neuen Blutgerinnseln vorbeugen. Man vermutet, dass dank solcher Medikamente jedes Jahr Tausende von Herzinfarkten überlebt werden, die andernfalls vielleicht tödlich verlaufen wären. Diese Arzneien werden auch nach Angioplastien und Bypassoperation verschrieben, um neue Verstopfungen zu verhindern. Nachfolgend die wichtigsten dieser Medikamente:

Thrombolytika werden meist während eines Herzinfarkts intravenös injiziert. Sie lösen Blutgerinnsel (Thromben) in den Arterien auf, welche die Lungen und das Herz versorgen. Bei circa 80 % der Herzinfarktpatienten, die innerhalb von 2 Stunden nach Auftreten der Symptome ein Thrombolytikum erhalten, lässt sich die Durchblutung wiederherstellen. Beispiele sind Präparate mit den Wirkstoffen Streptokinase und Anistreplase.

Antikoagulanzien (Blutgerinnungshemmer) beugen Blutgerinnseln vor, indem sie den zur Gerinnung benötigten Proteingehalt im Blut verringern. Sie werden entweder injiziert oder in Tablettenform verabreicht und kommen meist nach Herzinfarkten oder Angioplastien zum Einsatz, um das Risiko neuer Blutgerinnsel zu senken. Mit demselben Ziel wendet man sie manchmal auch bei Herzinsuffizienz an, bei der die schwache Pumpfunktion des Herzens den Blutfluss verlangsamt und das Risiko von Blutgerinnseln erhöht. Antikoagulanzien können z. B. die Wirkstoffe Phenprocoumon oder Heparin enthalten. Wer Blutgerinnungshemmer nimmt, sollte vor Einnahme von ASS, Vitamin E und Lebertran den Arzt fragen, da diese auch blutverdünnend wirken.

Superaspirine wirken wie acetylsalicylsäurehaltige Präparate, indem sie die Funktion der Blutplättchen (an der Blutgerinnung beteiligte Blutzellen) hemmen. Eines dieser Medikamente, das oft bei instabiler Angina pectoris verordnet wird, enthält den Wirkstoff Tirofiban. Inspiration hierfür lieferte die afrikanische Sandrasselotter: Ihr Gift enthält ein Protein, das die Blutplättchen am Verklumpen hindert, sodass das Opfer verblutet. Kanadische Kardiologen testeten kürzlich ein Superaspirin mit dem Wirkstoff-Clopidogrelbisulfat. Zur Öffnung verengter Arterien bei Angina pectoris erwies es sich als ebenso wirksam wie eine Angioplastie. Wie Blutgerinnungshemmer setzt man Superaspirine meist nach Herzinfarkten, Angioplastien oder Stentimplantationen ein.

Das Problem der Einnahmedisziplin

Forscher haben zwar Dutzende lebensrettender Herzmedikamente entwickelt, aber noch kein Mittel gefunden, das etwas viel Einfacheres, aber ebenso Wichtiges bewerkstelligt, nämlich Patienten

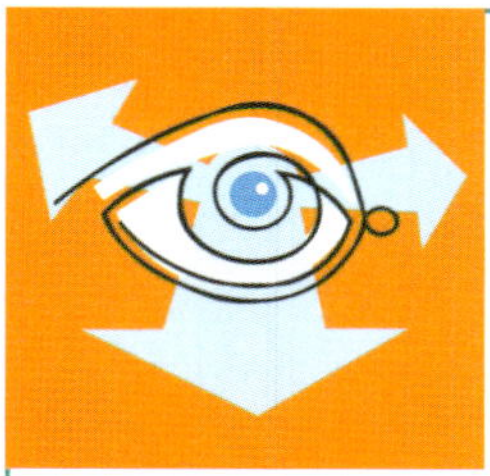

MEDIZIN DER ZUKUNFT

Gentherapie zur Herzinfarktprävention

Die Erforschung der genetischen Grundlagen von Herzkrankheiten könnte neue Behandlungsmöglichkeiten in Form einer Gentherapie eröffnen. In einer Vorstudie der Universität von Arkansas wurde ein genetischer Ansatz zur Eindämmung von Herzmuskelschäden während eines Herzinfarkts getestet. Bei einer Unterbrechung des Blutflusses zum Herzen steigen die Blutwerte des Proteins Angiotensin-Konversions-Enzym (ACE) stark an, was die Schäden verschlimmert. In Genlabors wurde nun ein gentechnisch hergestellter DNS-Strang an das für die Steuerung der ACE-Produktion zuständige Gen gebunden, um die Produktion des Proteins zu blockieren. In Tierversuchen schützte dies Rattenherzen bei einem Infarkt. Als Nächstes sollen Versuche am Menschen erfolgen.

dazu bringt, ihre Medikamente nach Anweisung zu nehmen. Studien zufolge wird weniger als die Hälfte aller verschriebenen Medikamente gemäß den Anweisungen des Arztes oder der Packungsbeilage genommen. Die Patienten lassen teils eine Dosis aus, nehmen Medikamente zur falschen Zeit oder setzen sie gleich ganz ab. Ineiner neueren Studie nahmen 85 % der Patienten die verschriebenen Herzmedikamente nach 2 Jahren nicht mehr. Anderen Forschungen zufolge werden Rezepte oft erst gar nicht eingelöst.

Die mangelnde Befolgung ärztlicher Anweisungen, fachsprachlich Non-Compliance genannt, stellt ein großes Problem dar, wie auch Studien belegen. In einer Studie wurde z. B. ein Cholesterinsenker der neuesten Generation verschrieben, den nach einem Jahr nur noch einer von fünf Teilnehmern vorschriftsmäßig nahm.

Nach Schätzungen der Weltgesundheitsorganisation (WHO) hält sich jeder zweite Patient nicht an Beipackzettel oder ärztliche Anweisungen. Für Deutschland hat die Arbeitsgemeinschaft Medizin & Rehabilitation errechnet, dass jede vierte Krankenhauseinweisung und viele Todesfälle – allein mehr als 40 000 pro Jahr mit der Indikation Herz und Kreislauf – auf eine falsche Anwendung von Medikamenten zurückzuführen ist.

Was Bluthochdruck betrifft, ist häufig von der Regel der Hälften die Rede: Demnach ist die Hälfte der Betroffenen nicht erfasst und die Hälfte der bekannten Hypertoniker bleibt unbehandelt. Für die in Behandlung befindlichen Bluthochdruckpatienten ergab eine Studie, dass jeder zweite nicht ausreichend behandelt wird.

Nichts als Ausreden

Befragungen zu den Gründen für die Nichtbefolgung ärztlicher Anweisungen ergaben alle erdenklichen Ausreden von Seiten der Patienten. Nachfolgend einige der am häufigsten genannten sowie gute Gründe, ihrem Beispiel nicht zu folgen.

„Ich dachte, ich brauche das Medikament nicht mehr.“ Wenn ein Medikament hilft, denkt so mancher Patient, dass er es nicht mehr braucht. Das ist ein Fehler. Cholesterin- und Blutdrucksenker müssen jahre- oder gar lebenslang genommen

Neues aus der Forschung

Die Befolgung ärztlicher Anweisungen lohnt sich. Ergebnissen der Westschottischen Studie zur Vorbeugung koronarer Herzkrankheiten zufolge konnten Patienten, die mindestens 75 % der empfohlenen Dosis eines Cholesterinsenkers nahmen, ihr Risiko eines frühzeitigen Todes um ein Drittel mehr senken als Patienten, die weniger als 75 % der verschriebenen Tabletten nahmen.

werden. In einer neueren skandinavischen Studie gaben 30 % der Patienten als Grund für das Absetzen von Cholesterinsenkern an, dass ihre Cholesterinwerte wieder normal waren. Nach dem Absetzen der Präparate steigen die Werte allerdings häufig wieder an.

„Ich war von vornherein nicht von der Wirkung des Medikaments überzeugt.“ Wer ein Medikament regelmäßig jeden Tag oder sogar mehrmals täglich einnehmen muss, sollte von dessen Wirkung überzeugt sein. Teilen Sie Zweifel an der Notwendigkeit sofort dem Arzt mit. Fragen Sie, was das Medikament bewirken soll und welche Beweise es für die Wirkung gibt. Je mehr man über Wirkung und Nebenwirkungen eines Medikaments weiß, desto wahrscheinlicher ist eine regelmäßige Einnahme.

„Ich habe Angst vor den Nebenwirkungen.“ Obwohl viele neue Herzmedikamente weniger und schwächere Nebenwirkungen haben als ältere, ist bei einigen Präparaten nach wie vor mit unerwünschten Wirkungen zu rechnen. Der Arzt informiert, welche zu erwarten sind. Treten nach Beginn der Einnahme beunruhigende Symptome auf, sollte man sofort mit dem Arzt sprechen. Teils verschwinden diese nach einer gewissen Gewöhnungsphase. Eventuell kann ein anderes Medikament verschrieben werden.

„Es ist schwierig, mehrmals am Tag an die Einnahme zu denken.“ Studien ergaben, dass die Befolgung der Anweisungen drastisch sinkt, wenn ein Medikament häufiger als einmal täglich genommen werden muss. Das verwundert nicht. Jeden Morgen eine Tablette zu nehmen, ist noch relativ einfach. Sollen aber mittags und abends weitere folgen, wird die Einnahme häufig vergessen, weil man abgelenkt ist. Fragen Sie den Arzt, ob es eventuell ein Präparat gibt, das man nur einmal täglich nehmen muss. Ansonsten finden Sie auf S. 188 Tipps zur regelmäßigen Einnahme.

„Die Medikamente sind zu teuer.“ Zu hohe Zuzahlungen sind ein weiterer Grund für das Absetzen von Medikamenten. Wer sich deshalb Sorgen macht, sollte mit dem Arzt sprechen. Eventuell kann er eine kostengünstigere Alternative verschreiben oder zumindest versichern, dass das Medikament das Geld wert ist.

„Ich dachte, es sei nicht so schlimm.“ Dies ist einer der Hauptgründe für die Nichtbefolgung ärztlicher Anweisungen. Es fällt nicht schwer, erhöhte Cholesterinwerte und Bluthochdruck nicht ernst zu

GUTER TIPP

Rechtsmediziner warnen: Bei jedem vierten Verkehrsunfall spielen Medikamente eine Rolle. Trotz der Aufklärungspflicht des Arztes ist jeder selbst für seine Fahrtauglichkeit verantwortlich!

- Sprechen Sie daher Ihren Arzt oder Apotheker auf das Thema Verkehrstauglichkeit an.
- Achten Sie auf Warnzeichen, z. B. Schwindelgefühle, Müdigkeitsattacken am Tag etc.
- Befolgen Sie bei Dosierung und Einnahmerhythmus die ärztlichen Anweisungen.
- Vorsicht bei Alkohol!

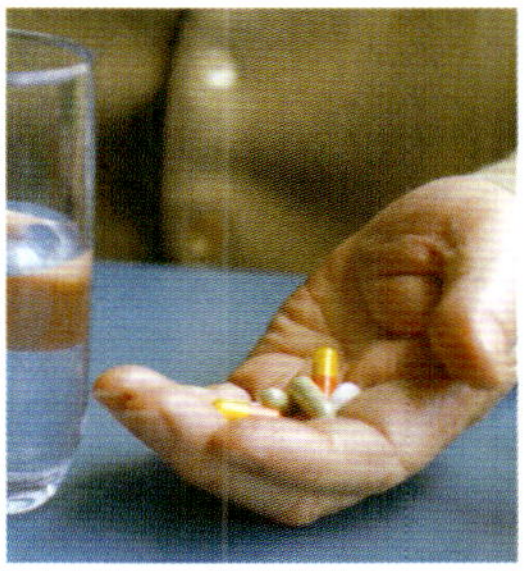

FAKTEN

Die Nichtbefolgung von Anweisungen zur Medikamenteneinnahme ist der Grund für circa 25 % aller Einweisungen in Krankenhäuser und Pflegeheime.

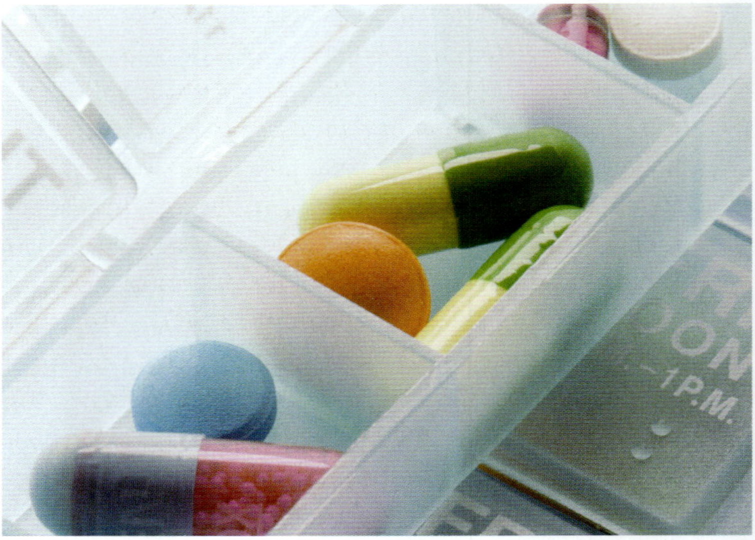

nehmen, da sie meist keine Symptome hervorrufen. Wenn Sie von einer Behandlung nicht überzeugt sind, sollten Sie den Arzt darauf ansprechen. Er wird Ihnen die Notwendigkeit erläutern.

Tipps zur regelmäßigen Medikamenteneinnahme

Natürlich steckt nicht immer Absicht dahinter, wenn Tabletten nicht genommen oder Rezepte nicht erneuert werden. Häufig wird es einfach vergessen. Insbesondere, wenn man ein Präparat mehrmals täglich oder mehrere Medikamente zu unterschiedlichen Tageszeiten nehmen muss, kann man leicht etwas durcheinander bringen und schon mal eine Dosis vergessen. Studien zufolge treten bei der Einnahme umso mehr Probleme auf, je mehr Medikamente die Patienten nehmen müssen. Folgende Tipps können helfen:

- Medikamente, die nur einmal täglich genommen werden, sollten Sie immer zur selben Zeit einnehmen. Das reduziert die Wahrscheinlichkeit, sie zu vergessen. (Klären Sie mit dem Arzt, ob Ihre Einnahmezeit mit dem Präparat vereinbar ist.)
- Verknüpfen Sie die Einnahme mit einer täglichen Routinehandlung, z. B. Zähneputzen oder Frühstücken (falls man die Medikamente während der Mahlzeiten nehmen darf).
- Hilfreich ist ein Tablettenspender, wie man ihn in den meisten Apotheken erhält. Er muss genügend Fächer für die verschiedenen Tabletten haben. In einigen Modellen hat eine Wochenration Platz, in anderen lassen sich die Medikamente sogar nach verschiedenen Einnahmezeiten sortieren.

- Wer einen Computer hat, kann eine Erinnerungsfunktion aktivieren. Die meisten Programme zur Terminplanung verfügen über einen Summ- bzw. Piepston oder zeigen die Erinnerung auf dem Bildschirm an. Dies bietet sich natürlich inbesondere dann an, wenn man mehrmals täglich am PC arbeitet. Auch ein Wecker eignet sich zur Erinnerung an die Einnahme. Allerdings muss man diesen immer wieder neu stellen, wenn man mehrmals täglich Medikamente nimmt.
- Hinterlassen Sie auf dem eigenen Anrufbeantworter eine Nachricht, die Sie an die Einnahme erinnert. Achten Sie darauf, diese nicht zu löschen! Auf diese Weise werden Sie jedes Mal, wenn Sie die Nachrichten auf dem Anrufbeantworter abhören, auf die Einnahme aufmerksam gemacht.

HIGHTECH-ERINNERUNGSHILFEN

Abhängig von der jeweiligen Krankheit nehmen z. B. in Deutschland bis zu 50 % der Patienten Medikamente falsch ein. Abgesehen von den teils gravierenden Folgen für die Betroffenen, verursacht dies enorme Kosten. Daher entwickelt man immer wieder neue Hilfsmittel, um die korrekte Medikamenteneinnahme zu erleichtern. Solche Geräte können die Einnahmedisziplin um bis zu 20 % verbessern. Nachfolgend einige Hightech-Erinnerungshilfen. Oft stammt die Idee dafür aus den USA. Nicht alle der beschriebenen Hilfsmittel sind im deutschsprachigen Raum verfügbar. Informationen zu diesem Thema erhalten Sie auch von Ihrem Arzt oder Apotheker sowie im Internet.

■ **Automatische Pillenboxen** Es gibt automatische Pillenboxen mit Erinnerungsfunktion. Sie signalisieren durch Vibrieren, ein akustisches Signal oder eine gesprochene Erinnerung, wenn es Zeit für die Einnahme ist. Teurere Modelle geben die Tabletten automatisch aus, indem sich zur festgelegten Zeit das entsprechende Fach öffnet. Die Kosten hängen von Größe und Ausstattung des jeweiligen Systems ab. Es gibt günstige einfache Modelle. Die ausgefeiltesten Varianten können jedoch bis zu 800 Euro kosten.

■ **Tablettenspender für die Tasche** Diese praktischen Behälter für die Hosentasche bieten Platz für eine Tagesration Tabletten. Sie piepsen, wenn es Zeit für die Einnahme ist.

■ **Erinnerung per Handy** Gegen eine Gebühr kann man einen Erinnerungsservice in Anspruch nehmen, von dem man per SMS auf die Einnahme aufmerksam gemacht wird. Die Kosten hängen z. B. von der Anrufanzahl pro Tag ab. Eine Alternative: Wer ein Handy mit Terminspeicher und Vibrationsalarm hat, kann die Einnahmezeiten entsprechend einstellen.

■ **Alarmuhren** Spezialmodelle zeigen nicht nur die Zeit an, sondern piepsen, leuchten oder vibrieren, wenn es Zeit für die Medikamente ist. Einige Modelle geben sogar den Namen des richtigen Präparats vor.

11

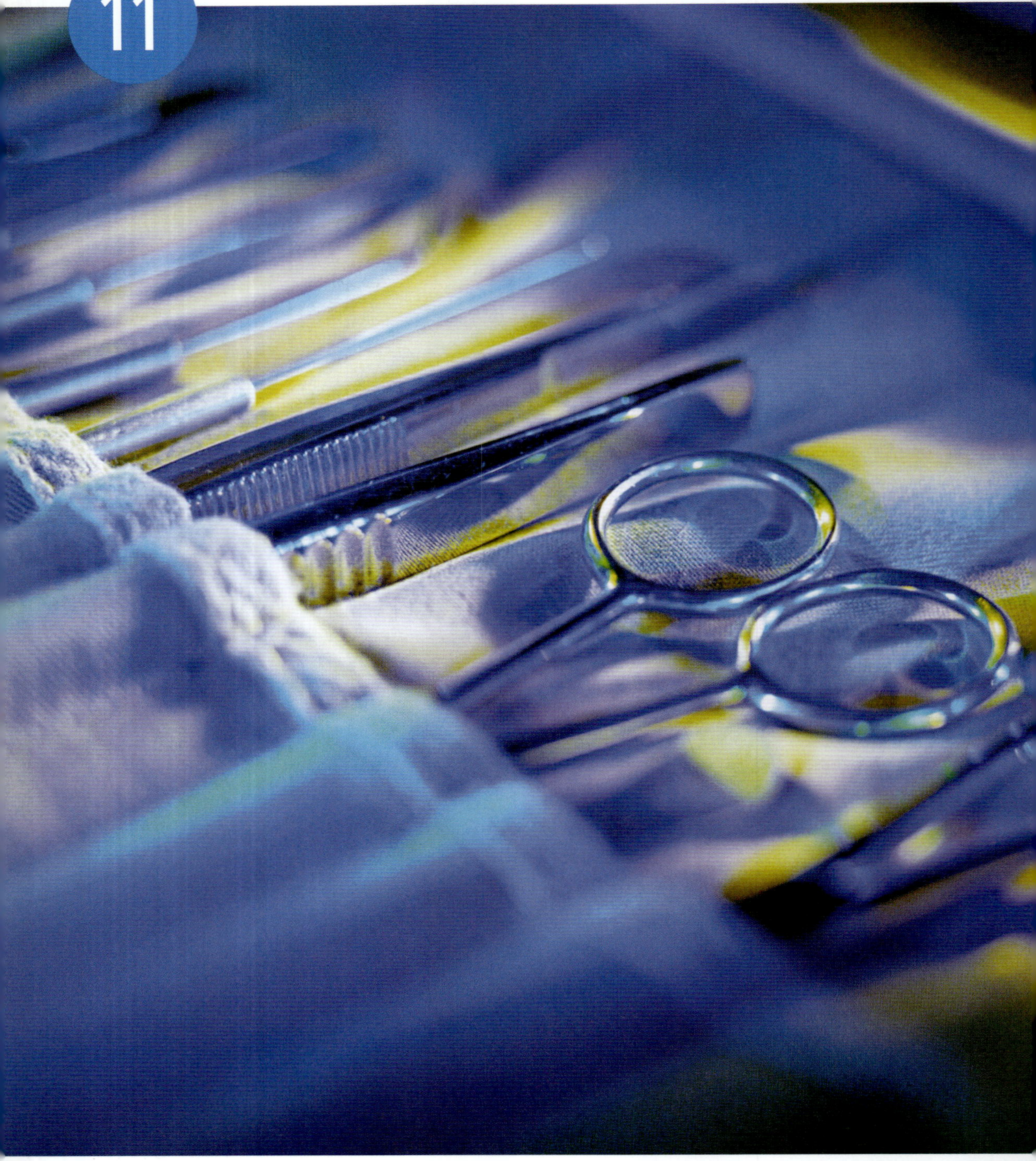

Operativ eingreifen

2001 verkündeten die Schlagzeilen eine medizinische Sensation: Die Implantation des ersten selbstständig arbeitenden künstlichen Herzens in die Brust eines todkranken Mannes. Daneben gab es in der Herzchirurgie viele weniger bekannte Fortschritte. Sie ermöglichen die Heilung von Herzschäden und die Öffnung verengter Arterien, was jedes Jahr Hunderttausenden von Patienten neue Hoffnung gibt.

Inzwischen werden Bypassoperationen, bei denen Blutgefäße aus einem Körperteil entnommen und am Herzen als Umleitung arteriosklerotischer Herzkranzarterien eingepflanzt werden, routinemäßig durchgeführt. Selbst die einst revolutionären Herztransplantationen sind zur Normalität geworden. So finden z. B. in Deutschland etwa 400–500 solcher Eingriffe pro Jahr statt. Und es gibt noch weitere erstaunliche Entwicklungen: So wird gerade eine Technik getestet, bei der die Ablagerungen in verengten Arterien mithilfe von Lichtenergie weggeschmolzen werden. Auch existieren Belege für die Möglichkeit, neues Herzgewebe zu züchten, um das bei einem Herzinfarkt geschädigte Gewebe zu ersetzen. Irgendwann kann vielleicht ein komplett neues Herz gezüchtet werden.

Die wichtigsten Fortschritte, zumindest was die Rettung von Leben betrifft, fanden in der Behandlung verengter Arterien statt. Obwohl Medikamente zur Erweiterung der Blutgefäße und Entlastung des Herzens bei koronaren Herzkrankheiten erheblich zur Symptomlinderung beitragen, reichen sie nicht immer aus. Sind die Arterien so stark verengt, dass das Herzinfarktrisiko alarmierend steigt, wird eine Bypassoperation oder Angioplastie durchgeführt. Dank Hightech-Innovationen sind beide Methoden sicherer und effektiver als je zuvor, und vielleicht können sie eines Tages durch neue Techniken, z. B. eine Gentherapie, ersetzt werden.

> Dank Hightech-Innovationen sind Bypassoperationen und Angioplastien sicherer und effektiver als je zuvor.

Bypassoperation

Als 1967 die erste Bypassoperation durchgeführt wurde, muss sie eine ebensolche Sensation gewesen sein wie heute die Implantation eines künstlichen Herzens. Bei einer koronaren Bypassoperation, so der Fachausdruck, entnimmt man zunächst eine Vene aus dem Bein bzw. Arterien aus der inneren Brustwand oder dem Unterarm. Im

BRENN-
PUNKT

Das Herz ausschalten oder nicht?

Bypassoperationen werden zunehmend ohne Pumpe durchgeführt. Statt das Herz mithilfe der Herz-Lungen-Maschine (Pumpe) auszuschalten, operiert man bei schlagendem Herzen. Zuerst wird der Herzschlag medikamentös verlangsamt, dann hält man die Gefäße mit Spezialklammern ruhig, damit an ihnen operiert werden kann, während das Blut hindurchfließt. In einigen Fällen muss der Blutfluss zu bestimmten Blutgefäßen kurz unterbrochen werden.

Einige Chirurgen bevorzugen die Operation ohne Pumpe, da dies ihrer Meinung nach die Risiken senkt, die der Einsatz der Herz-Lungen-Maschine mit sich bringt. (Es gibt Belege dafür, dass durch den Anschluss an die Herz-Lungen-Maschine eine geringe Zahl von Hirnzellen absterben kann; diese Gefahr wird aber meist als minimal eingestuft.) Der Eingriff ohne Pumpe bleibt umstritten. Für Kritiker verlieren seine Vorteile dadurch an Gewicht, dass der Chirurg schneller arbeiten muss und wegen des schlagenden Herzens bei der Verlegung der Blutgefäße nicht so flexibel ist sowie verstopfte Arterien nicht so gut erreichen kann. Insbesondere für die Verlegung mehrerer Bypässe halten sie die herkömmliche OP nach wie vor für die beste.

nächsten Schritt wird das Blutgefäß als Umleitung der Engstelle einerseits an der großen Körperschlagader, andererseits nach der Engstelle an der Herzkranzarterie angenäht. So entsteht ein neues Gefäß für das Blut, das zum Herzen fließt. Weist mehr als ein Blutgefäß Engstellen auf, werden mehrere Bypässe gelegt.

Die für den Bypass verwendeten Venen oder Arterien sind für die normale Durchblutung nicht unbedingt erforderlich. Sie können entnommen und an anderer Stelle wieder eingesetzt werden, ohne dass im Entnahmebereich eine Minderversorgung entsteht. (Ein häufig für Bypässe verwendetes Gefäß ist die große Rosenader im Bein. Sie wird manchmal bei der Behandlung von Krampfadern entfernt.) Körpereigene Blutgefäße werden künstlichen vorgezogen: Zum einen kommt es bei künstlichen Bypässen vermutlich früher zum Gefäßverschluss. Zum zweiten kann biologisches Gewebe durch Dehnung angemessen auf Veränderungen im Blutfluss reagieren, künstliches hingegen nicht.

Mehr als 35 Jahre nach der ersten Bypassoperation wird dieser Eingriff immer noch häufig durchgeführt. Dank der zwischenzeitlichen Verbesserungen liegt die Erfolgsquote heute bei 98 %. Das ist beachtlich für eine Operation, bei der immerhin der Brustkorb geöffnet, das Brustbein mit einer Säge in der Mitte durchtrennt, die Herzfunktion von einer Herz-Lungen-Maschine übernommen und dann ein Blutgefäß umgeleitet wird.

Eine Bypassoperation behandelt nicht die Arteriosklerose, vielmehr verbessert sie die Durchblutung des Herzens und trägt so zum Überleben bei. Nach der Operation kann mehr Blut zum Herzen fließen, das Herzinfarktrisiko wird um die Hälfte reduziert. Der Eingriff kann schwere Angina pectoris lindern. Nach der OP bleiben 80 % der Patienten mindestens 5 Jahre lang frei von den Brustschmerzen, die bei einer koronaren Herzkrankheit auftreten.

Verbesserte Techniken

Raffinierte Neuerungen können Bypassoperationen noch sicherer und effektiver machen, z. B. was die Verbindung transplantierter Gefäße betrifft. Noch werden die Gefäße vernäht, doch auch Edelstahlklemmen setzt man bereits ein: Sie werden mit winzigen Haken an der Verbindungsstelle an die Arterie geklemmt. Vielleicht gibt es bald eine weitere schnellere, einfachere Technik, bei der Verbindung und Verschluss der Gefäße mit einem Klebstoff erfolgen.

Den größten Vorteil nahtloser Techniken erhofft man sich in Bezug auf die Operationsdauer. Ein guter Chirurg braucht etwa 7 Minuten, um ein Arterienende zu vernähen. Mit der nahtlosen Technik wären es theoretisch weniger als 2 Minuten. 5 Minuten Zeitersparnis klingt wenig, doch summiert sich die Zeit, wenn viele Verbindungen nötig sind. Und je kürzer die Herz-Lungen-Maschine eingesetzt wird, desto geringer ist die Gefahr für das Herz. Die nahtlosen Techniken befinden sich jedoch noch im experimentellen Stadium.

Ein weiterer Fortschritt ist die Entwicklung weniger invasiver Eingriffe. Beim herkömmlichen Eingriff wird das Brustbein durchtrennt und der Brustkorb gespreizt, um Zugang zum Herzen zu erhalten. Bei einer neuen Methode, der MIDCAB (**m**inimal **i**nvasive **d**irekte **K**oron**ar**arterien-**B**ypassoperation), sind viel kleinere Schnitte nötig. Nur manchmal muss dabei ein Teil einer Rippe entfernt werden.

Herzspezialisten befürworten eine Operation meist, wenn

- ✔ die Angina-pectoris-Beschwerden auch im Sitzen auftreten,
- ✔ sich die Angina pectoris medikamentös nicht zufriedenstellend lindern lässt,
- ✔ die Angina-pectoris-Anfälle 20 Minuten oder länger andauern,
- ✔ ein hohes Herzinfarktrisiko besteht,
- ✔ Arterien fast völlig blockiert sind,
- ✔ mehr als drei Herzkranzarterien betroffen sind.

Neues aus der Forschung

Bypass- und Klappenoperationen können in den letzten Jahren zunehmend in minimal invasiver Technik erfolgen. Solche Eingriffe erfordern wesentlich kleinere Einschnitte in die Haut als die herkömmliche Technik und sind heute mit einer hohen Sicherheit durchführbar. Sie bieten den großen Vorteil, dass nach dem Abheilen keine großen, kosmetisch unschönen Narben zurückbleiben. Auch hat der Patient durch eine kleinere Wunde weniger Schmerzen und erholt sich schneller. Immer mehr Kliniken bieten diese Therapie an. Eine Spitzenposition nimmt dabei das Deutsche Herzzentrum München ein. Es ist weltweit führend in der minimal invasiven Bypasschirurgie und ganz besonders bei Mitralklappenrekonstruktionen in minimal invasiver Technik.

MEDIKAMENTE ODER OPERATION?

Die Entscheidung zwischen einer medikamentösen Behandlung und einer Operation ist nicht immer einfach zu treffen. Dank der neuesten Fortschritte lassen sich mit beiden Maßnahmen bessere Ergebnisse erzielen. In einigen Fällen kann die Wirkung sogar dieselbe sein.

Amerikanische Forscher werteten Ergebnisse von über einem Dutzend klinischer Einzeltests mit Tausenden von Patienten aus, die wegen einer koronaren Herzkrankheit behandelt wurden. Das Resultat: 90 % der Patienten, die durchblutungsfördernde Medikamente nahmen, waren nach 5 Jahren noch am Leben. Bei den Bypasspatienten waren es 94 %. Ein Bypass lindert pektangiöse Beschwerden zunächst effektiver. Nach 5 Jahren stellte sich bei den medikamentös behandelten Patienten jedoch derselbe Grad der Linderung ein.

In einigen Fällen sind Medikamente sogar wirksamer als invasive Herzkatheterprozeduren durch den Kardiologen. Das *New England Journal of Medicine* veröffentlichte 1999 die Ergebnisse einer Studie mit 341 Patienten, die an koronaren Herzkrankheiten und leichter bis mittelschwerer Angina pectoris litten. Die Hälfte der (zufällig ausgewählten) Personen erhielt einen Cholesterinsenker, die andere unterzog sich einer Angioplastie. 18 Monate später hatten nur 22 % der Cholesterinsenkergruppe Brustschmerzen verspürt, in der Angioplastiegruppe waren es hingegen 37 %.

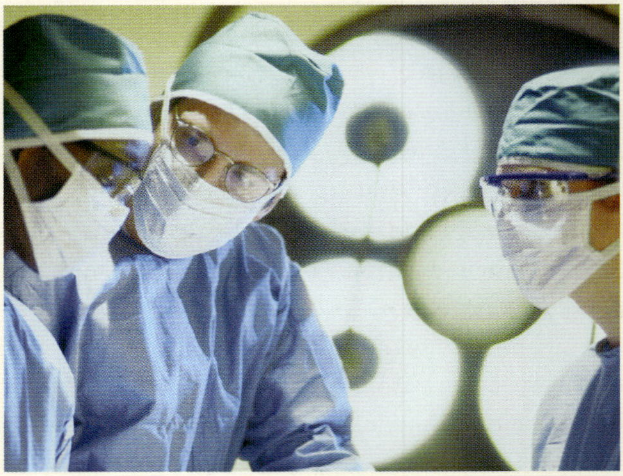

Zu den Entscheidungskriterien zählt zum einen die Symptomschwere. Bei instabiler Angina pectoris (Brustschmerzen, die auch in Ruhe auftreten) oder Anfällen, die 20 Minuten oder länger dauern, kann eine OP sinnvoll sein. Dies gilt auch, wenn eine medikamentöse Behandlung nicht den gewünschten Effekt zeigt. Ein weiterer Faktor ist das Ausmaß der Verengung in den Herzkranzarterien. Sind zwei oder mehr Arterien betroffen, wird meist operiert.

Auch das Patientenalter spielt eine Rolle. Erstaunlicherweise sind Operationen bei über 75-Jährigen oft erfolgreicher als Medikamente. In einer Studie hatte die Hälfte der medikamentös behandelten Personen einen Herzinfarkt oder andere Probleme mit den Herzkranzgefäßen, während dies bei Bypass- bzw. Angioplastiepatienten nur auf 19 % zutraf.

Oft wendet man auch beide Methoden an. Viele Patienten kommen letztendlich doch zur Operation, weil trotz Angioplastie oder Stentimplantation erneut Herzkranzarterien verengt oder verschlossen sind.

Eine MIDCAB ist aber nur bei einem sehr geringen Teil der Patienten möglich. Der Grund: Die verengten Arterien müssen an der Herzvorderseite liegen, damit man sie durch den kleinen Schnitt erreichen kann. Sind mehrere Arterien betroffen, wird meist eine herkömmliche Bypassoperation durchgeführt.

Züchtung neuer Blutgefäße

Schon bald gibt es vielleicht eine neue Methode zur Verbesserung herkömmlicher Bypassoperationen, wie eine vom amerikanischen Herz-, Lungen- und Blut-Institut finanzierte Forschungsarbeit hoffen lässt: Harvard-Wissenschaftler brachten Depotkapseln mit einem das Wachstum neuer Blutgefäße anregenden Wirkstoff in den Herzmuskel von Patienten ein, die sich einer Bypassoperation unterziehen sollten. Eine zweite Patientengruppe erhielt ein Plazebo. Untersuchungen ergaben bei jenen Patienten, die den so genannten basischen Fibroblastenwachstumsfaktor erhalten hatten, eine bessere Durchblutung zum Herzen als bei der Plazebogruppe. Zudem hatten sie nach dem Eingriff weniger Angina-pectoris-Beschwerden. Indem der Wirkstoff das Wachstum kleiner Blutgefäße anregt, so die Forscher, wird sichergestellt, dass das Blut aus der eingepflanzten Arterie mehr Bereiche des Herzens erreicht.

Solche Wachstumsfaktoren könnten eine Alternative zur OP bieten. 2001 wurde Patienten, die aufgrund der Schwere ihrer koronaren Herzkrankheit nicht operiert werden konnten, das Gen für den wachstumsfördernden Stoff vaskulärer endothelialer Wachstumsfaktor (VEGF, englisch vascular endothelial growth factor) ins Herz injiziert. Das Gen regt die Produktion eines Proteins an, das am Wachstum neuer Blutgefäße beteiligt ist. In einer Studie hatte die Mehrheit der Patienten nach der VEGF-Behandlung weniger Angina-pectoris-Beschwerden und war beweglicher. In einer anderen Studie hatten 27 von 30 Personen nach der Behandlung weniger Angina-pectoris-Anfälle und nahmen weniger Nitroglyzerin. Noch befindet sich diese Methode im Versuchsstadium. Bestätigen Studien ihre Wirksamkeit und Unbedenklichkeit, kann sie eine der ersten zugelassenen Gentherapien für Herzkrankheiten werden.

Angioplastie

Seit ein paar Jahren setzt man zunehmend eine weniger invasive Methode zur Wiederherstellung der Durchblutung zum Herzen ein: Bei der perkutanen transluminalen koronaren Angioplastie

FAKTEN

In Deutschland werden rund 70 000 Bypassoperationen pro Jahr durchgeführt.

oder kurz Angioplastie werden Engstellen der Herzkranzarterien aufgedehnt. Eine Angioplastie ist bei Angina pectoris sinnvoll.

Bei diesem Verfahren wird ein Katheter (ein elastisches Röhrchen mit dem Durchmesser eines Bleistifts) durch einen kleinen Schnitt in der Leiste oder im Arm in eine Hauptschlagader eingeführt und bis in die Herzkranzarterien geschoben. Man injiziert ein Kontrastmittel, um den Zustand der Herzkranzarterien röntgenologisch darstellen zu können. Anhand dieses Bildes lässt sich eine Verengung einer Arterie exakt lokalisieren und gegebenenfalls häufig beseitigen. Die gängigste Technik, die Ballondilatation, bedient sich eines Katheters mit einem kleinen Ballon an der Spitze. Bei Erreichen des Verschlusses wird der Ballon mehrmals aufgeblasen und wieder entleert, wodurch die Fettablagerungen gegen die Arterienwand gepresst werden, um das Gefäß wieder zu öffnen. Bei einer weiteren, weniger gebräuchlichen Technik, der Atherektomie, wird die Ablagerung, die den Blutfluss behindert, anhand eines Katheters mit einem winzigen spitzen Instrument abgefeilt.

Nutzen und Risiken der Angioplastie

Eine Angioplastie lindert Angina-pectoris-Symptome erheblich und reduziert das Herzinfarktrisiko, da wieder mehr Blut zum Herzen fließen kann. Sie birgt jedoch eine Gefahr: Der Eingriff selbst kann einen Herzinfarkt auslösen. Bei der Zerstörung der Cholesterinablagerungen können sich winzige Teilchen ablösen und in kleinere Arterien fließen, wo es zu einem Stau (Embolie) und einer Blockierung des Blutflusses kommt.

Das Risiko eines durch eine Angioplastie ausgelösten Herzinfarkts liegt bei circa 5 %. Bei Patienten mit Bypässen oder Stents kann es auf bis zu 15 % ansteigen. Eine drastische Senkung dieses Risikos versprechen jedoch die so genannten

Neues aus der Forschung

Es ist schon lange bekannt, dass das B-Vitamin Folsäure den Homozysteinwert und damit das Herzerkrankungsrisiko senkt. Nun lassen neue, 2001 im *New England Journal of Medicine* veröffentlichte Ergebnisse darauf schließen, dass Folsäure auch den erneuten Verschluss operativ aufgeweiteter Gefäße (Restenose) verhindern kann. In einer Studie mit 205 Angioplastiepatienten erhielt die Hälfte der Teilnehmer ein Folsäurepräparat, die andere ein Plazebo. Nach 6 Monaten waren bei der Folsäuregruppe niedrigere Homozysteinwerte und eine bessere Durchblutung festzustellen. Auch war ihre Restenoserate mit 20 % niedriger als in der Plazebogruppe mit 38 %.

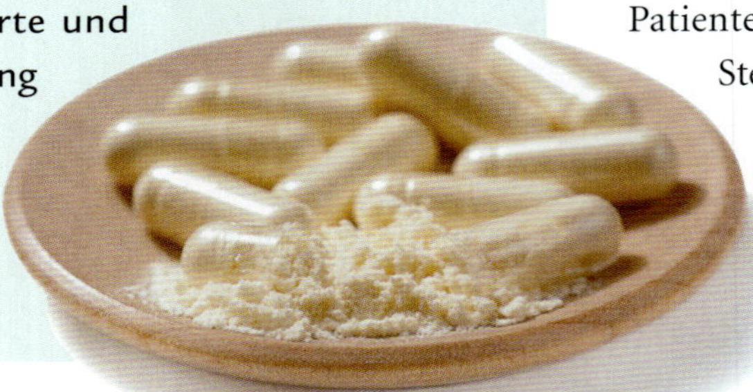

AUS DER PRAXIS

Mit Eigeninitiative zur Genesung

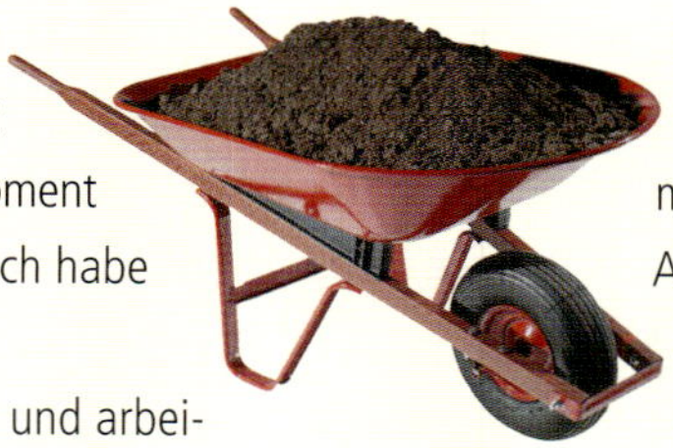

„Vor Ihnen steht ein Mann mit neun Bypässen", sagt Gerhard Braun, 64. „Im Moment geht es mir sehr gut, und ich habe vor, so weiterzumachen."

Herr Braun war erst 42 und arbeitete als Handelsvertreter, als er sich einer ersten Bypassoperation unterziehen musste. „Ich betrat mit meinem Musterkoffer gerade ein Einkaufszentrum in München, als es mich traf – ein Schmerz, als ob ein LKW meine Brust rammen würde", erinnert er sich. Die Ärzte stellten eine schwere koronare Herzkrankheit fest und drängten ihn zur Operation.

„Bei der ersten Operation durch Professor Lange im Deutschen Herzzentrum München wurden sechs Bypässe gelegt. Ich war 6 Tage im Krankenhaus. Nach der Rehabilitation habe ich gleich im Garten Laub gerecht. Kurz darauf ging ich schon wieder arbeiten", erinnert er sich. Auch war er zu seinen alten Essgewohnheiten zurückgekehrt, aß viel fette Braten und trank literweise Limonade. Bei einer Körpergröße von 1,78 m wog er 127 kg.

Irgendwann rächten sich diese Gewohnheiten erneut. Als Braun in Rente gehen wollte, ließ er sich ärztlich untersuchen. Dabei wurden neue arteriosklerotische Veränderungen festgestellt – und es folgte eine zweite Operation, dieses Mal mit drei Bypässen.

„Das zweite Mal war ich 10 Tage im Krankenhaus, und als ich wieder draußen war, wollte ich genauso weitermachen wie vorher, genau wie beim ersten Mal", erinnert er sich. Doch das fiel nicht mehr so leicht. Er fühlte sich einsam und deprimiert. „Manchmal hat man solche Angst, dass man gar nicht wagt, irgendetwas zu machen, weil es dem Herz schaden könnte."

Zu seinem Glück war das Ärzteteam um Professor Lange sehr fürsorglich und bot ihm ein Rehaprogramm an, das ihm half, wieder auf die Beine zu kommen. Außerdem überzeugten ihn die Ärzte, dass es an der Zeit für eine grundlegende Ernährungsumstellung war.

Früher aß Braun fast jeden zweiten Tag einen Braten, heute beschränkt er sich auf eine Portion pro Woche. Stattdessen ist jetzt Forelle sein Lieblingsgericht. Die Limonade hat er gegen Mineralwasser eingetauscht. Er beginnt den Tag mit einer Schüssel Müsli und isst jeden Tag mehr Obst – Orangen, Äpfel, Birnen, Aprikosen – als früher im ganzen Jahr.

Gegen die Depression kämpft er, indem er sich mit Landschaftsgestaltung beschäftigt – er baut Mauern und Steingärten auf dem 4000 m² großen Grundstück, das er und seine Frau in Niederbayern besitzen. Heute, 2 Jahre nach seiner zweiten Bypassoperation, steht er meist um 6 Uhr auf, ist um 8 Uhr im Garten und arbeitet dort oft bis 17 Uhr. Er hat 35 kg abgenommen und fühlt sich so energiegeladen wie lange nicht mehr. „Man muss die Dinge selbst in die Hand nehmen, um gesund zu werden", so Braun. „Die Ärzte können zwar erst einmal Wunder vollbringen, doch um den Rest muss man sich schon selbst kümmern."

MEDIZIN DER ZUKUNFT

Hochfrequentes Licht befreit Gefäße

Selbst in den geschicktesten Händen können die bei einer Angioplastie verwendeten Katheter die Arterienwände beschädigen und damit neue Ablagerungen fördern. Eine sanftere Methode, die Photoangioplastie, befindet sich im frühen Versuchsstadium: Dabei werden Ablagerungen in den Herzkranzgefäßen mit Infrarotlicht weggeschmolzen, ohne gesunde Arterienzellen zu schädigen. Zuerst injiziert man eine lichtempfindliche chemische Substanz, die von den Ablagerungen, nicht jedoch von den umgebenden Zellen absorbiert wird. Dann führt man einen schmalen Katheter an die betreffende Stelle. Er gibt hochfrequente Lichtenergie ab, welche die lichtempfindliche chemische Substanz zur Zerstörung der Ablagerung anregt, während gesunde Zellen erhalten bleiben. Viele Forscher glauben, dass dies in den nächsten Jahren eine effektive Alternative zur herkömmlichen Angioplastie bieten könnte.

Embolisationsschutzsysteme. Diese kleinen Filter von der Größe einer Linse werden unterhalb der Ablagerung platziert und nehmen bis zu 93 % der Trümmerteilchen auf.

Ein weiteres Problem der Angioplastie ist nicht so leicht zu lösen. Bei einem von drei Patienten bilden sich innerhalb von 3–6 Monaten nach dem Eingriff erneut Ablagerungen in den Arterien, eine so genannte Restenose. Die neuen Verschlüsse unterscheiden sich von den Cholesterinablagerungen, die ursprünglich zu der koronaren Herzkrankheit geführt haben. Zwar können auch hier kleine Blutgerinnsel und Cholesterinablagerungen eine Rolle spielen, doch vermutet man die Hauptursache inzwischen in einer Schädigung der Gefäßwände durch die Angioplastie. Dadurch werden Immunzellen aktiviert, um den Schaden zu reparieren, was das Wachstum neuer Zellen anregt. Diese neuen Zellen verdichten sich wie Schorf, der wiederum den Blutfluss durch die Arterie behindert.

Noch bleibt es ein Rätsel, warum bei einigen Patienten eine Restenose auftritt, bei anderen hingegen nicht. In einer 2001 veröffentlichten neuseeländischen Studie wurden 2690 Angioplastiepatienten beobachtet. 6 Monate nach dem Eingriff zeigten Angiographien, dass sich bei 607 der Betroffenen neue Ablagerungen gebildet hatten. Die Hälfte dieser Patienten hatte keine Angina-pectoris-Symptome, aus denen der Arzt auf die Ablagerungen hätte schließen können. Diese stille Restenose trat häufiger bei Männern als bei Frauen auf. Die Krankengeschichten der Patienten ergaben keine Hinweise, die eine Neigung zur Restenose erklärt hätten.

Bilden sich erneut Verengungen, muss oft eine weitere Angioplastie durchgeführt werden. Tritt dann wieder eine Restenose auf, kann häufig nur noch eine Bypassoperation helfen. Bislang ist es noch nicht gelungen, dieses Problem zufriedenstellend zu lösen.

Stents

Der erste Schritt zur Vorbeugung von Restenosen erfolgte mit dem Stent, einem elastischen Röhrchen mit einem Metallgeflecht, das nach der Aufdehnung in die Arterie eingesetzt wird, um deren Durchlässigkeit aufrechtzuerhalten. Stents werden heute bei zwei Dritteln aller Angioplastiepatienten eingesetzt. Sie haben sich als so erfolgreich erwiesen, dass man auf den Ballonkatheter immer häufiger verzichtet und die Arterien nur mit einem Stent öffnet. Amerikanische Forscher berichteten, dass eine solche direkte Stentimplantation ebenso effektiv ist wie das Einsetzen eines Stents nach einer Ballondilatation. Zudem bietet sie zwei entscheidende Vorteile: eine kürzere Behandlungszeit und niedrigere Kosten.

Der Stent hat die Gefahr erneuter Verengungen von rund 40 % auf 15–20 % gesenkt. Ein anderes Verfahren, die koronare Brachytherapie, reduziert das Risiko sogar noch weiter. Dabei wird die Wand der gedehnten Arterie mit einer niedrigen Strahlendosis behandelt, die das Auftreten neuer Verengungen um rund 60 % senkt.

Eine weitere wichtige Neuheit erweist sich vielleicht als ebenso erfolgreich in der Vorbeugung von Restenosen. Zurzeit testet man Stents, die mit Substanzen überzogen sind, welche

Nach einer Angioplastie kann man Arterien mithilfe kleiner Metallröhrchen, so genannter Stents, offen halten.

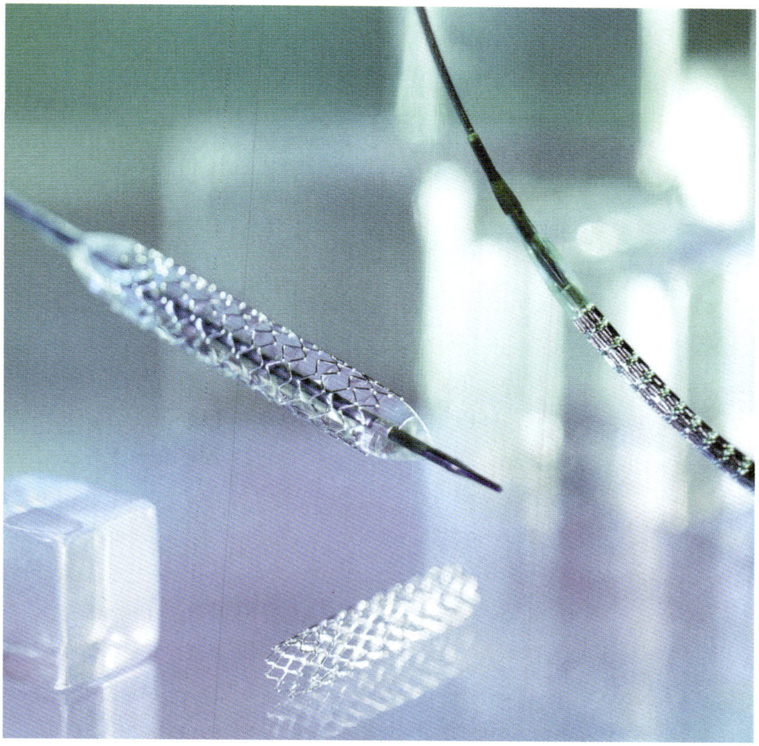

FAKTEN

In Deutschland werden pro Jahr etwa 200 000 Angioplastien und Stentimplantationen durchgeführt, in Österreich rund 13 000 und in der Schweiz circa 8 000

DEN ARZT FRAGEN

Wie können Patienten angesichts der schnellen Weiterentwicklung in der Medizin sicher sein, dass ihr Arzt die neuesten Techniken kennt und nutzt?

All die Aufregung um die neuesten Techniken, die Schlagzeilen machen, können bei Patienten leicht Verwirrung stiften. Wichtig ist, die neuen Entdeckungen ins rechte Licht zu rücken. Eine große Stärke unseres Gesundheitssystems besteht im Innovationsdrang. Man arbeitet unablässig an neuen, verbesserten Behandlungsmöglichkeiten, die der Erhaltung der Gesundheit dienen könnten. Eine weitere Stärke ist Vorsicht. Neue Medikamente bzw. Operationstechniken werden sorgfältig getestet und die Ergebnisse dokumentiert, damit sich der Arzt informieren kann, was funktioniert.

Es gibt zahlreiche Beispiele für viel versprechende neue Ideen, die sich nicht erwartungsgemäß entwickelt haben, wie die Laserangioplastie. Eine Zeit lang herrschte unter den Spezialisten auf diesem Gebiet gespannte Erwartung angesichts der Aussicht, Ablagerungen in den Arterien mit Laser zerstören zu können. Die größte Hoffnung war, dass diese Technik einer Restenose vorbeugen würde. Eine ganze Reihe von Krankenhäusern kaufte Angioplastielaser. Leider sollte sich aber herausstellen, dass die Laserangioplastie nicht besser war als die konservative Methode. Viele Angioplastielaser stehen nun unbenutzt in den Kliniken. Inzwischen gibt es eine weitere neue Technik, die Photoangioplastie, bei der die Ablagerungen mit einer lichtempfindlichen chemischen Substanz und Infrarotlicht beseitigt werden. Umfassende Tests werden zeigen, ob es sich dabei um einen lohnenden Fortschritt handelt.

Es dauert 3–5 Jahre, um eine neue Methode einschließlich ihrer Unbedenklichkeit und Wirksamkeit zu testen. Ist sie dann zugelassen, wird sie weitere 3–5 Jahre von Ärzten in der Praxis getestet, um ihre Vorteile gegenüber herkömmlichen Verfahren zu erproben.

Für mindestens 95 % der Patienten mit koronaren Herzkrankheiten bestehen mit altbewährten, erprobten Behandlungsmethoden die besten Erfolgsaussichten. Wenn Sie von etwas Neuem hören, das interessant klingt, sollten Sie den Arzt fragen. Bedenken Sie jedoch auch, dass Sie in den Händen eines Chirurgen, der eine bewährte Methode einsetzt, meist besser aufgehoben sind als mit einer neuen Technik, deren Wirksamkeit noch nicht feststeht.

übermäßiges Zellwachstum hemmen. Ein Modell enthält das Antibiotikum Sirolimus, das eine Vermehrung der Zellen verhindert. 2001 veröffentlichten Ergebnissen zufolge traten 7 Monate nach einer Angioplastie bei keinem der 700 Patienten, die den Medikamentenstent erhalten hatten, neue Ablagerungen auf.

Angioplastie oder Bypass?

Bei der Entscheidung zwischen einer Bypassoperation und einer Angioplastie berücksichtigen die Ärzte zahlreiche Faktoren. Eine Angioplastie bietet den großen Vorteil, dass sie wesentlich weniger invasiv ist. Andererseits lässt sich dadurch die Wiederherstellung der Durchblutung zum Herzen, v. a. langfristig, oft nicht so gut gewährleisten. Häufig wird zunächst eine Angioplastie durchgeführt. Stellt sich der erhoffte Effekt dadurch nicht ein, muss in vielen Fällen eine Bypassoperation erfolgen.

Manchmal ist eine Angioplastie jedoch nicht möglich, z. B. wenn zu viele Arterien verengt sind oder wenn eine Arterie so massiv blockiert ist, dass sie sich nicht mit einem Katheter aufdehnen lässt. Auch Bypassoperationen kommen nicht immer in Frage, etwa wenn die Betroffenen aufgrund anderer Erkrankungen inoperabel sind oder wenn angesichts der Schwere der koronaren Herzkrankheit eine weitere Operation nicht sinnvoll erscheint.

Neue Techniken, neue Hoffnung

Wenn Medikamente nicht mehr helfen und eine Bypassoperation oder Angioplastie nicht in Frage kommt, gibt es dennoch Hoffnung. Eine neue Technik ist die TMR (**t**rans**m**yokardiale **R**evaskularisation), bei der winzige Löcher in den Herzmuskel gebohrt werden. Man weiß nicht genau, warum sie funktioniert, doch scheint durch die Löcher tatsächlich mehr Blut zu den Herzmuskelzellen zu gelangen. Mehrere Studien ergaben, dass die TMR Angina-pectoris-Patienten Linderung verschaffen kann. Da die Löcher aber wieder zuheilen, ist der Nutzen nur von kurzer Dauer.

Wie asiatische, amerikanische und deutsche Ergebnisse zeigten, lassen sich mit der pneumatischen externen Gegenpulsation (PECP, englisch **p**neumatic **e**xternal **c**ounter**p**ulsation) überraschende Erfolge erzielen. Auf den ersten Blick könnte man glauben, die PECP habe gar nichts mit dem Herzen zu tun: An den Ober- und Unterschenkel werden Druckmanschetten angelegt. In diese wird mittels einer pneumatischen Vorrichtung Luft eingebracht und wieder abgelassen. Durch das rhythmische Zusammendrücken der Beinmuskulatur wird das Blut nach oben zum Herzen gepresst. Die Pumpe ist so eingestellt, dass sie die Manschetten dann aufpumpt, wenn sich das Herz zwischen zwei Schlägen entspannt. So entsteht ein Gegenpuls, der den Blutdruck in der großen Körperschlagader erhöht, wenn das Herz am besten mit Blut versorgt werden kann.

Fragen vor einer Operation

- ✔ Wie wird der Eingriff durchgeführt?
- ✔ Was bezweckt man mit der Operation?
- ✔ Gibt es Alternativen zu dieser Operation?
- ✔ Welchen Nutzen verspricht der Eingriff?
- ✔ Welche möglichen Komplikationen und Nebenwirkungen sind zu erwarten?
- ✔ Warum sollte die Operation zu diesem Zeitpunkt erfolgen?
- ✔ Wie oft hat der Chirurg diese Operation schon durchgeführt?
- ✔ Wie lange dauert die Operation?
- ✔ Wann darf man zurück in das Heimatkrankenhaus?
- ✔ Wie fühlt man sich nach der Operation?
- ✔ Wie lange dauert die Genesung?
- ✔ Gibt es Möglichkeiten, die Genesung zu beschleunigen?

Man weiß nicht genau, wie die PECP Angina-pectoris-Beschwerden lindert. Es zeigte sich, dass die Gegenpulsation Arterien weitet, die das Herz versorgen. Dabei handelt es sich jedoch v. a. um kleinere Gefäße, die für die Blutversorgung des Herzens eigentlich keine tragende Rolle spielen. Auch scheint die PECP das Wachstum neuer Herzkranzgefäße anzuregen. In einer amerikanischen Studie wurde die Gegenpulsation bei 18 Patienten getestet, die an fortgeschrittenen koronaren Herzkrankheiten litten. Das einstündige Verfahren wurde über einen Zeitraum von 7 Wochen 35-mal wiederholt. Alle 18 Patienten gaben eine erhebliche Besserung der pektanginösen Beschwerden an. 16 hatten bei normaler Belastung überhaupt keine Schmerzen mehr. Bildgebende Verfahren zeigten, dass sich bei 14 von 18 Patienten die arteriosklerotischen Veränderungen gebessert hatten.

Die PECP könnte eine Alternative bieten, wenn konservativere Methoden versagen. Einige Forscher sind der Meinung, dass die Technik bei der Behandlung von gerade erst festgestellten koronaren Herzkrankheiten eine Rolle spielen sollte. Durch die Anregung der Durchblutung zum Herzen könnte die PECP zur Vorbeugung von Angina pectoris und Herzinfarkten beitragen.

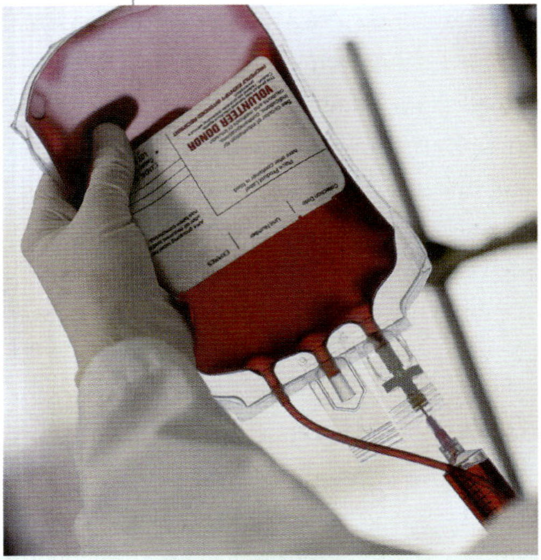

Neues aus der Forschung

Einer Studie der Yale-Universität von 2001 zufolge kann eine Bluttransfusion bei Herzinsuffizienz die Überlebenschancen erheblich verbessern. Die Überprüfung der Unterlagen von 78 974 älteren Menschen ergab bei 40 % Blutarmut (Anämie). Bei den Patienten mit der geringsten Anzahl roter Blutkörperchen war die Wahrscheinlichkeit, im ersten Monat nach einem Herzinfarkt zu versterben, doppelt so hoch wie bei jenen mit normalen Blutwerten. Das Besorgnis Erregende: Lediglich ein Viertel der anämischen Patienten hatte Bluttransfusionen erhalten. Bei Personen, die Transfusionen bekommen hatten, stiegen die Chancen, einen Herzinfarkt zu überleben, erheblich. Man hofft, dass durch die Veröffentlichung der Ergebnisse in Zukunft mehr Patienten auf Blutarmut getestet werden und gegebenenfalls potenziell lebensrettende Bluttransfusionen erhalten.

Neue Hilfe bei Herzinsuffizienz

Durch koronare Herzkrankheiten, starken Bluthochdruck und Herzinfarkt kann das Herz so

DEN ARZT FRAGEN

Ist es normal, dass Patienten nach Herzoperationen unter Ängsten und Depressionen leiden, und kann man etwas dagegen tun?

Viele Patienten, die einen Herzinfarkt oder eine Herzoperation hinter sich haben, leiden anschließend an Ängsten und Depressionen, die teilweise ein schlimmes Maß annehmen können. Es ist ganz normal, sich zu fragen, ob das Herz weiterarbeitet wie bisher, und ob man die erforderliche Umstellung der Lebensgewohnheiten bewerkstelligen kann, um gesund zu bleiben.

Bewusst wahrzunehmen, wie man sich fühlt, ist für die Genesung von entscheidender Bedeutung. Dutzende von Studien belegen, dass Ängste oder Depressionen die Gesundung behindern können. Stress belastet das Herz, erhöht den Blutdruck und kann sich zudem sogar negativ auf die Cholesterinwerte auswirken.

Stress äußert sich meist auf drei verschiedene Arten. Erstens können körperliche Symptome wie Verspannungen, Herzrasen, übermäßiges Schwitzen, Zittern und Magenbeschwerden auftreten. Zweitens kommt es zu Verhaltensänderungen: Man schläft nicht mehr so gut wie gewohnt, hat plötzlich keinen Spaß mehr an Dingen, die man vorher mochte, oder ist bereits wegen Kleinigkeiten frustriert. Drittens bewirkt Stress kognitive Veränderungen, wie nachlassendes Erinnerungsvermögen, Konzentrationsstörungen und Verwirrtheit.

Das Herz-Rehaprogramm konzentriert sich im Allgemeinen auf vier Hauptstrategien zur Stressbewältigung und zur Linderung der Depressionen. Die erste ist das Erlernen von Entspannungstechniken wie Atemübungen, bei denen man sich auf seine Gedanken konzentriert und die Muskeln entspannt. Die zweite Strategie ist Bewegung. Aktivitäten wie Walking bieten eine gute Möglichkeit zur Stressbewältigung und sind zudem gut für das Herz.

Drittens sollte der Kontakt zu Freunden und Familie gefördert werden. Studien belegen, dass einsame Menschen häufiger krank werden und sterben als Menschen mit einem starken sozialen Netz. Wer Mitglied in einem Verein ist, sollte sich jetzt vermehrt engagieren. Auch der Besuch von Veranstaltungen in der Umgebung oder die Erneuerung von Kontakten zu alten Freunden können der Psyche helfen.

Die vierte Strategie besteht darin, Dinge zu tun, die Spaß machen. Das klingt vielleicht platt, ist aber wichtig, denn bei Depressionen zieht man sich oft zurück und verfällt in Lethargie. Unternimmt man hingegen etwas Schönes, z. B. einen Konzertbesuch oder einen Spaziergang im Park, kommt man aus dem Trott heraus und fühlt sich mit seinem Leben zufriedener.

Aktiv sein hat noch einen weiteren Vorteil. Je mehr man macht, desto zuversichtlicher wird man in Bezug auf die eigene Gesundheit. Durch diese Zuversicht bleibt die Motivation erhalten, Veränderungen vorzunehmen, die dem Herzen gut tun.

stark geschwächt werden, dass es den Blutbedarf nicht mehr ausreichend decken kann. In Deutschland leiden etwa 1,3–1,5 Mio. Menschen an Herzinsuffizienz (chronischer Herzschwäche). Jedes Jahr kommen 200 000 Neuerkrankungen hinzu. Herzmedikamente können zwar viel bewirken, doch wenn sie das schwache Herz nicht ausreichend entlasten, kann eine Operation erforderlich sein.

Kleine Pumpen

Das menschliche Herz ist eine Pumpe – nicht mehr und nicht weniger. Herzschwäche wird oft durch die linke Herzkammer verursacht, die das Blut in den ganzen Körper pumpt. Unter einem ventrikulären Unterstützungssystem versteht man eine Minipumpe zur Unterstützung der Herzfunktion, die in den Brustraum eingepflanzt

SCHRITTMACHER

Bei der Hälfte der Patienten mit Herzinsuffizienz ziehen sich die linke und die rechte Herzkammer, die Hauptpumpen des Herzens, nicht zur exakt selben Zeit zusammen. Dadurch ist die Koordination zwischen den beiden Kammern gestört, die Herzkraft lässt nach. Seit 2001 gibt es jedoch neue Schrittmacher, welche die beiden Kammern aufeinander abstimmen und die Pumpkraft des Herzens verbessern, wodurch die Lebensqualität der Patienten steigt: Sie sind nicht so schnell erschöpft oder außer Atem und können aktiver leben.

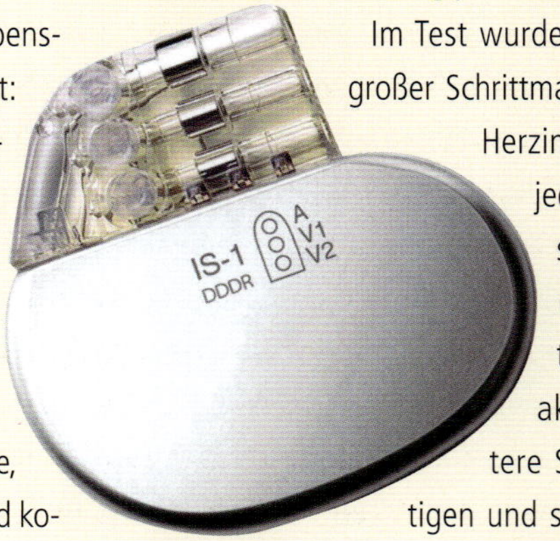

Herzschrittmacher sind kleine, einpflanzbare Geräte. Durch die Aussendung von Stromstößen bewirken sie, dass das Herz regelmäßig und koordiniert schlägt. Meist setzt man sie zur Behandlung von Herzrhythmusstörungen ein. Viele herkömmliche Herzschrittmacher sind über zwei Drähte mit dem Herzen verbunden: Einer verläuft zum rechten Vorhof, der zweite zur Spitze der rechten Herzkammer. Ein Zweikammer-Herzschrittmacher-System verfügt über einen dritten Draht zur linken Herzkammer, wodurch die beiden Herzkammern aufeinander abgestimmt werden. Wie andere Hightech-Geräte verlangsamt oder beschleunigt es den Herzschlag je nach körperlicher Belastung.

Im Test wurde ein solcher rund 5 cm großer Schrittmacher 532 Patienten mit Herzinsuffizienz eingepflanzt, jedoch nur bei 263 eingeschaltet. In den folgenden 3–6 Monaten konnten die Personen mit den aktivierten Geräten weitere Strecken zu Fuß bewältigen und schnitten bei einem Test zur Bewertung der Lebensqualität besser ab. Am Ende der Studie aktivierte man die Schrittmacher auch bei den anderen Patienten.

wird, um das Blut vorwärts zu pumpen. Die neuesten Modelle arbeiten wie Düsentriebwerke, die das Blut gleichmäßig in Bewegung versetzen. Die Patienten haben in der Folge keinen normalen Herzschlag mehr, was die Blutdruckmessung erschwert, da Blutdruckmessgeräte die Herzschläge zählen. Doch auch dieses Problem ist gelöst: Die neuesten Pumpen überprüfen Körperfunktionen und liefern Daten, welche die medizinische Überwachung erleichtern.

Früher sah man mechanische Pumpen als Überbrückungsmaßnahme, um Patienten mit schwerer Herzinsuffizienz bis zur Transplantation am Leben zu halten. Da Spenderherzen jedoch rar sind, mussten zahlreiche Betroffene über einen längeren Zeitraum (manchmal bis zu 4 Jahren) mit den Pumpen leben. Vor nicht allzu langer Zeit begannen sich Forscher zu fragen, ob die Pumpen nicht eine dauerhafte Alternative zur Transplantation bieten könnten.

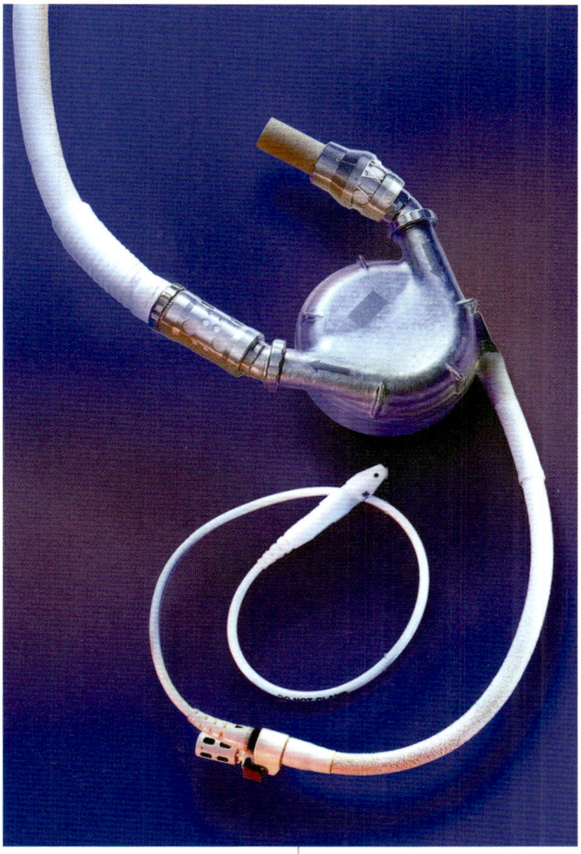

Ventrikuläre Unterstützungssysteme sind Minipumpen, die bei schwerer Herzinsuffizienz das Leben verlängern.

Um herauszufinden, wie gut die Pumpen waren, führten Forscher an der amerikanischen Columbia-Universität eine Studie mit 129 Herzinsuffizienzpatienten durch, die aufgrund der Schwere ihrer Erkrankung oder wegen ihres Alters nicht für eine Transplantation in Frage kamen. Einigen der freiwilligen Versuchspersonen wurde eine mechanische Pumpe in den Bauch eingepflanzt. Die anderen Teilnehmer wurden medikamentös behandelt.

Das in dieser Studie verwendete Gerät verfügt über einen Schlauch, der Blut aus der linken Herzkammer in die Pumpe zieht. Ein weiterer Schlauch pumpt das Blut in die Aorta zurück, von wo es in den Körper fließt. Ein dritter führt durch die Haut zu einem Batterieset und Kontrollsystem außerhalb des Körpers. Die Studie konnte belegen, dass solche Pumpen Leben retten können. Ein Jahr nach Einsetzen der Pumpe waren 52 % der Patienten noch am Leben, von den medikamentös behandelten hingegen nur noch 25 %. Nach 2 Jahren lebten noch 23 % der Patienten mit den Pumpen, aber nur noch 8 % der Patienten, die Medikamente erhielten.

DEFIBRILLATOREN

Kammerflimmern ist die Hauptursache des plötzlichen Herztods, der allein in Deutschland rund 100 000 Todesopfer pro Jahr fordert. Ein Herzstillstand wird oft durch Kammerflimmern verursacht: Die Herzkammern ziehen sich unkoordiniert zusammen. In diesem Fall können Defibrillatoren Leben retten: Die Geräte normalisieren den Herzschlag, indem sie Elektroschocks aussenden.

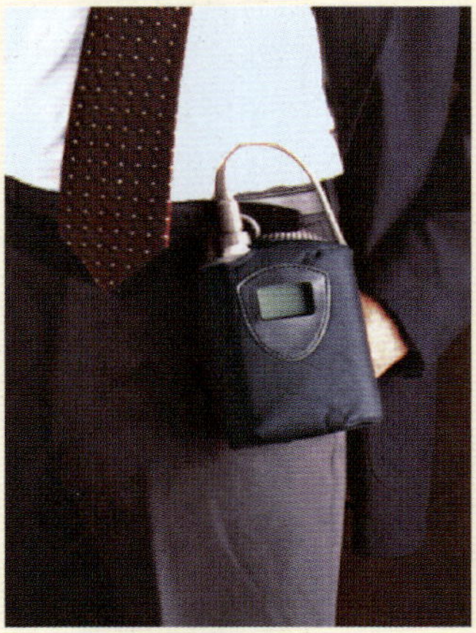

Der Rettungsdienst setzt externe Defibrillatoren ein. Es besteht jedoch auch die Möglichkeit, einen so genannten Cardioverter-Defibrillator (ICD) in den oberen Brustbereich zu implantieren. Er kontrolliert die elektrischen Impulse des Herzens. Tritt Kammerflimmern auf, wird der ICD geladen und gibt einen elektrischen Stromschlag an das Herz ab, sodass es zum normalen Rhythmus zurückkehrt. In Deutschland erfolgen pro Jahr rund 70 solcher Implantationen pro 1 Mio. Einwohner.

In den USA wurde jetzt ein externer Defibrillator für Patienten mit schweren Herzrhythmusstörungen zugelassen. Vier mit der Brust verbundene Sensoren überwachen den Herzschlag und senden bei unregelmäßigem Rhythmus ein Signal an den Minidefibrillator, den man am Gürtel trägt. Dieser sendet einen Schock ans Herz.

Mechanische Pumpen können sich in der Behandlung von Herzschwäche als lebensrettend erweisen. Der Preis ist allerdings hoch. Die Kosten für das Einpflanzen der Pumpe und die Kontrolluntersuchungen betragen circa 160 000 Euro pro Jahr.

Herztransplantationen

Die Idee, ein Herz von einem Menschen in einen anderen zu verpflanzen, scheint noch immer unfassbar, und doch werden z. B. in Deutschland jährlich rund 400–500 Herztransplantationen durchgeführt. Die Forschung hat große Fortschritte gemacht, um das größte Problem, die Abstoßung des Transplantats, zu lösen: Medikamente (Immunsuppressiva) unterdrücken das Immunsystem so wirksam, dass eine Abstoßung des Organs vermieden werden kann.

Die größte Einschränkung ist der Mangel an Spenderherzen. Pro Jahr kommen auf deutschen Wartelisten etwa 400–500 Neuanmeldungen hinzu. Um diese abzubauen, müssten jährlich rund 900 Herzen transplantiert werden. Man bemüht sich daher, die

Informationen zu diesem Thema zu verbessern, damit mehr Menschen bereit sind, zum Organspender zu werden. Allerdings wird die Transplantation lebender Herzen nie eine wirklich zufrieden stellende Lösung für Herzschwäche bieten. Als Alternative träumen Forscher seit Jahren von einem zuverlässigen mechanischen Organ. Vor kurzem ist man diesem Ziel ein Stück näher gekommen, Langzeitergebnisse stehen allerdings noch aus.

Kunstherzen

2001 wurde in Louisville im US-Bundesstaat Kentucky das erste selbstständig arbeitende Kunstherz in die Brust eines Menschen eingesetzt. Der Mann, der Medizingeschichte machte, war der Rentner Robert Tools, dessen Herz rapide schwächer wurde. Reportern sagte er: „Ich hatte die Wahl, zu Hause zu sitzen und zu sterben oder ins Krankenhaus zu kommen und das Risiko einzugehen."

Das rund 3 Pfund schwere Kunstherz gleicht einem technischen Wunder. Früher wurden künstliche Herzen über Drähte, die durch die Haut führten, an eine Batterie angeschlossen, woraus ein hohes Infektionsrisiko resultierte. Das neue Kunstherz kann dank einer eigenen wieder aufladbaren Batterie völlig unabhängig arbeiten. Zwar sendet die meiste Zeit ein kleines Batterieset, das am Körper getragen wird, Radiowellen zur Versorgung des Kunstherzens, doch funktioniert die aufladbare Batterie auch bis zu 45 Minuten allein, sodass die Betroffenen z. B. baden oder schwimmen können. Im Herzen befindet sich ein Mikrochip, der die Herzfrequenz der jeweiligen Tätigkeit anpasst.

Das bionische Herz hielt Robert Tools noch 151 Tage lang am Leben. Das mag kurz erscheinen, doch hätte er nach Aussage der Ärzte ohne das Kunstherz nicht länger als einen Monat überlebt. Bis jetzt haben fast ein Dutzend Patienten dieses Kunstherz erhalten. Da sich die Geräte noch im Versuchsstadium befinden, kommen sie ausschließlich für Patienten infrage, bei denen alle anderen Maßnahmen versagt haben. Für die Zukunft, wenn mehr über die

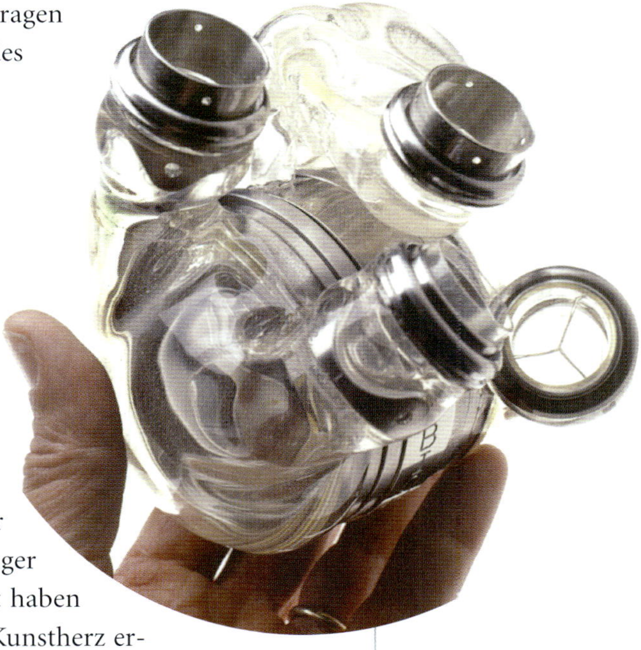

Ein neues Kunstherz arbeitet komplett im Körper. So sinkt das Infektionsrisiko, das bei älteren Kunstherzen aufgrund der externen Stromversorgung sehr hoch war.

Wirkungsweise bekannt ist, besteht die Hoffnung, dass man damit auch Patienten mit einer weniger fortgeschrittenen Herzschwäche behandeln und ihnen eine größere langfristige Überlebenschance bieten kann.

Noch mehr Sensationen in Aussicht

Die Transplantation lebender Herzen sowie die Implantation von Kunstherzen sind schon erstaunlich genug. Doch wie wäre es, wenn man das Herz zur Selbstheilung anregen könnte, wenn der Körper selbst neues Herzgewebe oder sogar ein ganz neues Herz produzieren könnte?

Solche Hoffnungen waren bis vor kurzem noch Sciencefiction. Jetzt liefern mehrere Studien den Beweis, dass neues Herzgewebe gebildet und möglicherweise neue Herzen gezüchtet werden können.

Es ist schon seit Jahren bekannt, dass sich Knochenmark, Leber und Darmwände regenerieren und geschädigtes oder krankes Gewebe durch gesunde Zellen ersetzen können. Man nahm jedoch an, dass das Herz dazu nicht in der Lage sei. 2001 machten amerikanische Forscher dann eine spektakuläre Entdeckung: scheinbar neue Herzzellen an Stellen, in deren Umgebung ein Herzinfarkt aufgetreten war. Damals wusste man nicht, ob sich existierende Herzzellen einfach nur geteilt hatten, um neue zu bilden, oder ob es sich um ganz neue Zellen handelte, die aus Stammzellen entstanden waren, den Vorläufern aller spezialisierten Körperzellen.

Klarheit verschaffte ein Experiment, über das im Januar 2002 das *New England Journal of Medicine* berichtete. Das Team der medizinischen

AUS DEM LEXIKON

ANGIOPLASTIE Verfahren, bei dem ein schmales Röhrchen (Katheter) in Herzkranzarterien eingeführt wird, um diese von Verengungen zu befreien. Häufig kommt dabei ein kleiner Ballon zum Einsatz, der mehrmals aufgeblasen und wieder entleert wird, um das Gefäß wieder frei zu machen.

EMBOLIE Blutgerinnsel, das in einem Blutgefäß eines Körperbereichs entsteht und dann in einen anderen Körperbereich wandert.

HERZSCHRITTMACHER Elektronisches Gerät, das in die Brust eingepflanzt und mit dem Herzen verkabelt wird, um den Herzschlag zu kontrollieren.

KORONARE BYPASSOPERATION Eingriff, bei dem ein Blutgefäß aus dem Bein, der Brustwand oder dem Unterarm entnommen und am Herzen als Umleitung verengter Arterien eingepflanzt wird.

RESTENOSE Bildung neuer Ablagerungen nach einer Angioplastie oder einer Bypassoperation.

STAMMZELLEN Primitive Zellen, die im Knochenmark gebildet werden und sich zu jeder beliebigen spezialisierten Körperzelle entwickeln können.

STENT Elastisches Röhrchen mit einem Metallgeflecht, das in eine verengte Arterie eingesetzt wird, um sie zu dehnen und ihre Durchlässigkeit aufrechtzuerhalten.

Fakultät in New York transplantierte acht Männern weibliche Spenderherzen. Bei Untersuchung der neu gebildeten Herzzellen stellte sich heraus, dass 10 % davon ein Y-Chromosom enthielten: Es handelte sich also um männliche Zellen. Dies war der Beweis dafür, dass Stammzellen der Patienten in das Herz gewandert waren und zur Erneuerung von Muskelzellen beitrugen, die während der Transplantation geschädigt wurden.

Diese Erkenntnisse schüren die Hoffnung, dass man die Fähigkeiten der Stammzellen eines Tages nutzen kann, um das Herz nach einem Infarkt oder einer anderen Verletzung zur Selbstheilung anzuregen. Entsprechende Versuche laufen bereits. In einer 2001 veröffentlichten Studie verpflanzten französische Ärzte Stammzellen aus dem Oberschenkelmuskel eines Herzpatienten in dessen krankes Herz. Man hoffte, dass sich die Zellen zu gesunden Herzmuskelzellen entwickeln würden. Vorläufigen Ergebnissen zufolge können die neuen Zellen das Herz tatsächlich stärken. Wenn man mehr über die Gründe weiß, warum sich Stammzellen zu unterschiedlichen, spezialisierten Gewebearten entwickeln, lassen sich wahrscheinlich irgendwann einmal neue Herzen züchten.

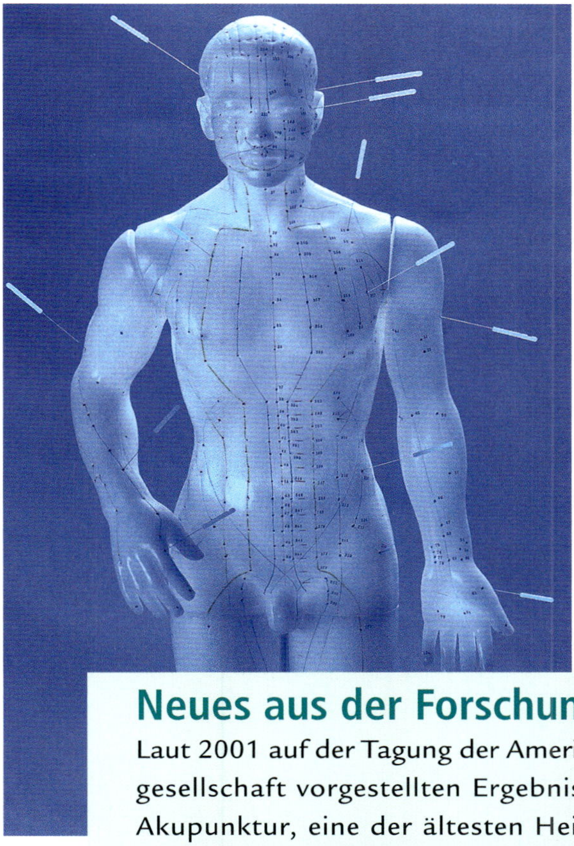

Neues aus der Forschung

Laut 2001 auf der Tagung der Amerikanischen Herzgesellschaft vorgestellten Ergebnissen könnte die Akupunktur, eine der ältesten Heilmethoden, bei schwerer Herzinsuffizienz helfen. Das Verfahren, bei dem Nadeln an bestimmten Akupunkturpunkten in die Haut gestochen werden, erwies sich bei Herzerkrankungen als entlastend, da es die Aktivität des sympathischen Nervensystems reduziert. (Dieses ist u. a. für die Stressreaktion zuständig; es erhöht als Teil der Kampf-oder-Flucht-Reaktion Herzfrequenz und Blutdruck, damit die Muskeln vermehrt mit Blut versorgt werden.) Bei Patienten mit Herzinsuffizienz ist das sympathische Nervensystem zwei- bis dreimal aktiver als bei Gesunden. Je größer seine Aktivität, desto schlechter die Prognose. Zur Bestätigung der neuen Aussichten sind weitere Studien notwendig.

12

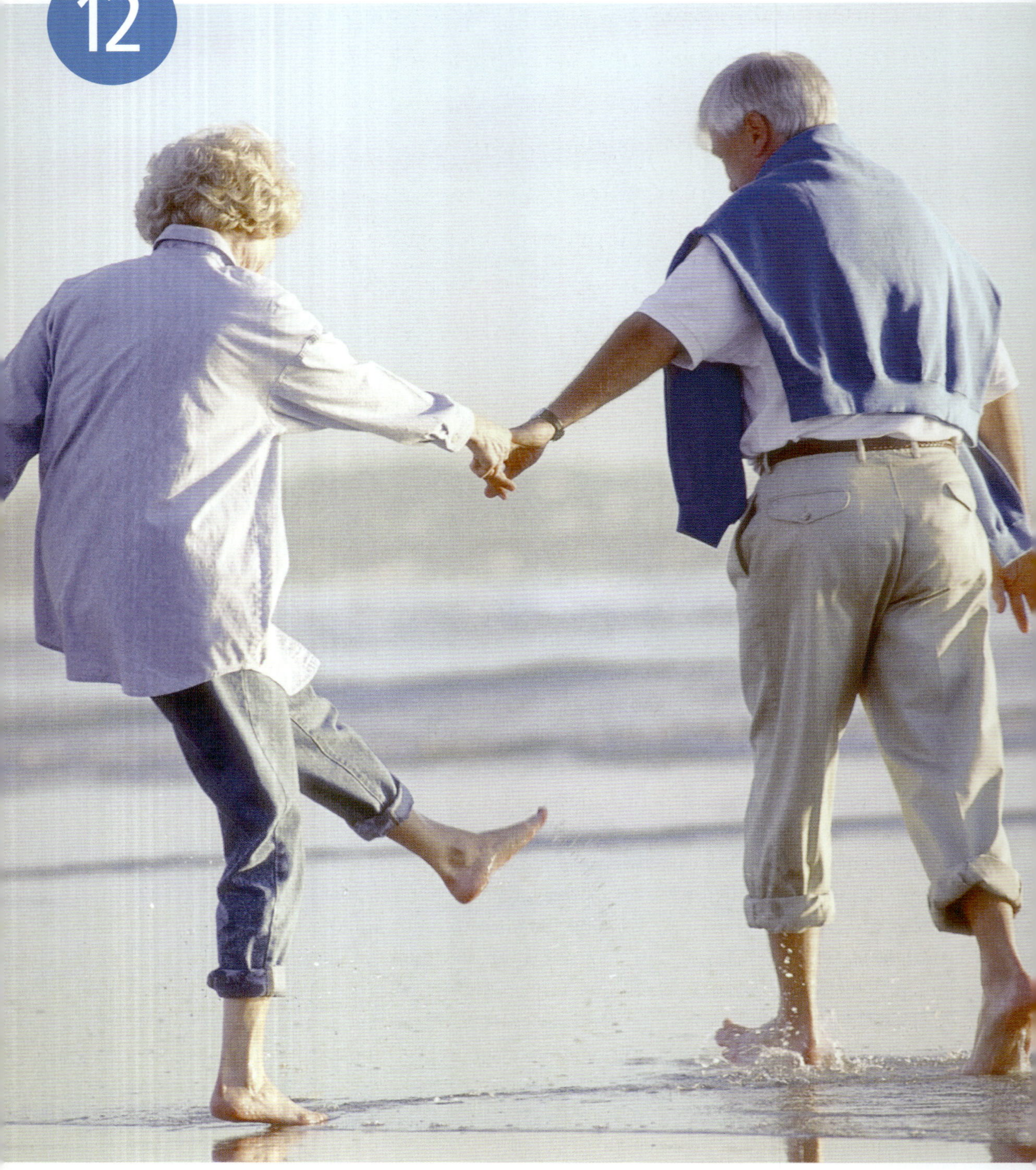

Dem Herzen Gutes tun

Herzchirurgen und Kardiologen können Herzkrankheiten heute zweifellos wirksam behandeln. Die beste Medizin ist jedoch immer noch das, was man selbst für seine Gesundheit tut. Dieselben Schritte, die der Vorbeugung von Herzkrankheiten dienen, wie eine gesündere Ernährung und genügend Bewegung, beschleunigen auch die Genesung nach einem Herzinfarkt oder einer Herzoperation und reduzieren das Risiko weiterer Herzprobleme erheblich.

Es ist nie zu spät, herzgesund zu leben. So können Raucher nach einem Herzinfarkt ihr Risiko eines weiteren Infarkts um die Hälfte senken, wenn sie das Rauchen aufgeben. Bei koronaren Herzkrankheiten kann eine Lebensstiländerung Arteriosklerose rückgängig und verengte Arterien wieder frei machen. Ein weiterer Vorteil: Wer ein gesünderes Leben beginnt, hat wieder Kontrolle über die eigene Gesundheit und blickt positiver in die Zukunft.

Bei der Veränderung der für die Genesung nach einem Herzinfarkt oder einer Operation so wichtigen Lebensgewohnheiten kann ein Rehaprogramm helfen. Neben der medizinischen Standardversorgung erhalten die Patienten eine Bewegungstherapie sowie Beratung zu gesunder Ernährung und Stressreduktion. Ein großer Vorteil solcher Maßnahmen ist die ständige Beaufsichtigung und Ermutigung der Betroffenen sowie die Unterstützung durch andere Patienten in derselben Situation. Mehreren Studien zufolge werden Personen, die an entsprechenden Rehamaßnahmen teilnehmen, schneller wieder gesund und aktiv als andere.

Haben Sie die Möglichkeit, an einem Rehaprogramm teilzunehmen, sollten Sie diese unbedingt nutzen. Wenn nicht, ist das kein Grund, den Mut zu verlieren. Mit der Unterstützung Ihres Arztes können Sie ein eigenes Genesungsprogramm entwickeln.

„Bei koronaren Herzkrankheiten kann eine Lebensstiländerung Arteriosklerose rückgängig und verengte Arterien wieder frei machen."

Auf dem Weg zur Genesung

Als Erstes sollte man sich darauf konzentrieren, körperlich wieder aktiv zu werden. Es gab eine Zeit, als Kardiologen rieten, sich zu schonen und nach einem Herzinfarkt oder einer Operation sogar wochenlang das Bett zu hüten. Das ist vorbei. Je früher man aufsteht und sich bewegt, desto schneller wird man gesund. Personen, die vor der Krankheit Bewegungsmuffel waren, wird wahrscheinlich mehr Sport ans Herz gelegt. Ansonsten ist das Ziel, die früheren Bewegungsgewohnheiten wieder aufzunehmen.

Die Frage, wie viel Sport für Sie unbedenklich ist, kann der Kardiologe beantworten. In den meisten Rehaprogrammen wird empfohlen, langsam anzufangen und die Belastung allmählich durch mehr und anstrengendere Aktivitäten zu steigern, also z. B. mit Walking zu beginnen und dann mit Joggen, Schwimmen oder anderen Aktivitäten fortzufahren. Die Belastbarkeit hängt von der Krankheit, der früheren Aktivität und dem allgemeinen Gesundheitszustand ab. Das Ziel sollten 30 Minuten Bewegung mittlerer Belastungsintensität, z. B. zügiges Gehen oder etwas Entsprechendes, an den meisten Tagen der Woche sein.

Wichtig ist, dabei auf seinen Körper zu hören. Brustschmerzen während des Trainings sollte man dem Arzt mitteilen. Auch Bedenken wegen des Sports sollte man äußern. Bewegung kann enormen Nutzen für das Herz bringen: In einer Studie mit 68 Patienten, die aufgrund der Schwere ihrer Erkrankung auf einer Warteliste für Herztransplantationen standen, wirkte sich Bewegung so symptomlindernd und durchblutungsfördernd aus, dass 31 Patienten wieder von der Liste gestrichen werden konnten!

Sobald Sie wieder aufstehen und sich bewegen können, wird es Zeit, die Ernährung zu überdenken: Wie in vorangegangenen Kapiteln erläutert, sollten Sie die gesättigten Fettsäuren reduzieren und dafür mehr Obst, Gemüse und Vollkornprodukte essen. Liegt bereits eine Herzkrankheit vor, ist eine Ernährungsumstellung umso dringlicher. Einer der Hauptvorteile herzgesunder Kost ist ihre positive Auswirkung auf das arterienschädliche LDL-Cholesterin. Für Personen mit koronaren Herzkrankheiten liegt der empfohlene LDL-Wert niedriger als für Gesunde: Bei einer Herzerkrankung liegt der Idealwert unter 100 mg/dl, für gesunde Personen wird ein Wert unter 150 mg/dl empfohlen. Sind Ihre Werte zu hoch, kann Ihr Arzt Cholesterinsenker empfehlen. Dennoch sollten Sie unbedingt versuchen, durch Ihre Ernährung zur Cholesterinsenkung beizutragen.

GUTER TIPP

Männer, die an Herzinsuffizienz leiden, haben oft Erektionsstörungen, da das Herz nicht genügend Blut durch den Körper pumpen kann. Einer Studie des Lancisi-Herzinstituts in Italien zufolge kann Sport Abhilfe schaffen. Aus einer Gruppe von 59 Männern mit Herzinsuffizienz verbesserten jene, die 8 Wochen lang dreimal pro Woche 40 Minuten Fahrrad fuhren, ihre Punktzahl in einem Standardfragebogen zur Sexualfunktion erheblich. Auch berichteten sie über eine allgemeine Steigerung der Lebensqualität.

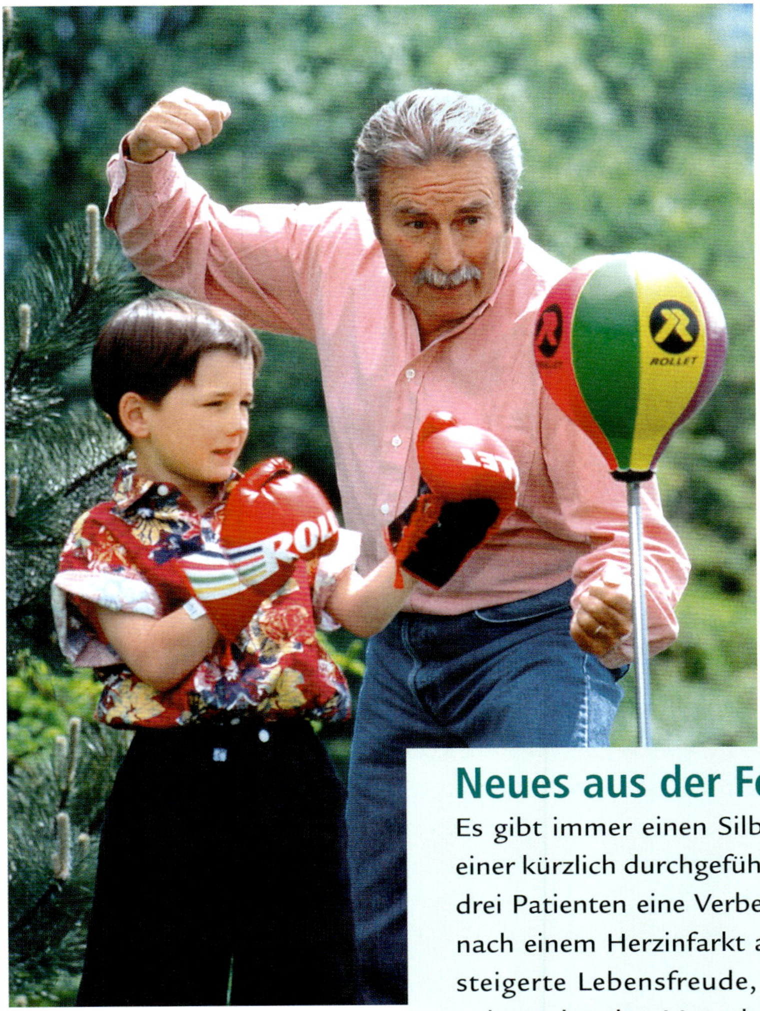

Neues aus der Forschung

Es gibt immer einen Silberstreifen am Horizont. In einer kürzlich durchgeführten Umfrage gab einer von drei Patienten eine Verbesserung der Lebensqualität nach einem Herzinfarkt an. Sie berichteten über gesteigerte Lebensfreude, eine engere Beziehung zu nahe stehenden Menschen, eine klarere Vorstellung von den wichtigen Dingen im Leben und ein besseres Wohlbefinden durch einen gesünderen Lebensstil.

Und schließlich sollten Sie sich dem Thema Stressreduktion widmen: Unabhängig vom Gesundheitszustand ist es immer positiv, Entspannungsmöglichkeiten zu finden. Liegt jedoch bereits eine Herzkrankeit vor, ist es umso wichtiger. Jede schwere Krankheit belastet auch die Psyche. Sie kann schwierige Entscheidungen mit sich bringen, z. B. ob man in den Beruf zurückkehren kann. Psychische Belastung verzögert jedoch die Genesung. Hochgradiger psychischer Stress nach einem Herzinfarkt gilt als eigener Risikofaktor, innerhalb des Folgejahres zu sterben.

Doch selbst bei etwas so Schwerwiegendem wie einer Herzerkrankung können einfache Entspannungstechniken viel bewirken. In einer Studie stellte man einer Gruppe von Herzpatienten auf einer kardiologischen Station Hörkassetten mit Anweisungen für progressive Muskelentspannung und Atemübungen zur Verfügung. Eine zweite Gruppe erhielt die Standardbehandlung. 4 Monate später konnten die Patienten in der Kassettengruppe weitere Strecken zu Fuß zurücklegen und hatten weniger Brustschmerzen. Auch hatten nur halb so viele emotionale Probleme. Tonträger mit Übungen zu verschiedenen Entspannungsmethoden sind z. B. im Buchhandel erhältlich. Auch kann man sich etwa beim Arzt oder der Krankenkasse nach Stressbewältigungskursen erkundigen, in deren Rahmen teils auch Hilfsmittel wie Kassetten angeboten werden.

AUS DER PRAXIS

Das Leben nach einem Herzinfarkt

„Ach, ich habe immer große Worte gemacht", sagt Ellen Beringer, 67, lachend. „Aber erst nach meinem Herzinfarkt fing ich an, auf die Worte auch Taten folgen zu lassen."

Es ist fast 10 Jahre her, seit ihr Mann einen Krankenwagen rief, der sie in in eine Wiener Klinik brachte. „Ich hatte Glück. Ich wurde rechtzeitig behandelt, und der Infarkt war nicht so schlimm, dass er ernste Schäden verursacht hätte. Aber ich kann Ihnen sagen: Danach habe ich beschlossen, dass es an der Zeit für eine Veränderung ist."

Wie viele Frauen hatte sie einen Großteil ihrer Energie der Familie, ihrem Mann und drei Söhnen, gewidmet. Nach dem Herzinfarkt kam sie aber zu dem Schluss, dass es höchste Zeit war, sich mehr um sich selbst zu kümmern.

„Ich wusste, dass mein fettreicher Ernährungsstil nicht gut war. Ich wusste, dass ich mehr wog, als ich sollte. Draußen sah ich Frauen in Jogginghosen beim Walking, und ich sagte mir, dass es Zeit war, Sport zu machen. Doch wahrscheinlich habe ich nicht wirklich daran geglaubt. Oder ich hatte einfach nie Zeit dafür." Nach ihrer Entlassung aus dem Krankenhaus nahm sie sich aber die Zeit.

„Ich erinnere mich, dass ich mich hinsetzte und all das auflistete, was ich auf der Stelle machen würde, etwa ein Kochbuch für fettarme Gerichte kaufen oder mir eine Jogginghose zulegen und mit dem Walking anfangen."

In gewisser Hinsicht, erinnert sie sich, hatte es fast etwas Positives, dass sie durch einen Notfall kürzer treten musste. „Der Herzinfarkt hat bewirkt, dass ich mir wirklich Gedanken über mich gemacht habe", so Ellen Beringer, „und meine Prioritäten richtig setze. Er war wirklich ein Alarmsignal. Ich habe innegehalten und gesagt: Moment mal. So will ich nicht weitermachen. So will ich nicht leben."

Heute, fast 15 kg leichter und aktiver als je zuvor, sieht sich Frau Beringer nicht mehr als herzkranken Menschen. „Es gab mein altes Selbst, jetzt gibt es mein neues Selbst", sagt sie. Und dann lacht sie wieder. „Ich muss ja wohl nicht betonen, welches ich lieber mag."

Die Herausforderung annehmen

„Heute ist der erste Tag vom Rest deines Lebens“, so lautet ein Spruch, der manchem vielleicht banal und platt erscheinen mag. Dennoch bringt er eine wichtige Sache zum Ausdruck: Beginnen Sie heute ein gesünderes Leben, dazu ist es nie zu spät. Zwar können neue Medikamente und Behandlungsmöglichkeiten viel bewirken, doch alles Übrige muss man selbst in die Hand nehmen.

Niemand behauptet, dass dies immer leicht fällt. Selbst wenn man durch eine schwere Herzkrankheit zum Handeln gezwungen wird, ist es manchmal schwierig, lebenslange ungesunde Gewohnheiten aufzugeben. Zunächst herrscht vielleicht Enthusiasmus oder zumindest wilde Entschlossenheit. Doch nach dem ersten Monat beginnt das Engagement häufig abzuflauen. Nach 6 Monaten, so Forschungsergebnisse, werden leider allzu oft die besten Vorsätze über Bord geworfen.

> Gewöhnt man sich an Obst zum Nachtisch, freut man sich nach einiger Zeit auf den Geschmack.

Ein Grund dafür ist fast immer, dass wir Gewohnheitstiere sind. Gewohnheiten sitzen tief. Das hat nicht immer nur mit Alltagstrott zu tun. Einige Gewohnheiten, z. B. das Rauchen, sind mit körperlicher Abhängigkeit verbunden. Andere sind im Gehirn verankert, ähnlich erlernten Fertigkeiten wie Radfahren. Wird etwas ständig wiederholt, wird es zur erlernten Verhaltensweise. Gut, wenn es sich um gesunde Gewohnheiten handelt. Andernfalls kann es eine Herausforderung darstellen, solche Gewohnheiten zu durchbrechen. Doch es ist möglich.

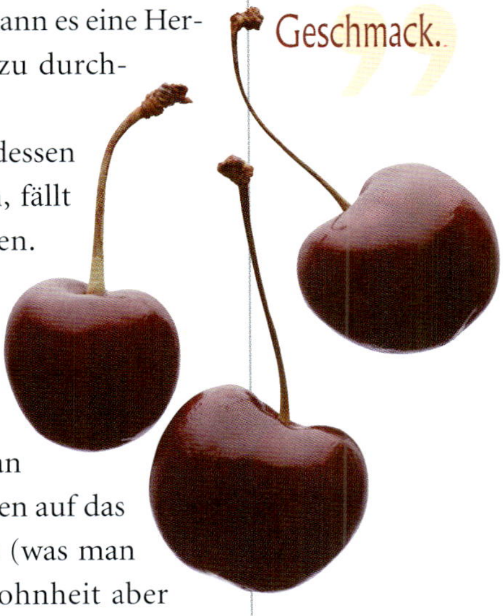

Wenn man sich angewöhnt, nach dem Abendessen einen Spaziergang zu machen statt fernzusehen, fällt es allmählich leichter, auf das Sofa zu verzichten. Gewöhnt man sich an Obst zum Nachtisch, freut man sich nach einiger Zeit auf den Geschmack reifer Kirschen oder eines exotischen Fruchtsalats. Die alten Gewohnheiten lassen sich jedoch nicht ganz abstellen. Sehr wahrscheinlich gerät man nach wie vor in Versuchung, nach dem Abendessen auf das Sofa zu sinken oder ab und zu Kuchen zu essen (was man auch tun kann). Je länger man eine neue Gewohnheit aber durchhält, desto leichter fällt der Widerstand.

Bewusster Widerstand

Es gibt noch einen weiteren Grund, warum ein herzgesundes Leben so schwierig ist: die Welt, in der wir leben. Einige Wissenschaftler

4 Motivierende Weisheiten über Veränderung

1

„Für Wunder muss man beten, für Veränderungen muss man arbeiten." – Thomas von Aquin (Italienischer Theologe und Philosoph)

2

„Man sollte immer daran denken, dass der eigene Wille zum Erfolg wichtiger ist als alles andere." – Abraham Lincoln (US-Präsident)

3

„Wer sich selbst nicht helfen will, dem kann niemand helfen." – Johann Heinrich Pestalozzi (Schweizer Pädagoge und Sozialreformer)

4

„Die Verantwortung für sich selbst ist die Wurzel jeder Verantwortung." – Mong Dsi (Konfuzianischer Philosoph)

gehen sogar so weit, sie als vergiftet zu bezeichnen, da sie die Menschen zu ungesunden Gewohnheiten verführe: Die Medien berieseln uns mit Werbung für Fertiggerichte, Fastfood und zuckerreiche Getränke. Die Errungenschaften der modernen Welt fördern zunehmend eine sitzende Lebensweise, sei es durch Transportbänder am Flughafen oder durch Onlineshopping.

Man sollte sich diese Tatsachen bewusst machen und den zugegebenermaßen verlockenden, häufig aber ungesunden Versuchungen widerstehen. Werden Sie zum Kämpfer für eine wichtige Sache: die eigene Gesundheit und das eigene Wohlbefinden!

Erfolgsrezepte

Insbesondere, wenn man auf einmal mit Herzproblemen konfrontiert ist, neigt man vielleicht dazu, vorschnell zu handeln und alles auf einmal ändern zu wollen. Manchmal funktioniert ein Radikalprogramm mit drastischen Veränderungen nach dem Motto: Wenn sich schon etwas verändern muss, dann alles auf einmal.

Dieser Ansatz birgt jedoch eine Gefahr. Bei zu raschen Veränderungen fällt es manchmal schwer, die Neuerungen beizubehalten. Es kann sein, dass die Entschlossenheit ins Wanken gerät, bevor die neuen Gewohnheiten verinnerlicht wurden. Zudem besteht die Tendenz, bei Veränderungen einem Alles-oder-Nichts-Prinzip zu folgen. Kommt dann etwas dazwischen, was fast immer passiert, lässt man sich leicht entmutigen und gibt vielleicht auf.

Nach Auffassung von Psychologen lassen sich dauerhafte Veränderungen erfolgreicher umsetzen, wenn man in kleinen Schritten vorgeht, also eine kleine Veränderung vornimmt, bis man sich damit wohl fühlt, und dann eine weitere angeht. Eine allmähliche Veränderung der Gewohnheiten erleichtert es, Zugeständnisse zu machen, wenn die Umstände einmal schwierig sind. Wer von drei Spaziergängen pro Woche auf vier und dann auf fünf erhöht, kann leichter etwas kürzer treten, wenn einmal weniger Zeit für Bewegung bleibt. Ist die Hektik vorüber, weiß man bereits, was zu tun ist, um die Aktivitäten wieder zu steigern.

Forschungen zum Thema Verhaltensänderung ergaben weitere Strategien, die für einen langfristigen Erfolg von besonderer Bedeutung sind. Zusammen mit den in diesem Buch gewonnenen Erkenntnissen und den eigenen guten Vorsätzen, etwas für die Gesundheit des Herzens zu tun, können die folgenden fünf Tipps Ihre langfristigen Erfolgsaussichten erhöhen.

DEN ARZT FRAGEN

Während eine Änderung der Gewohnheiten für manche kein Problem ist, fällt sie anderen sehr schwer. Verfügen einige Menschen über einen stärkeren Willen? Kann man etwas tun, um den eigenen Willen zu stärken?

Es kann sein, dass einige Menschen einen stärkeren Willen haben als andere. Nach Ansicht von Experten ist der Wille jedoch nicht überzubewerten. Wenn man versucht, dauerhafte Veränderungen umzusetzen, sollte man nicht allein auf die Willenskraft setzen – egal, ob sie stark oder schwach ist.

Der Grund: Wenn man von Willenskraft spricht, ist meist gemeint, dass man „nein" zum Schokoladenkuchen sagt, der im Büro herumgereicht wird, oder die Stärke hat, der Currywurst am Schnellimbiss zu widerstehen, obwohl man hungrig ist. Vielleicht schafft man es sogar ab und zu, aber es ist keine Lösung für das tägliche Leben. Auch ein noch so starker Wille kann irgendwann versagen. Dies droht umso schneller, je mehr man sich bei dem Vorsatz, gesünder zu leben, ausschließlich darauf verlässt.

Stattdessen sollte man sich Willenskraft als eine Art Trumpf vorstellen – für Zeiten, in denen man sie wirklich braucht. Im Alltag ist es besser, sich auf andere, verlässlichere Strategien zu verlassen.

Dazu zählt z. B. die richtige Planung. Wer rechtzeitig plant, wann und was er zu Mittag essen möchte, kann sich z. B. ein gesundes, kalorienarmes Mittagessen mitnehmen, sodass gar keine Willenskraft nötig ist, um am Schnellimbiss vorbeizugehen. Der Wille muss gar nicht getestet werden, wenn man sich der Versuchung erst gar nicht nähert.

Auch wer die Wahl zwischen verschiedenen Möglichkeiten hat, muss nicht allein auf Willenskraft setzen. Bietet die Mittagspause die einzige Möglichkeit, sich täglich eine halbe Stunde zu bewegen, ist eine Willenskrise vorprogrammiert, wenn man sich entscheiden muss, ob man spazieren geht oder lieber den Vorschlag eines Freundes annimmt, sich zu treffen. Hat man hingegen die Alternativen, erst nach der Arbeit oder gleich am Morgen spazieren zu gehen, bleiben einem solche schweren Entscheidungen erspart, die pure Willenskraft erfordern.

Natürlich gibt es Zeiten, in denen man wirklich Willenskraft braucht. Man kann dafür sorgen, dass sie dann auch ausreicht. Genügend Schlaf sowie Stressbewältigung sind zwei wichtige Faktoren. Ein starker Wille fällt schwer, wenn man erschöpft oder gestresst ist. Zudem lässt sich die Willenskraft durch die Erinnerung daran stärken, warum die Entscheidung für eine gesündere Lebensweise so wichtig ist.

Auf keinen Fall sollte man mangelnden Willen als Ausrede benutzen, wenn es nicht gelingt, neue Gewohnheiten anzunehmen. Der eigentliche Grund für den langfristigen Erfolg einer Lebensstiländerung ist nicht ein starker Wille, sondern das Erlernen von Fähigkeiten und Strategien, die eine Veränderung eben auch ohne pure Willenskraft ermöglichen.

1. Einen Plan haben Insbesondere am Anfang fühlt man sich von all den Ratschlägen, die man hört, und Veränderungen, die man sich vornimmt, leicht überfordert. Dem kann ein Plan entgegenwirken, der die eigenen Ziele sowie die Maßnahmen zu deren Umsetzung definiert. Je detaillierter dieser Plan ist, umso besser. Es reicht z. B. nicht, nur „gesündere Ernährung" auf das Programm zu setzen. Stattdessen sollte man mindestens sechs Portionen Obst und Gemüse pro Tag anstreben. Auch „mehr Sport" ist zu ungenau. Ein besseres Ziel: an 5 Tagen pro Woche 40 Minuten walken.

Die Ziele müssen realistisch sein. Es geht nicht um einen Wunschzettel, sondern um ein Konzept. Man sollte sich für ein oder zwei konkrete Veränderungen entscheiden und diese dann so lang durchziehen, bis sie sich zu neuen Gewohnheiten entwickelt haben. Anschließend kann die nächste Veränderung folgen.

Am besten ist es, den Plan zu Papier zu bringen. Dadurch wird er konkreter und verbindlicher. Halten Sie sowohl langfristige Ziele als auch Übergangsmaßnahmen fest. Sie könnten z. B. überlegen, wo Sie in 6 Monaten stehen wollen. Dann schreiben Sie die genauen Ziele auf, z. B. „10 kg abnehmen" oder „fünfmal pro Woche Sport treiben". Anschließend werden diese in kurzfristigere Etappen für den nächsten Monat unterteilt. Zum Schluss folgen Wochenpläne für den kommenden Monat. Der Musterplan rechts könnte als Anregung für ein effektives Konzept dienen.

2. Fortschritte schriftlich festhalten Ist der Plan fertig, sollte man die täglichen Fortschritte in einer Art Tagebuch festhalten. Auch hier gilt: Je genauer die Aufzeichnungen sind, desto bessere Erfolgsaussichten bestehen. Diese Strategie, von Psychologen als Selbstbeobachtung (Self-monitoring) bezeichnet, hat sich z. B. beim Abnehmen als gutes Motivationsmittel erwiesen: Studien zufolge förderte bereits das Führen eines Ernährungstagebuchs, also die detaillierte Auflistung, was jeden Tag gegessen wird, das Abnehmen, auch wenn ansonsten keine bewussten Veränderungen stattfanden. Der Grund: Das Buchführen steigerte das Bewusstsein der Teilnehmer für ihre Ernährung. Zudem lässt sich anhand eines Tagebuchs leichter herausfinden, mit welchen kleinen Veränderungen das Ziel zu erreichen ist ... und wann die Fortschritte so groß sind, dass man ein Lob verdient hat.

GUTER TIPP

Neue Gewohnheiten anzunehmen, ist schwierig. Ein Trick: tägliches Üben. Anstatt z. B. vier- oder fünfmal pro Woche 40 Minuten zu gehen, kann man jeden Tag 30 Minuten gehen – bei jedem Wetter. Eine tägliche Verpflichtung sich selbst gegenüber lässt weniger Raum zum Zögern, und je öfter man etwas macht, desto schneller wird es zur Selbstverständlichkeit.

MUSTERPLAN FÜR EIN GESUNDES HERZ

Schreiben Sie Ihren Plan für ein gesundes Herz in ein Notizbuch. Hier ein Muster. Beginnen Sie mit den langfristigeren Zielen, die Sie erreichen möchten. Als Nächstes listen Sie die Tätigkeiten auf, die Sie sich für diese Woche vorgenommen haben. Am Ende jeder Woche halten Sie Ihre Fortschritte schriftlich fest. Dann formulieren Sie Ihre Ziele für die kommende Woche.

MEINE ZIELE FÜR DIE NÄCHSTEN 6 MONATE

1. 10 kg abnehmen
2. 40 Minuten pro Tag bewegen
3. Mindestens sechs Portionen Obst und Gemüse pro Tag essen

MEINE ZIELE FÜR EINEN MONAT

1. 2 kg abnehmen
2. Mindestens dreimal pro Woche walken
3. Mich über Hometrainer informieren

MEINE ZIELE FÜR DIE ERSTE WOCHE

1. Drei 15-minütige Spaziergänge
2. Jeden Morgen ein Glas Orangensaft trinken oder Müsli mit Obst essen
3. Von Vollmilch auf fettarme Milch umsteigen

MEINE ZIELE FÜR DIE ZWEITE WOCHE

1. Drei 20-minütige Spaziergänge
2. Mindestens an einem Tag ein neues kalorien- und fettarmes Rezept ausprobieren
3. Intensiver um einen Hometrainer kümmern

MEINE ZIELE FÜR DIE DRITTE WOCHE

1. Drei 25-minütige Spaziergänge
2. Mein Gewicht kontrollieren, um Fortschritte zu überprüfen
3. Mindestens an 2 Tagen neue kalorien- und fettarme Rezepte ausprobieren
4. Eine Extraportion Salat oder Gemüse essen

MEINE ZIELE FÜR DIE VIERTE WOCHE

1. Drei 30-minütige Spaziergänge
2. Drei kalorien- und fettarme Gerichte
3. Obst zu jedem Frühstück und mindestens zwei Sorten Gemüse zu einer Hauptmahlzeit
4. Einen Hometrainer mieten oder kaufen

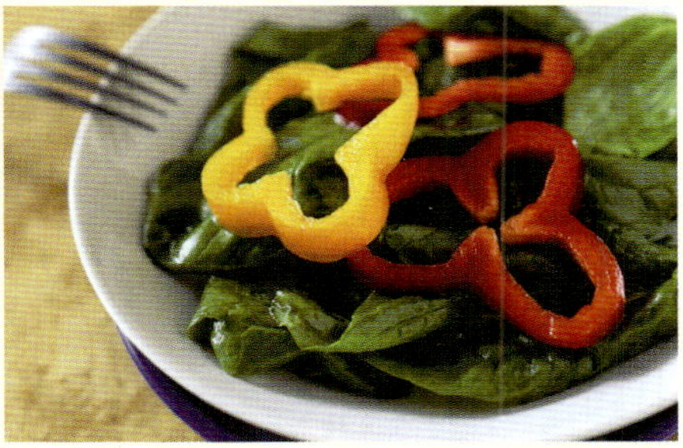

3. Mitstreiter finden Unabhängig davon, welche Lebensstiländerung man anstrebt: Die Erfolgsaussichten steigen erheblich, wenn man sich mit jemandem zusammentut, der dieselbe Veränderung plant. Eine Studie der Indiana-Universität ergab, dass Trainingspläne siebenmal häufiger eingehalten werden, wenn man mit anderen trainiert. Forscher der medizinischen Fakultät im Londoner St.-George's-Krankenhaus teilten aufhörwillige Raucher in Zweiergruppen ein, was die Erfolgschancen mehr als verdoppelte.

Es gibt viele Wege, Mitstreiter zu finden. Vielleicht macht Ihr Partner, ein anderes Familienmitglied, ein Freund oder ein Arbeitskollege mit. Wer sich lieber mit Leidensgenossen austauschen möchte, kann sich einer Selbsthilfegruppe anschließen. Kontaktadressen findet man u. a. im Internet, etwa auf der Website der Deutschen Herzstiftung (www.herzstiftung.de). Auch gibt es bei manchen deutschen Krankenkassen Rehabilitationsberater, die den Kontakt herstellen können. Oder fragen Sie den behandelnden Arzt und/oder Kardiologen. Vielleicht kennt er andere Herzpatienten, die auf dem Weg zu einem gesünderen Leben Gesellschaft suchen. Unter Gleichgesinnten ist man zudem in Koronargruppen, wie sie hauptsächlich im Rahmen von Rehabehandlungen stattfinden. Unter ärztlicher und physiotherapeutischer Kontrolle lernen die Patienten hier u. a., sensibler für den eigenen Körper zu werden, ihre körperliche Leistungsfähigkeit im Rahmen eines Sportprogramms wieder zu erlangen und zu erhalten, sich richtig zu ernähren usw. Hier findet man natürlich auch moralische Unterstützung, indem man mit anderen Betroffenen Erfahrungen austauscht und Sorgen bespricht. In der Schweiz gibt es beispielsweise 76 Herzgruppen, die von der Schweizerischen Herzstiftung gefördert werden.

4. Abwechslung Eines der größten Hindernisse auf dem Weg zu neuen Gewohnheiten ist Langeweile. Irgendwann hat man die immer selbe Strecke beim Walken satt, und auch die köstlichsten fettarmen Gerichte werden monoton, wenn man immer nach denselben vier oder fünf Rezepten kocht.

Droht Langweile, sollte man nach Möglichkeiten suchen, die neuen Gewohnheiten wieder interessant zu gestalten, indem man z. B. eine neue Laufstrecke oder sogar eine neue Sportart sucht. Man kann Bewegung auch mit einem Hobby verbinden. Wer z. B. gern fotografiert, kann auf Spaziergängen nach schönen Motiven Ausschau halten. Ein neues Kochbuch oder ein Kochkurs verhindern kulinarische Monotonie. Noch mehr Spaß macht es, mit ein paar Freunden zusammen einen Kochklub zu gründen und gemeinsam neue Rezepte auszuprobieren.

Neues aus der Forschung

Männer profitieren mehr von einem Trainingspartner als Frauen, so eine Studie der Ohio-State-Universität von 2001. Frauen fühlen sich eher durch die Familie unterstützt. In einer Umfrage mit 937 zufällig ausgewählten Studenten berichteten Männer, die regelmäßig Sport trieben, dass sie stark von sportlich aktiven Freunden unterstützt würden. Männer, die nur selten trainierten, hatten nur wenig aktive Freunde. Sportliche Frauen gaben hingegen wesentlich häufiger an, durch ihre Familie motiviert zu werden.

5. Das Ziel im Auge behalten Die einzige Konstante im Leben ist Veränderung. Auch die eigenen Motivationsfaktoren unterliegen einem Wandel. Nach einem Herzinfarkt ist man zunächst vielleicht durch die Angst vor einem weiteren Infarkt motiviert. Lässt diese Angst nach, schwindet damit eventuell auch die anfängliche Energie. Ab und zu kann die Motivation generell sehr gering sein, und man fragt sich, ob sich der ganze Aufwand wirklich lohnt.

Aus diesem Grund ist es äußerst wichtig, das Ziel im Auge zu behalten. Denken Sie an den Grund für Ihren Entschluss: Sie möchten gesünder sein. Aber was genau bedeutet das? Ein Gesundheitskriterium: Jeder möchte so lange wie möglich leben und dabei gesund bleiben. Der Effekt einer gesünderen Lebensweise lässt sich jedoch nicht unbedingt in gewonnenen Jahren messen, sodass dies als alleinige Motivation oft nicht ausreicht. Auch andere, objektivere Gesundheitskriterien, z. B. ein gesundes Körpergewicht sowie bessere Cholesterin- und Blutdruckwerte, motivieren häufig nicht dauerhaft.

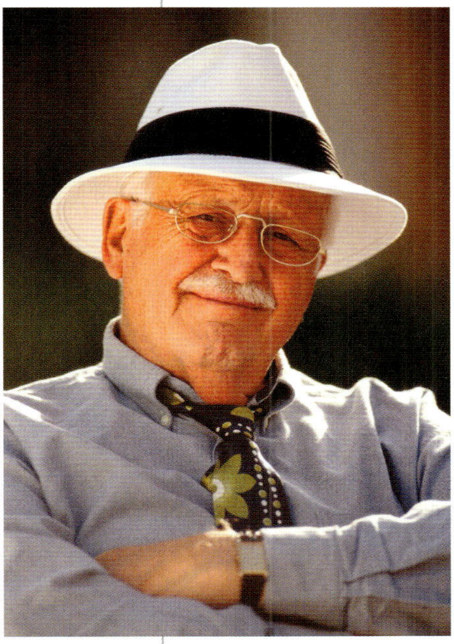

Letztlich ist die wahre Belohnung für eine gesündere Lebensweise, dass man sich besser fühlt. Man gewinnt Energie für Dinge, die Spaß machen, statt unter Symptomen wie Atemnot oder Angina pectoris zu leiden. Man fühlt sich stärker, leistungsfähiger und erlangt eine positivere Lebenseinstellung. Man übernimmt Verantwortung für die eigene Gesundheit, hat mehr Kontrolle über das eigene Leben, gewinnt Selbstvertrauen und die Befriedigung, Ziele umgesetzt zu haben.

Einige Belohnungen können auch überraschend kommen: Entspannungstechniken können zu einer neuen inneren Ruhe verhelfen. Vielleicht entdeckt man ein neues Hobby, das mit einer körperlichen Aktivität verbunden ist. Eventuell macht das Kochen mehr Spaß als vermutet. Möglicherweise werden die Beziehungen zu Freunden oder Kollegen intensiver ...

Versuchen Sie, in der kommenden Zeit alle Belohnungen, ob groß oder klein, bewusst wahrzunehmen und auszukosten. Selbst wenn das Herz der Hauptgrund für ein gesünderes Leben ist, finden sich sicherlich viele andere Gründe, um das neue Wohlbefinden zu genießen. Umgekehrt entsteht durch die bewusste Wahrnehmung der gewonnenen Vorteile neue Motivation, um eine Lebensweise beizubehalten, die dem Herzen gut tut.

„Letztlich ist die wahre Belohnung für eine gesündere Lebensweise, dass man sich besser fühlt."

Rezepte

223 Eiweißomelett mit Gemüse-Käse-Füllung
223 Müsli mit Trockenfrüchten
224 Würziges Rührei auf Toast
224 Aprikosen-Hafer-Frühstückskuchen
225 Fruchtiges Tabbouleh
226 Spinatsalat mit Birnen und Walnüssen
226 Texanischer Salat mit schwarzen und weißen Bohnen
227 Sandwich mit Pute und Salat
228 Tunfisch provenzalisch auf Baguette
228 Toskanische Bohnensuppe
229 Chinesische Hühnersuppe
229 Gerstensuppe mit Pilzen nach Hausmacherart
230 Grober Gazpacho mit Knoblauchcroûtons
230 Schweinelende mit Honig-Senf-Sauce
231 Pfannengerührtes Rindfleisch mit Hoisinsauce
232 Putenburger mit frischer Ananassalsa
233 Hühnerbrust in Knoblauchbutter
233 Gegrillte Fischsteaks
234 Lachs in der Folie mit Zitrone und Dill
234 Reis mit Tofu und Gemüse
235 Gebackene Makkaroni mit vier Käsesorten
236 Vegetarischer Couscous
236 Orecchiette mit Cannellinobohnen und Rucola
237 Geröstetes Erntegemüse
237 Karotten mit Orangen und Ingwer glasiert
238 In Cidre gebackener Kürbis mit Apfelfüllung
238 Gegrilltes Sommergemüse
239 Guacamole mit Pfiff
239 Kürbis-Dattel-Muffins mit Mandeln
240 Mandelgebäck
240 Gewürzte Walnüsse
241 Tropischer Sojashake
241 Schokoladenkuchen mit Himbeeren
242 Knuspriges Apfel-Hafer-Gebäck
243 Schokoladen-Hafer-Plätzchen
243 Walnuss-Shortbread

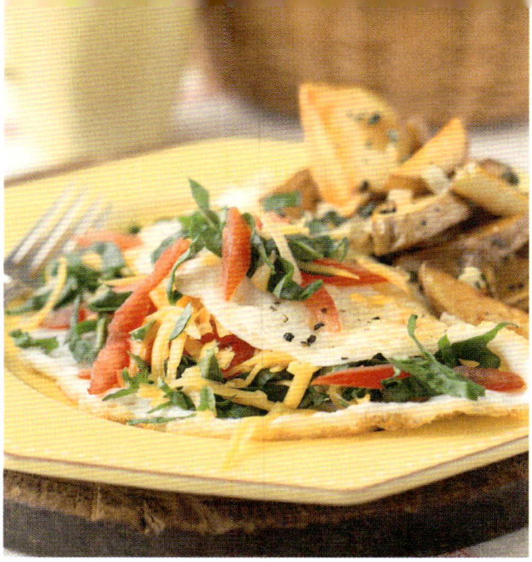

Frühstück

Eiweißomelett mit Gemüse-Käse-Füllung

Mehr Gemüse und weniger Fett in diesem Omelett sorgen für einen guten Start in den Tag.

1 Portion

- **3 Eiweiß**
- **1 TL Wasser**
- **2 TL frischer Dill, gehackt, nach Belieben**
- **1/8 TL Salz**
- **1/8 TL schwarzer Pfeffer aus der Mühle**
- **50 g Spinatblätter, fein geschnitten**
- **1 Flaschentomate, gehackt**
- **2 EL magerer Cheddarkäse, grob gerieben**

1. Eiweiße, Wasser, Dill, Salz und Pfeffer in einer Schüssel steif schlagen. Spinat, Tomate und Käse in einer kleinen Schüssel mischen.

2. Eine beschichtete Omelettpfanne mit einigen Tropfen Planzenöl einpinseln, 1 Minute bei mittlerer Hitze heiß werden lassen. Die Eimischung in die Pfanne gießen und stocken lassen. Den Rand des Omeletts mit einem Spatel anheben und bereits gestocktes Ei in die Mitte schieben, sodass noch flüssiges Ei darunter laufen kann. Stocken lassen, bis die Unterseite leicht Farbe genommen hat.

3. Die Füllung auf einer Hälfte des Omeletts verteilen, dabei einen 0,5 cm breiten Rand frei lassen. 1 TL Füllung zum Garnieren aufbewahren. Die dem Griff der Pfanne am nächsten gelegene Hälfte des Omeletts nicht ganz über die erste klappen, sodass ein wenig Füllung zu sehen ist. Weitere 2 Minuten garen. Das Omelett auf einen Teller gleiten lassen und mit der übrigen Füllung garnieren.

NÄHRWERT PRO PORTION
109 kcal, 0,5 g Fett, davon 0 g gesättigte Fettsäuren, 3 mg Cholesterin, 1 g Ballaststoffe, 18 g Eiweiß, 906 mg Natrium

Müsli mit Trockenfrüchten

Ein Löffel außergewöhnlicher Trockenfrüchte reichert dieses ballaststoffreiche Müsli an.

4 Portionen

- **300 ml frisch gepresster Orangensaft**
- **geriebene Schale von 1 unbehandelten Orange**
- **1–2 EL flüssiger Honig**
- **1 Zimtstange**
- **6 Gewürznelken**
- **300 g gemischte Trockenfrüchte**
- **1 EL außergewöhnliche Trockenfrüchte wie Blaubeeren, Kirschen oder Mango**
- **Saft von 1 Zitrone**
- **1/2 unbehandelte Zitrone**
- **4 EL Müsli zum Servieren**

1. Orangensaft, Orangenschale, Honig, Zimt, Gewürznelken und 200 ml Wasser in einen Topf geben und zum Kochen bringen.

2. Alle Trockenfrüchte in eine hitzebeständige Schüssel geben und mit dem Zitronensaft übergießen. Die halbe Zitrone längs teilen und in dünne Scheiben schneiden. Die Zitronenscheiben zu den Trockenfrüchten geben und den heißen Orangensaft zugießen. Auskühlen lassen und die Schüssel dann über Nacht in den Kühlschrank stellen. Nur so kann sich der Geschmack voll entfalten.

3. Die Trockenfrüchte auf vier Schälchen verteilen, ein wenig Müsli darüber streuen und servieren.

NÄHRWERT PRO PORTION
317 kcal, 1,5 g Fett, davon 1 g gesättigte Fettsäuren, 0 mg Cholesterin, 1 g Ballaststoffe, 5 g Eiweiß, 12 mg Natrium

Würziges Rührei auf Toast

Aus Rühreiern lässt sich schnell ein leckeres, gesundes Frühstück zaubern. Dieses Rezept variiert die klassische Zubereitungsart ein wenig: Mit frischen Kräutern, Gewürzen und einem Spritzer Limettensaft zubereitet, kommt Abwechslung auf den Frühstückstisch.

4 Portionen

- **4 dicke Scheiben Vollkornbrot**
- **1 EL Butter**
- **1 grüne Chilischote, entkernt und fein gewürfelt**
- **2 TL Currypaste**
- **1 Knoblauchzehe, zerdrückt**
- **1 TL Ingwer, gerieben**
- **4 Frühlingszwiebeln, geschnitten**
- **85 g Tomaten, enthäutet und gewürfelt**
- **6 Eier**
- **1 EL frisches Koriandergrün, fein gehackt**
- **1 TL Limettensaft**
- **Salz und schwarzer Pfeffer**
- **4 EL fettarmer Joghurt, nach Belieben**

1. Den Backofen auf 80–100 °C vorheizen. Die Brotscheiben toasten und im Ofen warm stellen.

2. Die Butter in einer beschichteten Bratpfanne zerlassen. Dann die Chilischote, die Currypaste, den Knoblauch, den Ingwer und die Frühlingszwiebeln zugeben. Ein paar Frühlingszwiebelröllchen zum Garnieren beiseite stellen. Das Gemüse bei schwacher Hitze in 5 Minuten glasig dünsten.

3. Die Eier in einer Schüssel aufschlagen und mit dem Koriandergrün, dem Limettensaft sowie einer Prise Salz und Pfeffer gründlich verquirlen. Die Eimasse zu dem Gemüse in die heiße Pfanne gießen und bei schwacher Hitze unter ständigem Wenden mit einem Kochlöffel stocken lassen.

4. Die getoasteten Brotscheiben auf Teller verteilen, das Curryrührei darüber löffeln und mit den Frühlingszwiebeln garnieren. Nach Belieben noch etwas Joghurt darauf geben.

NÄHRWERT PRO PORTION
285 kcal, 13 g Fett, davon 12 g gesättigte Fettsäuren, 362 mg Cholesterin, 6 g Ballaststoffe, 17 g Eiweiß, 348 mg Natrium

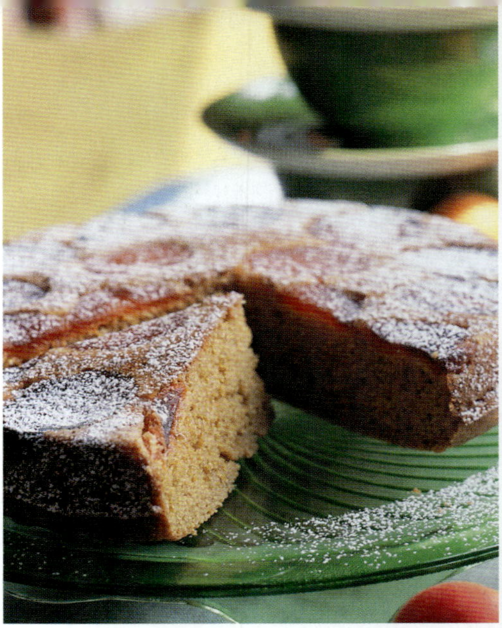

Aprikosen-Hafer-Frühstückskuchen

Dieser im Nu zubereitete Kuchen ist sagenhaft gut und enthält eine Menge herzgesunder Zutaten.

ANMERKUNG: Hafermehl gibt es in Reformhäusern und Bioläden. Sie können es auch selbst herstellen: Haferflocken einfach in der Küchenmaschine zerkleinern, bis sie so fein wie Vollkornmehl sind.

8 Stücke

- **150 g getrocknete Aprikosenhälften**
- **200 ml kochend heißes Wasser**
- **70 g Hafermehl**
- **70 g Weizenmehl**
- **40 g Maismehl**
- **80 g brauner Zucker**
- **1 TL Ingwer, gemahlen**
- **1 TL Backpulver**
- **½ TL Natron**
- **½ TL Salz**
- **1 großes Ei und 2 große Eiweiß**
- **120 ml Buttermilch**
- **2 EL leichtes natives Olivenöl**
- **1½ TL Zucker**

1. Den Backofen auf 180 °C vorheizen. Eine runde Backform (∅ 20 cm) mit einigen Tropfen Pflanzenöl einpinseln. Die Aprikosen 15 Minuten in dem kochend heißen Wasser einweichen, dann gründlich abtropfen lassen und auf dem Boden der Form verteilen.

2. Inzwischen das Hafermehl mit dem Weizen- und Maismehl, braunem Zucker, Ingwer, Backpulver, Natron und Salz in einer Schüssel mischen.

3. In einer weiteren Schüssel Ei, Eiweiße, Buttermilch und Olivenöl verquirlen. In die Mitte der trockenen Zutaten eine Mulde drücken. Die Eimischung zugießen und die Zutaten vermischen.

4. Den Teig über die Aprikosen gießen und verteilen. 30 Minuten backen (bis sich eine in der Mitte eingestochene Nadel sauber herausziehen lässt). 10 Minuten auf einem Kuchengitter abkühlen lassen, dann stürzen und auf dem Gitter auskühlen lassen. Mit Puderzucker bestauben. In 8 Stücke aufschneiden.

NÄHRWERT PRO STÜCK
201 kcal, 4,5 g Fett, davon 1 g gesättigte Fettsäuren, 27 mg Cholesterin, 2 g Ballaststoffe, 5 g Eiweiß, 295 mg Natrium

Salate

Fruchtiges Tabbouleh

Dieses ballaststoffreiche Rezept senkt den Cholesterinspiegel und stabilisiert den Blutzucker.

4 Portionen

- **170 g grober Bulgur (Weizengrieß)**
- **½ TL Salz**
- **650 ml kochend heißes Wasser**
- **1 Apfel, in kleine Würfel geschnitten**
- **1 EL frischer Zitronensaft**
- **40 g Mandelblätter, leicht geröstet**
- **50 g getrocknete Aprikosenhälften, in kleine Stücke geschnitten**
- **2 Frühlingszwiebeln, sehr fein geschnitten**
- **1 EL frische Petersilie und 1 EL Minze, gehackt**
- **1 EL Rapsöl oder natives Olivenöl**

1. Den Bulgur in eine Schüssel geben und salzen. Das heiße Wasser zugießen, 1 Stunde quellen lassen.

2. Inzwischen den Apfel mit dem Zitronensaft aromatisieren, die Mandeln, Aprikosen und Frühlingszwiebeln zugeben. Die Petersilie und Minze mischen und zusammen mit dem Öl unterheben.

3. Den Bulgur abtropfen lassen und unter die übrigen Zutaten mischen. Mindestens 1 Stunde oder über Nacht kühl stellen. Kalt servieren.

NÄHRWERT PRO PORTION
283 kcal, 10 g Fett, davon 1 g gesättigte Fettsäuren, 0 mg Cholesterin, 10 g Ballaststoffe, 8 g Eiweiß, 302 mg Natrium

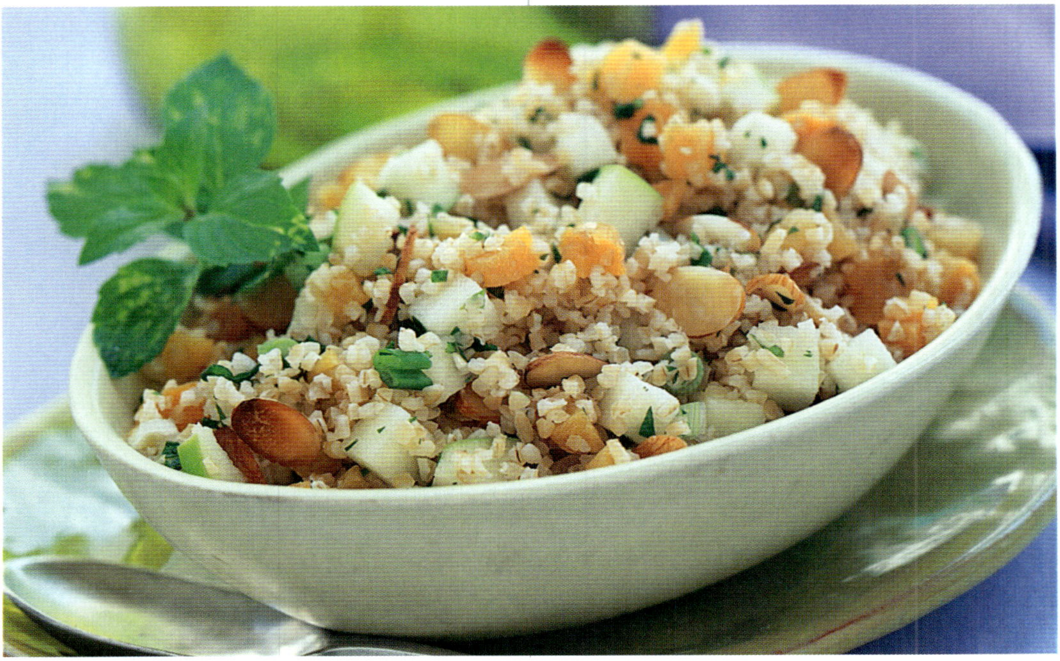

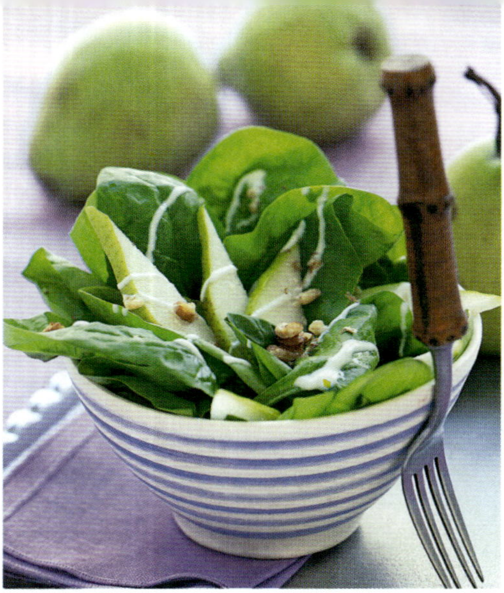

Spinatsalat mit Birnen und Walnüssen

Das Joghurtdressing verleiht diesem einfachen Salat eine köstliche Würze.

4 Portionen

180 g fettarmer Joghurt
1 Knoblauchzehe, geschält und zerstoßen
1 EL Olivenöl
¼ TL Dijonsenf
450 g Spinat, geputzt, gewaschen, abgetropft und in mundgerechte Stücke gezupft
1 reife Birne, entkernt und in dünne Scheiben geschnitten
30 g Walnüsse, grob gehackt

1. Joghurt mit Knoblauch, Öl und Senf 30–60 Sekunden in der Küchenmaschine oder im Mixer glatt rühren. Spinat, Birne und Walnüsse in einer Schüssel vermengen. Salat mit dem Dressing anmachen.

NÄHRWERT PRO PORTION
153 kcal, 9 g Fett, davon 1 g gesättigte Fettsäuren, 1 mg Cholesterin, 4 g Ballaststoffe, 7 g Eiweiß, 131 mg Natrium

Texanischer Salat mit schwarzen und weißen Bohnen

Dieser Salat ist voller Geschmack, enthält viel Wasser und Ballaststoffe, aber wenig Kalorien.

4 Portionen

1 Knoblauchzehe, halbiert
1 Dose (450 g) schwarze Bohnen, abgetropft und abgebraust
1 Dose (450 g) weiße Bohnen, abgetropft und abgebraust
1 Dose (250 g) Zuckermais, abgetropft und abgebraust
1 kleine Jalapeño-Chilischote, den Strunk und die Samen entfernt, fein gehackt
2 große, reife Fleischtomaten, den Strunk entfernt, quer halbiert und gewürfelt
1 Salatgurke, geschält, entkernt und gewürfelt
2 Frühlingszwiebeln, geputzt und fein gehackt
1½ TL gemahlener Kreuzkümmel (Cumin)
1 TL Salz
¼ TL schwarzer Pfeffer
3–4 EL Limettensaft (etwa 2 Limetten)
3 EL frisches Koriandergrün, gehackt
1 Kopf Römischer Salat, geputzt, gewaschen, abgetropft und in dünne Streifen geschnitten

1. Eine große Schüssel mit dem halbierten Knoblauch ausreiben. Bohnen, Mais, Chilischote, Tomaten, Gurke, Frühlingszwiebeln, Kreuzkümmel, Salz und Pfeffer darin mischen. Mit dem Limettensaft abschmecken.

2. Kurz vor dem Servieren den Koriander untermischen. Den fein geschnittenen Römischen Salat auf vier Teller verteilen und den Bohnensalat darauf anrichten.

NÄHRWERT PRO PORTION
189 kcal, 2 g Fett, davon 0 g gesättigte Fettsäuren, 0 mg Cholesterin, 10 g Ballaststoffe, 10 g Eiweiß, 217 mg Natrium

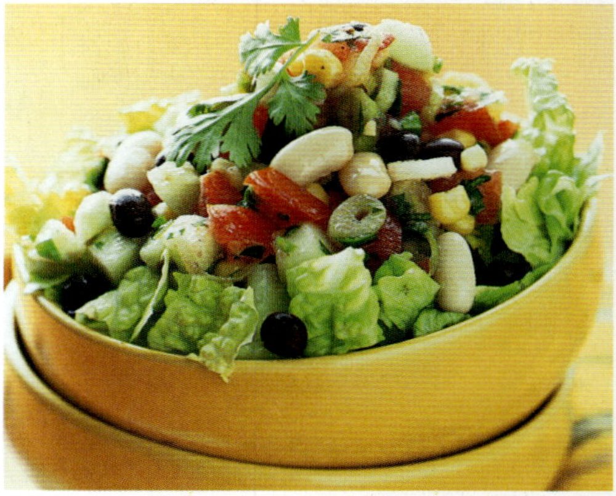

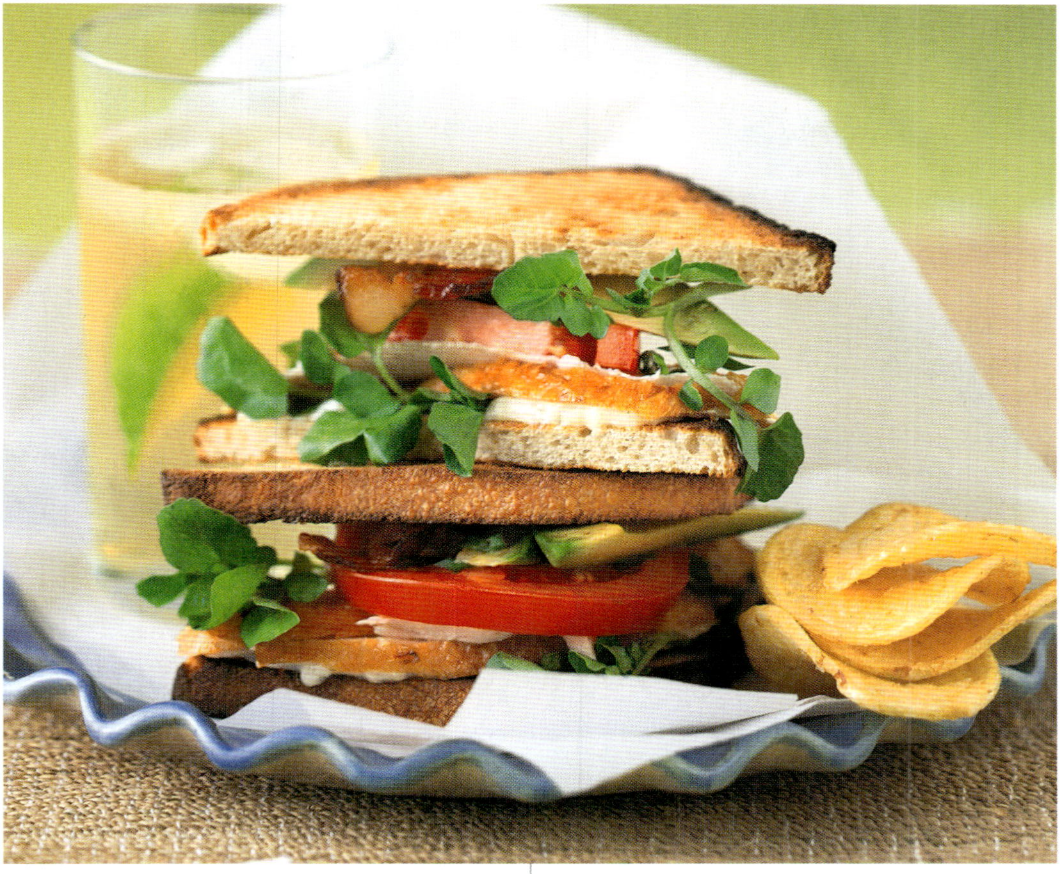

Sandwich mit Pute und Salat

Dieses herzhafte, gesunde Sandwich können Sie auch mit rein vegetarischen Zutaten zubereiten. Die Avocado enthält cholesterinsenkende einfach gesättigte Fettsäuren.

4 Portionen

- **50 g fettarme Mayonnaise**
- **30 g Blauschimmelkäse, zerbröckelt**
- **2 EL Schnittlauch, mit der Schere geschnitten**
- **4 Scheiben magerer Speck**
- **1 kleine Avocado**
- **8 Scheiben Mehrkorn- und/oder Sauerteigbrot, getoastet**
- **120 g Brunnenkresse, feste Stiele entfernt**
- **350 g gekochtes Putenfleisch, in Scheiben geschnitten**
- **3 mittelgroße Tomaten, in Scheiben geschnitten**
- **4 Frühlingszwiebeln, dünn geschnitten**

1. Mayonnaise, Blauschimmelkäse und Schnittlauch in einer kleinen Schüssel vermischen.

2. Die Speckscheiben in einer Pfanne bei mittlerer Hitze knusprig braten. Herausnehmen, auf Küchenkrepp abtropfen lassen und in kleine Stücke reißen. Die Avocado schälen, den Kern entfernen und das Fruchtfleisch in dünne Scheiben schneiden.

3. Die Brotscheiben mit der Käsemischung bestreichen. Vier Brotscheiben mit Brunnenkresse, Putenfleisch, Tomaten, Frühlingszwiebeln, Speck und Avocado belegen. Die übrigen Brotscheiben darauf legen und die Sandwiches diagonal halbieren.

NÄHRWERT PRO PORTION
433 kcal, 12 g Fett, davon 3 g gesättigte Fettsäuren, 67 mg Cholesterin, 5 g Ballaststoffe, 36 g Eiweiß, 1072 mg Natrium

Tunfisch provenzalisch auf Baguette

Wenn Sie dieses herzhafte Sandwich für unterwegs mitnehmen, vergessen Sie Fastfood. Zudem ist es reich an wertvollen Omega-3-Fettsäuren.

4 Portionen

- **2 große Tomaten, die Haut abgezogen und das Fruchtfleisch gehackt**
- **5 schwarze Oliven, entsteint und fein gehackt**
- **¼ TL Salz**
- **1 Baguette (180 g, etwa 70 cm lang)**
- **1½ EL natives Olivenöl extra**
- **1 große Zwiebel, geschält**
- **1 große grüne Paprika, den Strunk und die Samen entfernt, in Streifen geschnitten**
- **2 Dosen (je 180 g) weißer Tunfisch, in Wasserlake, abgetropft und mit einer Gabel zerpflückt**
- **2 EL Weißweinessig**
- **2 Knoblauchzehen, geschält und gehackt**
- **¼ TL Anchovispaste**

1. Die Tomaten, Oliven und Salz in einer Schüssel mischen und etwa 15 Minuten ziehen lassen.

2. Inzwischen die Baguette der Länge nach halbieren, jedoch nicht ganz durchschneiden, und vorsichtig öffnen. Einen Teil der weichen Brotkrume herausnehmen. Beide Innenseiten mit ½ EL Olivenöl einpinseln. Dann die angemachten Tomaten samt dem entstandenen Saft darin verteilen.

3. Die Zwiebel durch den Strunk halbieren und die Hälften quer in dünne Scheiben schneiden. Die Baguette mit der Zwiebel, grüner Paprika und Tunfisch belegen. Essig, Knoblauch, Anschovispaste und das übrige Öl verrühren und die Sauce über den Tunfisch träufeln.

4. Die belegte Baguette fest in Klarsichtfolie einwickeln und mit einer schweren Pfanne beschweren. Bei Zimmertemperatur etwa 30 Minuten stehen lassen, bis das Brot die Aromen und Flüssigkeit der Zutaten aufgenommen hat. Diagonal in vier gleich große Sandwiches schneiden.

NÄHRWERT PRO PORTION
325 kcal, 10 g Fett, davon 2 g gesättigte Fettsäuren, 36 mg Cholesterin, 4 g Ballaststoffe, 26 g Eiweiß, 795 mg Natrium

Suppen

Toskanische Bohnensuppe

Diese köstliche Suppe ist reich an Ballaststoffen.

6 Portionen

- **1 EL Olivenöl**
- **2 mittelgroße Zwiebeln, grob gehackt**
- **2 mittelgroße Karotten, grob gehackt**
- **2 Stangen Bleichsellerie, gehackt**
- **850 ml natriumarme Hühnerbrühe**
- **2 Dosen (je 450 g) geschälte Tomaten, püriert**
- **4 EL frisches Basilikum, gehackt**
- **2 EL frischer Oregano, gehackt, oder 1 TL getrockneter Oregano**
- **1 Dose (450 g) rote Kidneybohnen**
- **1 Dose (450 g) Cannellinobohnen**
- **1 Dose (450 g) Kichererbsen**
- **6 EL Parmesan, frisch gerieben**

1. Das Öl in einem Schmortopf erhitzen und Zwiebeln, Karotten und Sellerie darin in 5 Minuten weich dünsten. Brühe, pürierte Tomaten, Basilikum und Oregano zufügen und zum Kochen bringen. Die Hitze reduzieren und das Gemüse halb zugedeckt etwa 10 Minuten köcheln lassen.

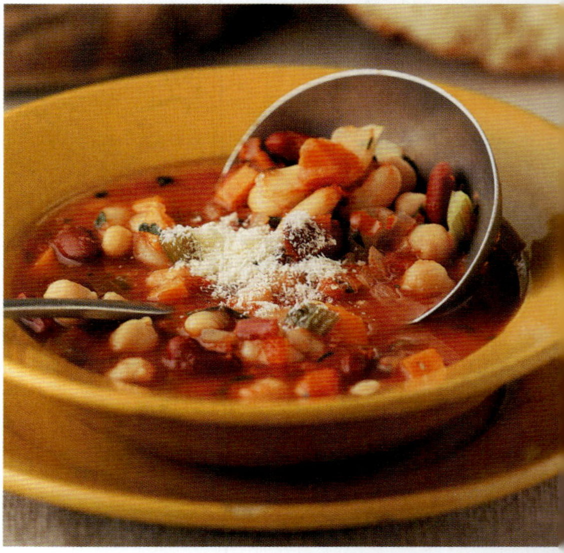

2. Kidney- und Cannellinobohnen sowie Kichererbsen in einen Durchschlag geben, abbrausen und abtropfen lassen. In die Suppe geben und etwa 10 Minuten köcheln lassen. Von der Kochstelle nehmen.

3. Ein Viertel der Suppe mit einem Stabmixer grob pürieren oder etwa 500 ml Suppe in der Küchenmaschine mixen. In die Suppe zurückgießen und kurz aufkochen. Je etwa 500 ml Suppe in tiefe Teller schöpfen und mit 1 EL Parmesan bestreuen.

NÄHRWERT PRO PORTION
290 kcal, 6 g Fett, davon 1,5 g gesättigte Fettsäuren, 4 mg Cholesterin, 10 g Ballaststoffe, 15 g Eiweiß, 605 mg Natrium

Chinesische Hühnersuppe

Suppen mit Brühe sättigen mit weniger Kalorien. Anstelle des Huhns kann man auch Tofu nehmen.

4 Portionen

- **230 g Hühnerbrust, ohne Haut und Knochen, in mundgerechte Stücke geschnitten**
- **2 TL Sojasauce**
- **½ TL Sesamöl**
- **850 ml fettfreie, natriumarme Hühnerbrühe**
- **2 große Knoblauchzehen, fein gehackt**
- **¼ TL chinesisches Fünf-Gewürz-Pulver**
- **1 kleine Karotte, in dünne Scheiben geschnitten**
- **100 g frischer Spinat, die dicken Stiele entfernt, fein geschnitten**
- **2 Frühlingszwiebeln, dünn geschnitten**

1. Das Fleisch mit der Sojasauce und dem Sesamöl anmachen und 5 Minuten marinieren.

2. Die Brühe mit dem Knoblauch und Fünf-Gewürz-Pulver in einem großen Topf zum Kochen bringen.

3. Das Fleisch mit der Marinade und der Karotte zufügen. Die Suppe bei schwacher bis mittlerer Hitze 5 Minuten köcheln lassen. Den Spinat und die Frühlingszwiebeln zugeben und 1 Minute garen. Heiß servieren.

NÄHRWERT PRO PORTION
90 kcal, 2 g Fett, davon 0 g gesättigte Fettsäuren, 31 mg Cholesterin, 1 g Ballaststoffe, 13 g Eiweiß, 766 mg Natrium

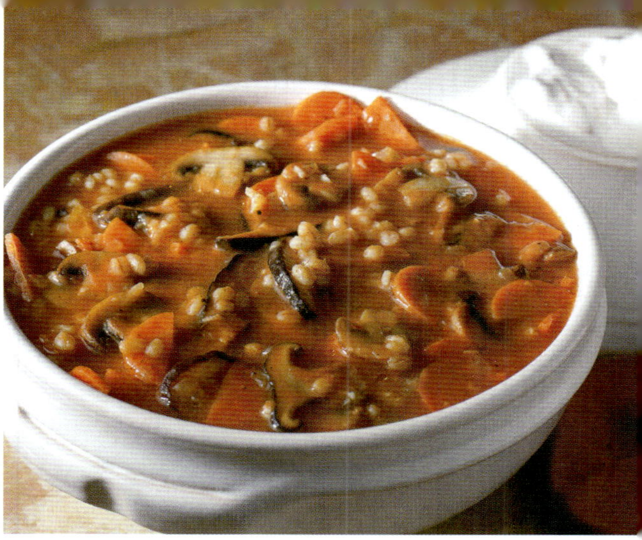

Gerstensuppe mit Pilzen nach Hausmacherart

Gerste ist reich an cholesterinsenkenden löslichen Ballaststoffen. Shiitakepilze verleihen dieser traditionellen Suppe Würze.

4 Portionen

- **2 TL Olivenöl**
- **1 Zwiebel, fein gehackt**
- **2 Knoblauchzehen, sehr fein geschnitten**
- **2 Karotten, längs halbiert, dünn geschnitten**
- **330 g Champignons, dünn geschnitten**
- **130 g Shiitakepilze, geputzt, dünn geschnitten**
- **100 g Rollgerste**
- **240 ml Hühnerbrühe**
- **480 ml Wasser**
- **240 ml salzfreie Tomatensauce**
- **¾ TL Ingwer, gemahlen, und ¾ TL Salz**
- **½ TL Pfeffer**

1. Das Öl in einer großen Pfanne erhitzen. Die Zwiebeln und den Knoblauch darin bei mittlerer Hitze in 5 Minuten weich dünsten. Karotten zugeben und unter Rühren in 4 Minuten knackig garen. Champignons und Shiitakepilze zufügen und in 5 Minuten unter häufigem Wenden weich dünsten.

2. Gerste, Brühe, Wasser, Tomatensauce, Ingwer, Salz und Pfeffer unterrühren. Zum Kochen bringen und bei schwacher Hitze zugedeckt 45 Minuten köcheln lassen, bis die Gerste weich ist.

NÄHRWERT PRO PORTION
198 kcal, 4 g Fett, davon 1 g gesättigte Fettsäuren, 0 mg Cholesterin, 8 g Ballaststoffe, 7 g Eiweiß, 707 mg Natrium

Grober Gazpacho mit Knoblauchcroûtons

Diese kalte Suppe ist die ideale Mahlzeit an einem heißen Sommertag. Sie enthält viel Gemüse und wenig Kalorien und Fett.

4 Portionen

- **2 Knoblauchzehen, geschält**
- **4 Scheiben Weißbrot (2,5 cm dick)**
- **1 TL Pfeffer**
- **½ TL Salz**
- **100 g rote Zwiebel, grob gehackt**
- **2 Dosen (je 400 g) geschälte, ungesalzene Tomaten**
- **25 g Semmelbrösel**
- **3 EL Petersilie, gehackt**
- **3 EL Rotweinessig**
- **1 EL Olivenöl**
- **2 Salatgurken, geschält und gehackt**
- **2 grüne Paprika, gehackt**
- **2 rote Paprika, gehackt**

1. Den Backofen auf 180 °C vorheizen. Eine Knoblauchzehe halbieren und mit den Schnittseiten eine Schüssel und die Brotscheiben auf beiden Seiten einreiben. Das Brot in 2,5 cm große Stücke zerpflücken. In die Schüssel geben und mit einigen Tropfen Pflanzenöl benetzen. Mit ½ TL Pfeffer und ¼ TL Salz bestreuen, die Brotstücke auf ein Backblech geben und im Ofen in 10 Minuten goldbraun backen. Herausnehmen und vollständig auskühlen lassen.

2. Die Zwiebel und den übrigen Knoblauch in einer Küchenmaschine oder einem Mixer fein hacken. Die Hälfte der Tomaten mit Saft zugeben und pürieren. Semmelbrösel, Petersilie, Essig, Öl und die restlichen Gewürze zufügen. Glatt mixen und den Gazpacho in eine große Glasschüssel umfüllen.

3. Die übrigen Tomaten hacken. Zusammen mit je der Hälfte der gehackten Gurken und der grünen und roten Paprika unter den Gazpacho rühren. Im Kühlschrank 1 Stunde kühlen. In Portionsschälchen schöpfen und mit den übrigen Gurken, grüner und roter Paprika sowie den Croûtons garnieren.

NÄHRWERT PRO PORTION
250 kcal, 5 g Fett, davon 1 g gesättigte Fettsäuren, 0 mg Cholesterin, 6 g Ballaststoffe, 8 g Eiweiß, 730 mg Natrium

Hauptgerichte

Schweinelende mit Honig-Senf-Sauce

Schweinelende zählt zu den magersten Fleischstücken. Dieses zarte, delikate Gericht eignet sich besonders für ein Essen mit Gästen.

4 Portionen

- **1 EL frischer Rosmarin, gehackt, oder 1 TL getrockneter Rosmarin**
- **2 Knoblauchzehen, fein gehackt**
- **geriebene Schale von 1 unbehandelten Zitrone**
- **½ TL Salz**
- **450 g Schweinelende, Fett und Sehnen entfernt**
- **80 ml frischer Zitronensaft**
- **60 g Honig**
- **3 EL grober Dijonsenf**
- **120 ml fettarme Milch**
- **1 EL Mehl**

1. Den Backofen auf 200 °C vorheizen. Einen kleinen Bräter mit Alufolie auslegen. Rosmarin, Knoblauch, Zitronenschale und Salz vermischen und das Fleisch damit einreiben. Lende in den Bräter legen. Zitronensaft, Honig und Senf mischen. Die Hälfte davon in einen Topf geben und beiseite stellen.

2. Die Lende mit 2 EL der Honig-Senf-Sauce einstreichen und im vorgeheizten Ofen etwa 25 Minuten braten, bis sie goldbraun und glasiert ist oder die Kerntemperatur mit einem Fleischthermometer gemessen 80 °C beträgt. Dabei den Braten zwei- oder dreimal mit Bratenfond übergießen.

3. Inzwischen die Milch in eine kleine Schüssel gießen und mit dem Mehl glatt rühren. Die beiseite gestellte Honig-Senf-Sauce bei schwacher Temperatur erhitzen, dann die Milch-Mehl-Mischung nach und nach mit einem Schneebesen unterrühren. Etwa 3 Minuten weiter rühren, bis die Sauce eindickt. Zur Lende servieren.

NÄHRWERT PRO PORTION
246 kcal, 8 g Fett, davon 1 g gesättigte Fettsäuren, 81 mg Cholesterin, 0,1 g Ballaststoffe, 27 g Eiweiß, 202 mg Natrium

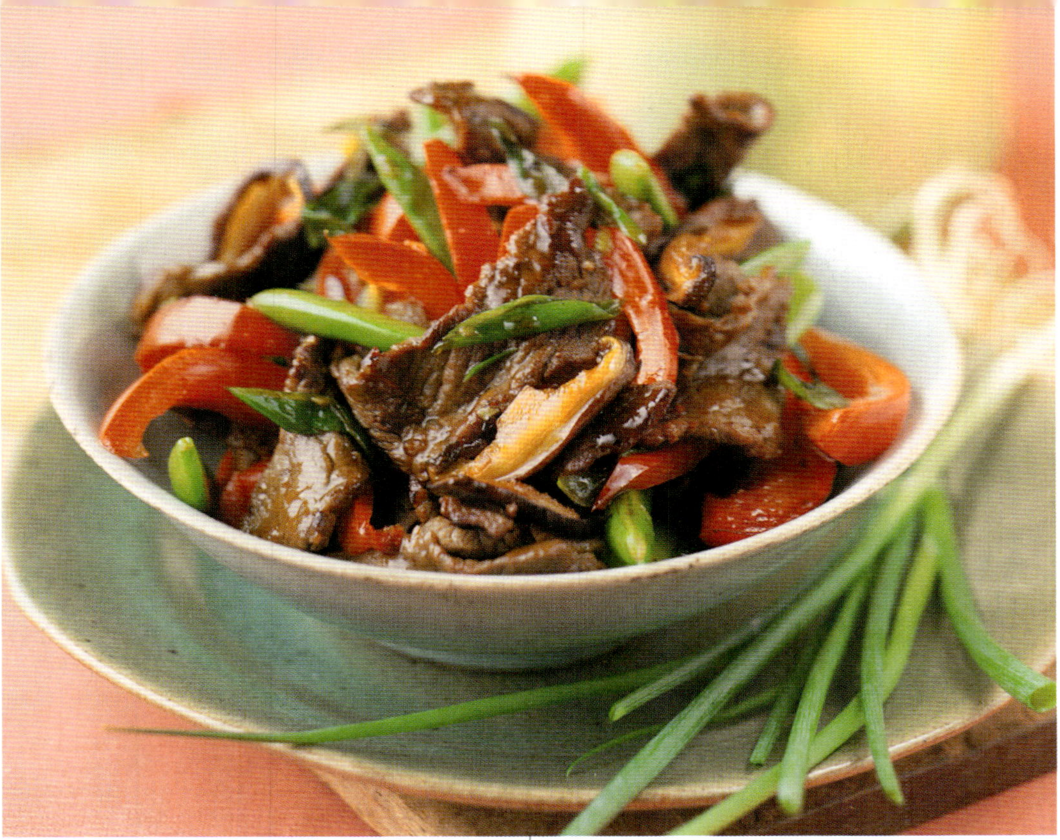

Pfannengerührtes Rindfleisch mit Hoisinsauce

Dieses Alltagsrezept der Chinesen spart an Öl, jedoch nicht an Geschmack.

4 Portionen

350 g mageres Rumpsteak
2 EL natriumarme Teriyakisauce
10 mittelgroße Shiitakepilze
220 g Zuckerschoten
2 große rote Paprika
360 ml natriumarme Hühnerbrühe oder Wasser
3 EL Hoisinsauce
2 EL Speisestärke
1 EL Pflanzenöl
4 Frühlingszwiebeln, diagonal dünn geschnitten
2 Knoblauchzehen, zerstoßen

1. Das Rumpsteak 20 Minuten in den Gefrierschrank legen, damit es sich leichter schneiden lässt. Das Fleisch gegen die Maserung in 3 mm dicke Streifen schneiden. In einer Schüssel mit der Teriyakisauce würzen. Zugedeckt mindestens 15 Minuten, am besten mehrere Stunden im Kühlschrank marinieren.

2. Für das Gemüse die Pilze entstielen und die Kappen in dünne Scheiben schneiden. Die Enden der Zuckerschoten mit zwei Fingern entfernen, dabei die Fäden mit abziehen. Die roten Paprikas in dünne Streifen schneiden. Etwa 80 ml Brühe, Hoisinsauce und Stärke in der Küchenmaschine glatt mixen.

3. 1 TL Öl in einer großen, beschichteten Pfanne (oder im Wok) stark erhitzen. Die Frühlingszwiebeln darin 1 Minute pfannenrühren und in eine große Schüssel umfüllen. Rindfleisch und Knoblauch 2 Minuten in der Pfanne rühren und ebenfalls in die Schüssel umfüllen. 1 TL Öl in die Pfanne geben, die Pilze darin etwa 3 Minuten dünsten und in die Schüssel umfüllen. Das übrige Öl zugeben, die Zuckerschoten sowie die Paprikastreifen darin 1–2 Minuten rühren.

4. Das Rindfleisch und das Gemüse zurück in die Pfanne geben und die übrige Brühe zugießen. Zugedeckt bei mittlerer Hitze 2–3 Minuten garen. Die Hoisinsaucen-Mischung kurz aufschlagen und unter ständigem Rühren unter das Gericht mischen. Etwa 1 Minute weiter köcheln lassen.

NÄHRWERT PRO PORTION
263 kcal, 8,5 g Fett, davon 2 g gesättigte Fettsäuren, 48 mg Cholesterin, 5 g Ballaststoffe, 21 g Eiweiß, 543 mg Natrium

Putenburger mit frischer Ananassalsa

Eine herzgesunde Zutat macht diesen Burger saftig und würzig. Die von der karibischen Küche inspirierte Salsa verleiht dem Gericht Fruchtigkeit.

4 Portionen

- **1 kleine Ananas**
- **1 kleine Mango, geschält und fein gehackt**
- **1 kleine rote Zwiebel, gehackt**
- **2 EL frisches Koriandergrün, fein gehackt**
- **1 EL frischer Zitronensaft**
- **1 TL Pflanzenöl**
- **350 g Putenfleisch ohne Haut, gehackt**
- **1 großer Granny Smith, geschält und geraspelt**
- **25 g Semmelbrösel**
- **4 Scheiben fettarmer Emmentaler (je 15 g)**
- **4 Hamburgerbrötchen, aufgeschnitten**
- **4 Kopfsalatblätter**

1. Die Ananas schälen, entkernen und hacken (netto etwa 400 g). Zusammen mit Mango, Zwiebel, Koriandergrün, Zitronensaft und Öl in eine Schüssel geben und mischen. Zugedeckt beiseite stellen.

2. Putenfleisch, Apfel und Semmelbrösel gründlich miteinander vermischen. Die Mischung in vier gleich große Portionen teilen und zu etwa 1,5 cm dicken Frikadellen formen. Auf einen Teller geben und zugedeckt 20 Minuten in den Gefrierschrank stellen.

3. Die Frikadellen in einer Grillpfanne bei mittlerer Hitze oder unter dem vorgeheizten Grill in je 8 Minuten von beiden Seiten bräunen, bis sie durch sind.

4. Inzwischen die aufgeschnittenen Brötchen auf dem Toaster oder im vorgeheizten Backofen toasten. Die vier unteren Hälften mit je einer Scheibe Käse belegen, darauf je ein Salatblatt und eine Frikadelle geben, ein Viertel der Salsa darüber löffeln und mit der zweiten Brötchenhälfte abschließen.

NÄHRWERT PRO PORTION
383 kcal, 5 g Fett, davon 1,5 g gesättigte Fettsäuren, 66 mg Cholesterin, 4 g Ballaststoffe, 32 g Eiweiß, 701 mg Natrium

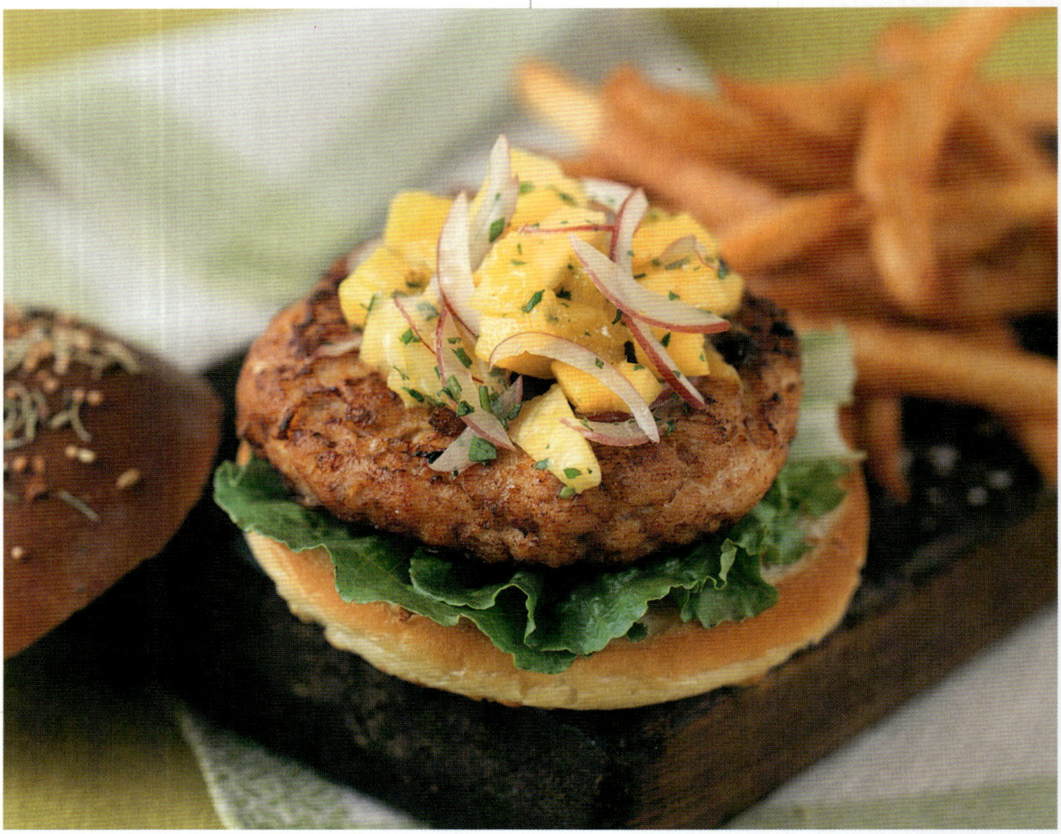

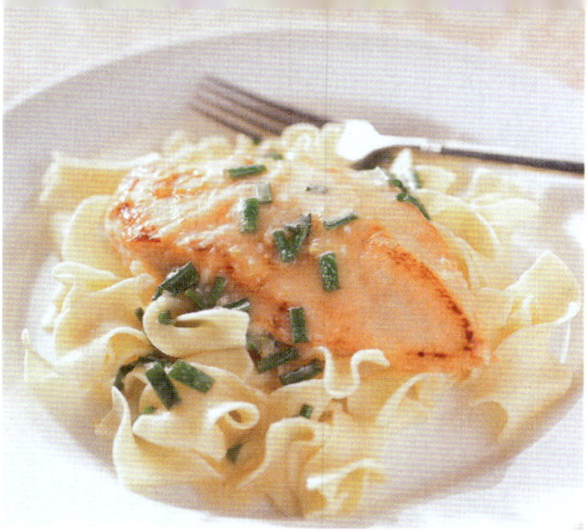

Hühnerbrust in Knoblauchbutter

Durch das Rösten erhält der herzgesunde Knoblauch einen weichen Geschmack. Dieses reichhaltige und sättigende Gericht passt gut zu Nudeln.

4 Portionen

- **1 Knoblauchknolle (60 g)**
- **160 ml Hühnerbrühe**
- **1 TL geriebene Zitronenschale**
- **1 EL frischer Zitronensaft**
- **¼ TL Salz**
- **¼ TL schwarzer Pfeffer aus der Mühle**
- **2 TL Olivenöl**
- **4 Hühnerbrusthälften ohne Haut und Knochen (etwa 700 g)**
- **2 EL Mehl**
- **1 EL gewürfelte kalte Butter**
- **4 EL Schnittlauch, mit der Schere geschnitten**

1. Den Backofen auf 200 °C vorheizen. Knoblauch in Alufolie einschlagen und 30 Minuten backen, bis die Folie auf Druck leicht nachgibt. Etwas abkühlen lassen, die Folie entfernen und das Fruchtfleisch aus den Schalen in eine kleine Schüssel drücken. Brühe, Zitronenschale und -saft, Salz und Pfeffer mit dem Knoblauch glatt rühren. Beiseite stellen.

2. Das Öl in einer beschichteten Pfanne erhitzen, die Hühnerbrüste in Mehl wenden und überschüssiges Mehl abklopfen. Die Brüste in je 4 Minuten von jeder Seite bei mittlerer Hitze goldbraun braten. Herausnehmen und auf einen Teller legen.

3. Die Knoblauchmischung durchrühren und in die Pfanne gießen. Zum Kochen bringen, die angebratenen Brüste zugeben und zugedeckt bei schwacher Hitze in 5 Minuten durchgaren. Auf Tellern verteilen.

4. Die Sauce erneut aufkochen, von der Kochstelle nehmen und die Butter hineinschlagen. Schnittlauch zugeben und Sauce über die Hühnerbrüste gießen.

NÄHRWERT PRO PORTION
272 kcal, 4 g Fett, davon 2,5 g gesättigte Fettsäuren, 107 mg Cholesterin, 41 g Eiweiß, 461 mg Natrium

Gegrillte Fischsteaks

Die würzige Sauce verleiht diesem Fischgericht den gewissen Pfiff. Da es schnell geht, kann man es auch leicht unter der Woche zubereiten.

4 Portionen

- **3 kleine Frühlingszwiebeln**
- **50 ml natriumarme Sojasauce**
- **60 g Aprikosenkonfitüre**
- **3 EL Ketschup**
- **1 EL Rotweinessig**
- **4 Heilbuttsteaks (je 180 g)**

1. Den Grill vorheizen. Die Zwiebeln diagonal in dünne Scheiben schneiden und beiseite stellen.

2. Sojasauce, Konfitüre, Ketschup und Essig in einer kleinen Schüssel mischen. Ein Drittel der Mischung abnehmen und als Sauce beiseite stellen.

3. Heilbuttsteaks auf den Gitterrost legen und mit der übrigen Sauce bestreichen. Die Steaks 10 cm unter dem Grill in 5 Minuten bräunen und garen.

4. Die übrige Sauce über den Fisch löffeln. Eine kleine Schüssel mit geschnittenen Frühlingszwiebeln zum Bestreuen dazu servieren.

NÄHRWERT PRO PORTION
164 kcal, 4 g Fett, davon 1 g gesättigte Fettsäuren, 0 mg Cholesterin, 5 g Ballaststoffe, 11 g Eiweiß, 681 mg Natrium

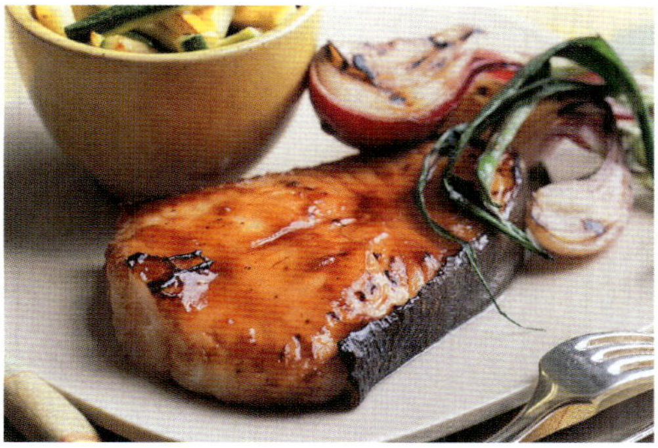

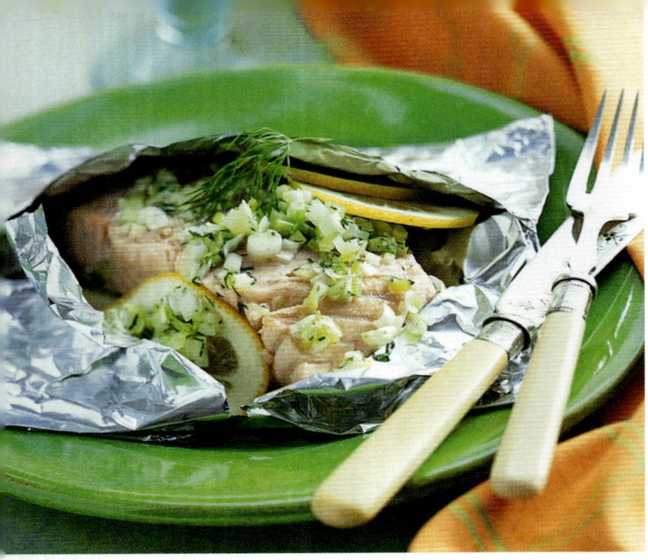

Lachs in der Folie mit Zitrone und Dill

Hier wird Lachs ganz einfach, aber sehr delikat zubereitet. Er ist reich an Omega-3-Fettsäuren und verringert damit das Herzinfarktrisiko.

4 Portionen

4 Lachsschnitten (je 180 g)
½ TL Salz
⅛ TL Pfeffer
50 g Frühlingszwiebel, fein gehackt
4 EL frischer Dill, fein gehackt, oder 2 EL getrockneter Dill
8 dünne Zitronenscheiben
60 ml Wasser, Fisch- oder Hühnerbrühe

1. Ein Backblech in die mittlere Einschubleiste schieben und den Backofen auf 200 °C vorheizen.

2. Acht Bögen (30 × 30 cm) Alufolie vorbereiten und je zwei Stücke übereinander legen. Die Lachsschnitten in die Mitte jedes Folienquadrats setzen, mit Salz und Pfeffer würzen. Frühlingszwiebeln und Dill mischen und über den Lachs streuen. Mit je einer Zitronenscheibe belegen und je 1 EL Wasser bzw. Brühe darüber träufeln.

3. Jeweils zwei gegenüberliegende Folienseiten über dem Fisch zusammenfalten. Ränder dabei zweimal falten, dann die Seiten ebenfalls zweimal falten. Die Päckchen auf das heiße Backblech legen und die Lachsschnitten in etwa 10 Minuten gar dämpfen.

NÄHRWERT PRO PORTION
192 kcal, 6 g Fett, davon 1 g gesättigte Fettsäuren, 83 mg Cholesterin, 1 g Ballaststoffe, 32 g Eiweiß, 399 mg Natrium

Reis mit Tofu und Gemüse

Tofu bringt das Cholesterin unter Kontrolle und nimmt bei dieser Zubereitung die süß-würzige Sauce auf.

4 Portionen

240 ml trockener Weißwein oder Hühnerbrühe
60 ml helle Sojasauce
2 EL Honig
1 EL frischer Ingwer, geschält und gerieben
350 g sehr fester Tofu, in 1,5 cm dicken Würfeln
210 g weißer Langkornreis
2 Knoblauchzehen, gehackt
1 Tiefkühlpackung (500 g) chinesisches Gemüse, angetaut
5 Frühlingszwiebeln, in 5 cm langen Stücken
¼ TL Pfeffer
1 großes Ei, verquirlt

1. Den Wein oder die Brühe, 1 EL Sojasauce, den Honig und 1 TL Ingwer in einem verschließbaren Gefrierbeutel mischen. Den Tofu zugeben, die Luft herausdrücken, den Beutel verschließen und leicht schütteln. 1 Stunde in den Kühlschrank stellen und marinieren, dabei den Beutel ab und zu wenden.

2. Den Reis gemäß den Angaben auf der Packung gar kochen und warm stellen. Inzwischen einen Wok oder eine große Pfanne mit einigen Tropfen Pflanzenöl einpinseln und stark erhitzen.

3. Knoblauch und übrigen Ingwer etwa 1 Minute pfannenrühren, bis sie zu duften beginnen. Das chinesische Gemüse, die Hälfte der Frühlingszwiebeln, den Reis, die übrige Sojasauce und den Pfeffer zugeben und etwa 4 Minuten pfannenrühren. Die Zutaten auf eine Hälfte des Woks schieben und das verquirlte Ei zugießen. Stocken lassen und mit einem Spatel in Streifen schneiden.

4. Marinade in einen kleinen Topf gießen, zum Kochen bringen und 2 Minuten leise köcheln. Den Tofu und die Marinade in den Wok geben. Etwa 4 Minuten pfannenrühren, bis der Tofu heiß ist, dann die übrigen Frühlingszwiebeln darüber streuen.

NÄHRWERT PRO PORTION
442 kcal, 9 g Fett, davon 2 g gesättigte Fettsäuren, 53 mg Cholesterin, 3 g Ballaststoffe, 21 g Eiweiß, 668 mg Natrium

Gebackene Makkaroni mit vier Käsesorten

Welcher Pastaliebhaber kennt nicht jene Augenblicke wunschlosen Glücks, wenn er vor einem Teller Spaghetti sitzt. Diese Version erlaubt einen herzgesunden Genuss: Der Käse ist reich an Kalzium, das Bluthochdruck entgegenwirkt.

8 Portionen

500 g gekrümmte Makkaroni
2 große Zwiebeln, gehackt
950 ml fettarme Milch
40 g Mehl
2 TL Senfpulver
¼ TL Salz
½ TL Pfeffer
220 g fettarmer Cheddarkäse
170 g Mozzarella, gerieben
60 g fettarmer Emmentaler, gerieben
220 g fettarmer Frischkäse
1½ TL Paprika

1. Backofen auf 180 °C vorheizen. Eine Auflaufform (32 × 22 cm) mit einigen Tropfen Pflanzenöl einpinseln. Makkaroni gemäß den Angaben auf der Packung bissfest kochen. Abgießen und beiseite stellen.

2. Inzwischen eine große Pfanne mit einigen Tropfen Pflanzenöl einpinseln und bei mittlerer Temperatur erhitzen. Die Zwiebeln darin in 5 Minuten weich dünsten. Etwa 120 ml Milch und das Mehl in ein verschraubbares Glas geben und kräftig schütteln, bis die Zutaten gut vermischt und glatt sind. Den Inhalt zu den Zwiebeln in die Pfanne gießen und die übrige Milch unterrühren. Senfpulver, Salz und Pfeffer zugeben und zum Kochen bringen. Etwa 3 Minuten unter ständigem Rühren köcheln lassen, bis die Flüssigkeit eindickt.

3. Die vier Käsesorten zugeben. Unter Rühren kochen, bis der Käse geschmolzen ist. Von der Kochstelle nehmen und die Makkaroni untermengen. Die Masse in die Auflaufform umfüllen und mit dem Paprika bestreuen. Etwa 35 Minuten backen, bis die Sauce Blasen wirft und leicht gebräunt ist.

NÄHRWERT PRO PORTION
514 kcal, 20 g Fett, davon 2 g gesättigte Fettsäuren, 96 mg Cholesterin, 3 g Ballaststoffe, 29 g Eiweiß, 288 mg Natrium

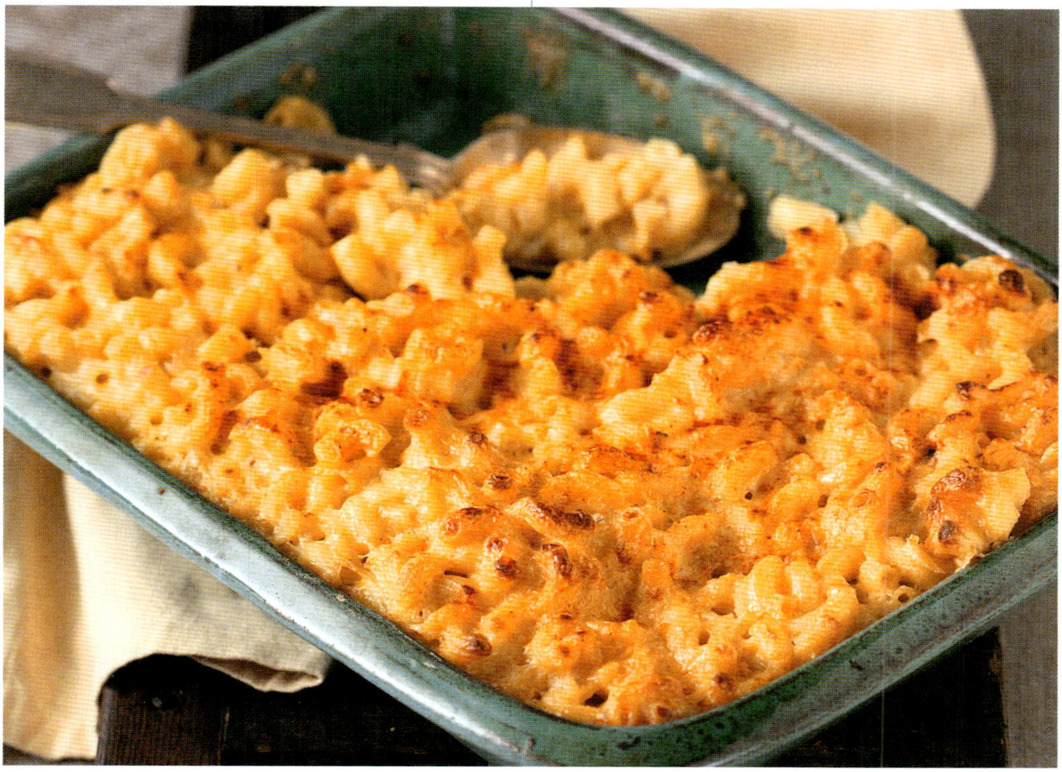

Vegetarischer Couscous

Dieses herzhafte Rezept zeigt, wie sättigend ein fleischloses Gericht sein kann.

4–6 Portionen

2 EL Olivenöl
2 mittelgroße Zwiebeln, dünn geschnitten
2 große Karotten, geschält und in 1 cm dicke Scheiben geschnitten
2 mittelgroße fest kochende Kartoffeln (je etwa 170 g), geschält und in 1,5 cm dicke Würfel geschnitten
3 Knoblauchzehen, geschält und gehackt
950 ml Hühnerfond, Gemüsebrühe oder natriumarme Hühnerbrühe
1 Dose (400 ml) geschälte, natriumarme Tomaten, gehackt, mit Saft
½ TL getrockneter Thymian und ½ TL Basilikum, zerpflückt
½ TL Salz und ½ TL schwarzer Pfeffer
1 Lorbeerblatt
2 Pastinaken (etwa 200 g), geschält und in 1,5 cm dicke Scheiben geschnitten
1 mittelgroße Zucchini (etwa 170 g), in 2,5 cm dicke Würfel geschnitten
1 mittelgroßer Hokaidokürbis (etwa 170 g), in 2,5 cm dicke Würfel geschnitten
300 g gegarte Kichererbsen
35 g Rosinen
140 g Couscous (Weizengrieß)

1. 1 EL Öl in einem großen Schmortopf (etwa 5 l) erhitzen. Die Zwiebeln zugeben und bei mittlerer Hitze in 5–7 Minuten goldgelb dünsten. Karotten, Kartoffeln und Knoblauch zufügen und 2 Minuten unter Rühren andünsten. Fond oder Brühe, Tomaten, Thymian, Basilikum, Salz, Pfeffer und Lorbeerblatt unterrühren. Zum Kochen bringen, die Hitze reduzieren und das Gemüse zugedeckt 5 Minuten garen. Die Pastinaken zugeben und zugedeckt 3 Minuten garen. Zucchini, Kürbis und Kichererbsen zugeben und 8 Minuten zugedeckt garen, bis das Gemüse weich ist. Von der Kochstelle nehmen und das Lorbeerblatt herausnehmen.

2. Etwa 400 ml von der Kochflüssigkeit des Gemüses abschöpfen und in einen kleinen Topf umfüllen. Rosinen und das übrige Öl zugeben und zum Kochen bringen. Couscous unterrühren, den Topf von der Kochstelle nehmen und den Couscous 10 Minuten zugedeckt quellen lassen. Couscous auf einer Platte anrichten, das Gemüse darüber schöpfen.

NÄHRWERT PRO PORTION
570 kcal, 11 g Fett, davon 1 g gesättigte Fettsäuren, 0 mg Cholesterin, 14 g Ballaststoffe, 20 g Eiweiß, 453 mg Natrium

Orecchiette mit Cannellinobohnen und Rucola

Bohnen, Gemüse und Öhrchennudeln verbinden sich köstlich in diesem nährstoffreichen Gericht.

4 Portionen

350 g Orecchiettenudeln
220 g Rucola
1 kleine Karotte, gerieben
1 kleine rote Zwiebel, gehackt
3 Knoblauchzehen, gehackt
2 Dosen (je 400 g) geschälte Eiertomaten, püriert
240 ml natriumarme Hühnerbrühe

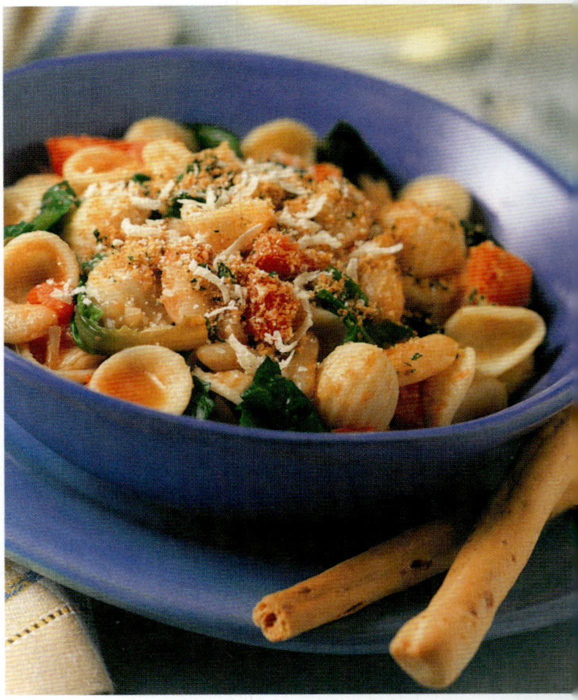

1 **Dose (350 ml) Cannellinobohnen, abgebraust und abgetropft**
4 **EL Basilikum, gehackt**
4 **EL Parmesan, gerieben**
½ **TL Salz**
30 **g Semmelbrösel**

1. Orecchiette gemäß den Angaben bissfest kochen, abgießen, abtropfen lassen und warm stellen.

2. Inzwischen Rucola waschen, die harten Stiele entfernen und die Blätter in mundgerechte Stücke zupfen. Einen Schmortopf mit einigen Tropfen Pflanzenöl einpinseln, erhitzen und Karotte, Zwiebel und Knoblauch darin in 5 Minuten weich dünsten.

3. Die pürierten Tomaten, Brühe, Bohnen, je 2 EL Basilikum und Parmesan sowie Salz zugeben und 5 Minuten ohne Deckel köcheln lassen. Dann den Rucola zugeben und 4 Minuten garen. Orecchiette untermischen und 2 Minuten erhitzen. In eine große Servierschüssel geben und mit den Semmelbröseln, dem übrigen Basilikum und Parmesan bestreuen.

NÄHRWERT PRO PORTION
489 kcal, 4 g Fett, davon 1 g gesättigte Fettsäuren, 4 mg Cholesterin, 9 g Ballaststoffe, 21 g Eiweiß, 826 mg Natrium

Gemüse

Geröstetes Erntegemüse

Das ballaststoffreiche geröstete Gemüse ist eine schöne Beilage zu jedem Herbst- und Wintergericht.

4 Portionen

3 **EL Olivenöl**
6 **Knoblauchzehen, in dünne Scheiben geschnitten**
500 **g Hokaidokürbis, in 2,5 cm dicke Würfel geschnitten**
300 **g Rosenkohl, geputzt und längs halbiert**
220 **g frische Shiitakepilze, die Stiele entfernt, die Kappen in dickere Stücke geschnitten**
2 **große rote Äpfel (ungeschält), in 2,5 cm große Stücke geschnitten**
50 **g in Öl eingelegte sonnengetrocknete Tomaten, abgetropft und dünn geschnitten**
1 **TL getrockneter Rosmarin, gehackt**
½ **TL Salz**
4 **EL Parmesan, gerieben**

1. Den Backofen auf 200 °C vorheizen. Olivenöl und Knoblauch in einem großen Bräter mischen und 3 Minuten im Ofen erhitzen. Kürbis, Rosenkohl, Pilze, Äpfel, Tomaten, Rosmarin sowie Salz zugeben und mit dem Öl vermischen.

2. Das Gemüse in 35 Minuten im Ofen weich rösten, dabei alle 10 Minuten wenden. Parmesan über das Gemüse streuen und 5 Minuten überbacken.

NÄHRWERT PRO PORTION
292 kcal, 14 g Fett, davon 2 g gesättigte Fettsäuren, 4 mg Cholesterin, 9,3 g Ballaststoffe, 8 g Eiweiß, 464 mg Natrium

Karotten mit Orangen und Ingwer glasiert

Eine einfache Glasur verwandelt ein normales Karottengemüse in eine elegante Beilage.

4 Portionen

1 **TL geriebene Orangenschale**
180 **ml Orangensaft**
1½ **TL ungesalzene Butter oder Margarine**
1 **TL Honig**
½ **TL gemahlener Ingwer**
¼ **TL Salz**
⅛ **TL schwarzer Pfeffer**
4 **große Karotten, geschält und diagonal in 1 cm dicke Scheiben geschnitten**

1. Orangenschale und -saft, Butter und Honig, Ingwer, Salz und Pfeffer in einer großen beschichteten Pfanne (∅ 25 cm) mischen und zum Kochen bringen. Die Karotten zugeben, Temperatur reduzieren und das Gemüse zugedeckt bei schwacher Hitze in 5 Minuten knapp gar kochen. Die Karotten sollten noch bissfest sein.

2. Temperatur hochschalten, den Deckel abnehmen und die Garflüssigkeit unter häufigem Schütteln der Pfanne in etwa 5 Minuten bis auf 3 EL einkochen lassen, bis das Karottengemüse glasiert.

NÄHRWERT PRO PORTION
74 kcal, 2 g Fett, davon 1 g gesättigte Fettsäuren, 4 mg Cholesterin, 3 g Ballaststoffe, 1 g Eiweiß, 165 mg Natrium

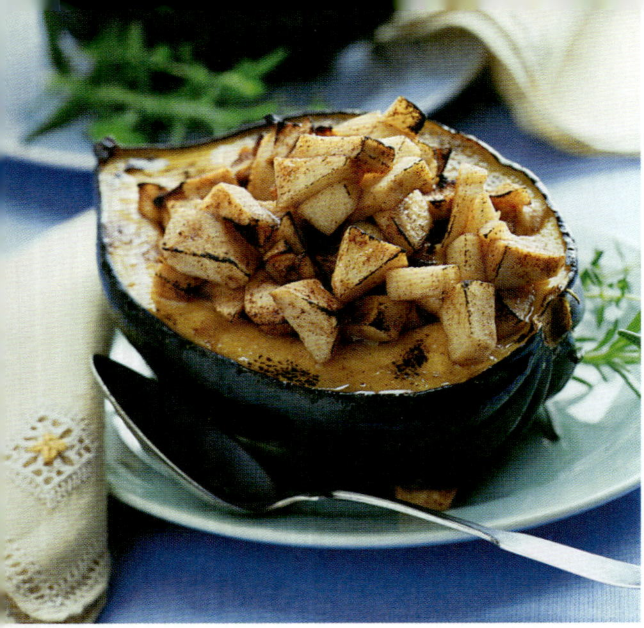

In Cidre gebackener Kürbis mit Apfelfüllung

Kürbis besitzt einen hohen Wassergehalt und sättigt ohne viele Kalorien. Genießen Sie diese Zubereitung als Beilage zu salzigen Gerichten oder auch als Süßspeise.

4 Portionen

- **2 kleine Hokaidokürbisse (je etwa 450 g) oder Eichelkürbisse, längs halbiert und entkernt**
- **240 ml Cidre oder Apfelsaft**
- **½ TL Salz**
- **1 Apfel, geschält, entkernt und gehackt**
- **1 EL heller brauner Zucker**
- **¼ TL Zimt**
- **⅛ TL Muskat**

1. Den Backofen auf 180 °C vorheizen.

2. Die Kürbishälften mit der Schnittseite nach unten auf ein Backblech (32 × 22 cm) legen. Cidre oder Apfelsaft angießen.

3. Im vorgeheizten Rohr 30 Minuten backen. Das Blech aus dem Ofen nehmen und den Ofen eingeschaltet lassen. Die Kürbishälften vorsichtig umdrehen und mit Salz bestreuen.

4. Apfel, Zucker, Zimt und Muskat in einer kleinen Schüssel mischen. Gleichmäßig auf die Kürbishälften verteilen. Den Cidre-Bratensaft darüber träufeln und ein paar Esslöffel Wasser auf das Blech geben.

5. Die gefüllten Kürbishälften weitere 30 Minuten im Ofen backen, bis das Fruchtfleisch weich ist.

NÄHRWERT PRO PORTION
123 kcal, 0 g Fett, 0 mg Cholesterin, 7 g Ballaststoffe, 2 g Eiweiß, 298 mg Natrium

Gegrilltes Sommergemüse

Reichen Sie diese köstliche Gemüsezubereitung z. B. zu gegrilltem Fisch.

4 Portionen

- **2 kleine Fenchelknollen (je 220 g), geputzt**
- **2 Auberginen (etwa 450 g), längs in 1 cm dicke Scheiben geschnitten**
- **4 Eiertomaten, halbiert**
- **3 große Paprikas (vorzugsweise 1 grüne, 1 rote, 1 gelbe), in 1 cm breite Streifen geschnitten**
- **½ TL Salz**
- **½ TL Pfeffer**
- **2 EL Orangensaft**
- **8 Basilikumblätter, hauchdünn geschnitten**
- **1 Knoblauchzehe, gehackt**
- **1 TL geriebene Orangenschale**

1. Den Grill auf höchster Stufe vorheizen. Den Strunk der Fenchelknollen wegschneiden, das Kraut abzupfen und beiseite legen. Fenchel schälen und längs in 1 cm dicke Scheiben schneiden. Fenchel, Auberginen, Tomaten und Paprikas mit einigen Tropfen Pflanzenöl benetzen, mit Salz und Pfeffer bestreuen.

2. Das Gemüse von jeder Seite 4 Minuten grillen, bis es weich und gleichmäßig gebräunt ist. Auf eine Servierplatte geben und mit Orangensaft beträufeln.

3. 1 EL des Fenchelkrauts fein hacken und zusammen mit Basilikum, Knoblauch und Orangenschale in einer kleinen Schüssel mischen. Über das gegrillte Gemüse streuen. Warm oder bei Zimmertemperatur servieren.

NÄHRWERT PRO PORTION
118 kcal, 1 g Fett, davon 0 g gesättigte Fettsäuren, 0 mg Cholesterin, 9 g Ballaststoffe, 4 g Eiweiß, 364 mg Natrium

Guacamole mit Pfiff

Diese Version ist leichter als der traditionelle mexikanische Avocadodip, aber reich an cholesterinsenkenden einfach gesättigten Fettsäuren.

4 Portionen

100 ml fettarmer Joghurt
2 kleine Jalapeño-Chilischoten
2 Eiertomaten, fein gehackt
1 kleine Zwiebel, fein gehackt
2 EL Koriandergrün, gehackt
½ TL Salz
100 ml fettarme saure Sahne
2 große Avocados
2 EL frischer Limettensaft
100 g gebackene Tortillachips

1. Den Boden eines Durchschlags mit Mousselintuch oder Küchenkrepp auslegen und diesen in eine mittelgroße Schüssel stellen. Der Durchschlag darf den Boden der Schüssel nicht berühren. Joghurt hineingeben und zugedeckt 8 Stunden oder über Nacht kalt stellen, bis der Joghurt fest und cremig ist.

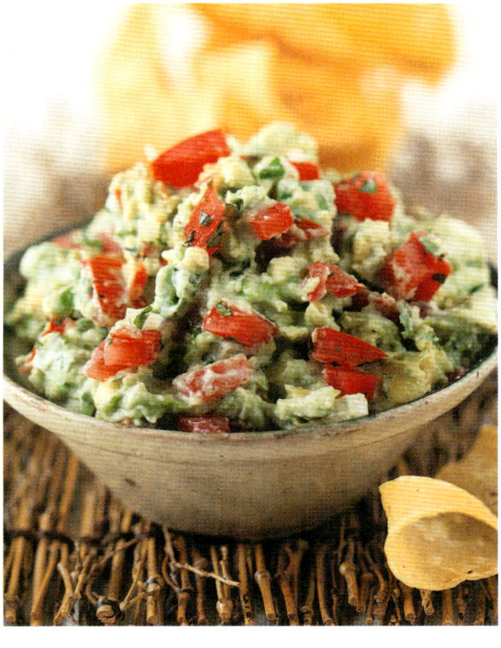

2. Die Chilischoten von Strunk und Samen befreien und hacken. Chilischoten, Tomaten, Zwiebel, Koriandergrün und Salz in einer großen Schüssel mischen. Joghurt und saure Sahne unterheben.

3. Avocados schälen, halbieren, zerdrücken und mit Limettensaft marinieren. Unter die Tomatenmischung heben und mit Tortillachips servieren.

NÄHRWERT PRO PORTION
72 kcal, 4 g Fett, davon 0,75 g gesättigte Fettsäuren, 0 mg Cholesterin, 2 g Ballaststoffe, 2 g Eiweiß, 124 mg Natrium

Kürbis-Dattel-Muffins mit Mandeln

Die leicht süßen Muffins stecken voller Ballaststoffe, herzgesunder ungesättigter Fettsäuren und wertvoller Antioxidanzien.

12 Muffins

200 g Mehl
80 g brauner Zucker
2 TL Backpulver
½ TL Natron
¼ TL Salz
80 g Datteln, gehackt
50 g Mandeln, gehackt
200 g gekochtes, festes Kürbispüree
2 Eier, verquirlt
120 ml Buttermilch
100 ml fettarme saure Sahne

1. Den Backofen auf 180 °C vorheizen. Zwei Muffinbleche mit jeweils sechs Vertiefungen (∅ 6 cm) mit Papiermanschetten auslegen. Mehl, Zucker, Backpulver, Natron und Salz in einer großen Schüssel vermischen. Datteln und Mandeln untermischen.

2. Das Kürbispüree, Eier, Buttermilch und saure Sahne in einer mittelgroßen Schüssel mischen. Eine Mulde in die trockenen Zutaten drücken und die Kürbismischung zugießen. Das Ganze rasch zu einem Teig verrühren. Den Teig auf die vorbereiteten Muffinvertiefungen verteilen und 30–35 Minuten backen.

NÄHRWERT PRO MUFFIN
157 kcal, 4 g Fett, davon 1 g gesättigte Fettsäuren, 39 mg Cholesterin, 2 g Ballaststoffe, 5 g Eiweiß, 204 mg Natrium

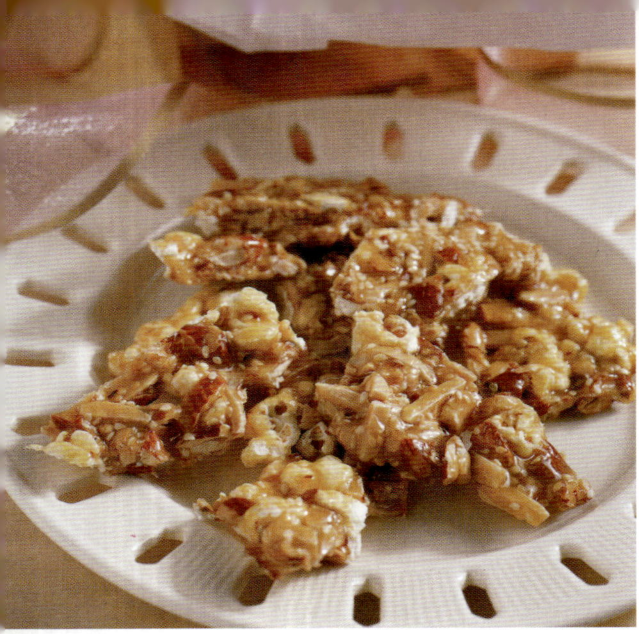

Mandelgebäck

Ersetzen Sie Schokoriegel durch diese Köstlichkeit mit herzgesunden Mandeln.

36 Stück

- **150 g ungeschälte Mandeln, grob gehackt**
- **50 g Mandelstifte**
- **3 EL Sesamsamen**
- **220 g Zucker**
- **100 ml Zuckerrübensirup**
- **80 ml Wasser**
- **½ Vanilleschote, längs halbiert und das Mark herausgekratzt**
- **¼ TL Natron**
- **1 EL Butter**
- **80 g Popcorn**

1. Den Backofen auf 180 °C vorheizen. Gehackte Mandeln und Mandelstifte in einer Pfanne fettfrei in 5 Minuten goldbraun rösten. Sesamsamen in einer weiteren Pfanne bei mäßiger Hitze in 5 Minuten goldgelb rösten. Ein großes Backblech mit einigen Tropfen Pflanzenöl einpinseln und beiseite stellen.

2. Zucker, Sirup und Wasser in einem Topf erhitzen und den Zucker unter Rühren auflösen. Zum Kochen bringen und die Zuckerlösung circa 7 Minuten auf etwa 140 °C erhitzen. Dazu ein Zuckerthermometer verwenden.

3. Den Topf sofort von der Kochstelle nehmen und Vanillemark, Natron und Butter einrühren. Fest durchrühren, dann Mandeln, Sesamsamen und Popcorn gründlich untermischen. Die Masse mithilfe eines geölten Küchenspatels auf dem Backblech so flach wie möglich verteilen, noch bevor die Masse zu erstarren beginnt. Vollständig auskühlen lassen und in mundgerechte Stücke brechen.

NÄHRWERT PRO STÜCK
66 kcal, 3,5 g Fett, davon 0,5 g gesättigte Fettsäuren, 1 mg Cholesterin, 0,5 g Ballaststoffe, 1 g Eiweiß, 15 mg Natrium

Gewürzte Walnüsse

Servieren Sie auf Ihrem nächsten Fest diese würzigen Nüsse anstelle von Chips.

12 Portionen

- **1 EL Öl**
- **360 g Walnusskerne**
- **3 EL Zucker**
- **½ TL Salz**
- **½ TL Cayennepfeffer**

1. Öl in einer großen schweren Pfanne schwach bis mittelstark erhitzen. Die Walnusskerne zugeben und im Öl wenden. Zucker, Salz und Cayennepfeffer zugeben und die Nüsse etwa 8 Minuten unter ständigem Wenden erhitzen, bis der Zucker karamellisiert ist. Heiß oder bei Zimmertemperatur servieren.

NÄHRWERT PRO PORTION
129 kcal, 12 g Fett, 98 mg Natrium

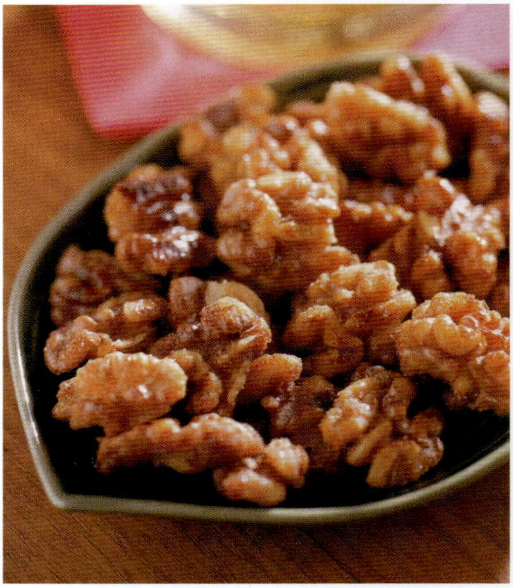

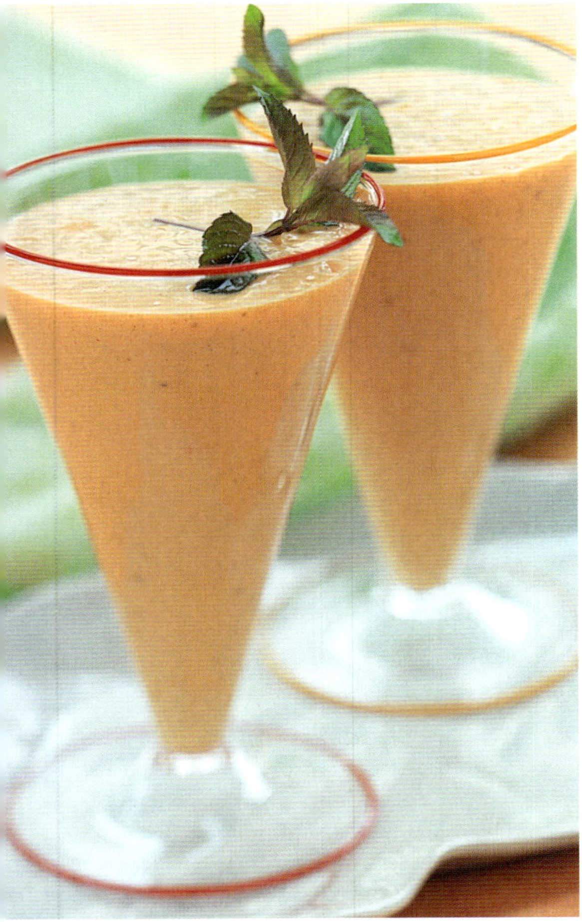

Tropischer Sojashake

Dieser erfrischende Shake bringt herzgesundes Soja in Ihre Ernährung.

1 Portion

50 g Ananaswürfel
50 g Mangowürfel
2 Erdbeeren, entstielt
240 ml fettarme Sojamilch
1 EL Limettensaft

1. Ananas- und Mangowürfel, Erdbeeren, Sojamilch und Limettensaft in einen Mixer füllen und glatt mixen. Das Fruchtfleisch zwischendurch von den Wänden des Gefäßes lösen. In ein hohes Glas umfüllen.

NÄHRWERT PRO PORTION
193 kcal, 3 g Fett, davon 0 g gesättigte Fettsäuren, 0 mg Cholesterin, 3 g Ballaststoffe, 5 g Eiweiß, 98 mg Natrium

Schokoladenkuchen mit Himbeeren

Hier eine ganz besondere Nachspeise, die Sie ohne Reue genießen können. Die Himbeeren liefern jede Menge Antioxidanzien und Ballaststoffe zum Schutz der Arterien.

8 Stücke

2 EL Pflanzenöl
2 EL ungesüßtes Kakaopulver
1 Ei
60 ml Wasser
170 g Zucker
70 g Mehl
¼ TL Natron
¼ TL Salz
30 g Pekannüsse, grob gehackt
400 g Himbeeren
1 EL Speisestärke, mit 2 EL Wasser angerührt

1. Den Backofen auf 180 °C vorheizen. Eine runde Kuchenform (∅ 20 cm) mit einigen Tropfen Pflanzenöl einpinseln. Öl, Kakaopulver, Ei, Wasser, 55 g Zucker, Mehl, Natron und Salz in einer großen Schüssel gründlich miteinander vermischen. Die Pekannüsse unter den Teig heben.

2. Den Teig in die vorbereitete Kuchenform gießen und etwa 20 Minuten im vorgeheizten Ofen backen, bis sich ein in der Mitte eingestochener Zahnstocher sauber herausziehen lässt. Herausnehmen und auf einem Kuchengitter auskühlen lassen.

3. Inzwischen die Hälfte der Himbeeren mit dem übrigen Zucker in einen kleinen Topf geben und zum Kochen bringen. Die Beeren in 4 Minuten sehr weich kochen, die angerührte Stärke unterrühren und die Sauce dann durch ein Sieb streichen, um die Kerne zu entfernen. Die Sauce 10 Minuten abkühlen lassen, über den Kuchen gießen und diesen mit den übrigen Himbeeren garnieren.

NÄHRWERT PRO STÜCK
193 kcal, 7 g Fett, davon 1 g gesättigte Fettsäuren, 27 mg Cholesterin, 3 g Ballaststoffe, 3 g Eiweiß, 115 mg Natrium

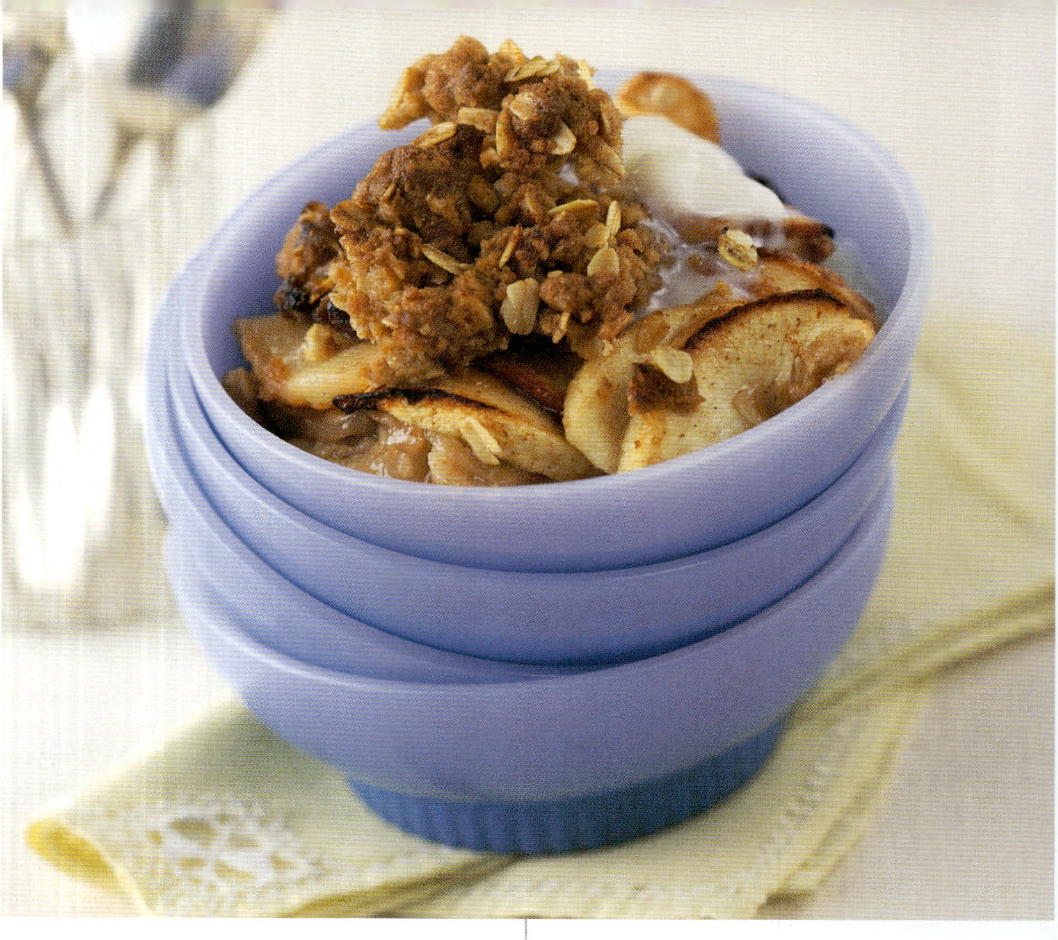

Knuspriges Apfel-Hafer-Gebäck

Sowohl Äpfel als auch Haferflocken sind reich an löslichen, cholesterinsenkenden Ballaststoffen. Verwöhnen Sie sich mit dieser fruchtigen Süßspeise.

12 Portionen

- **2 EL plus 100 g brauner Zucker**
- **2 EL plus 50 g Mehl**
- **1 TL Zimt**
- **1 TL Salz**
- **1 Vanilleschote, längs halbiert und das Mark herausgekratzt, oder 3 Tropfen Vanillearoma**
- **3 EL frischer Zitronensaft**
- **1,4 kg Äpfel zum Braten**
- **70 g Haferflocken**
- **6 EL kalte Margarine, in Stücke geschnitten**
- **1 l gefrorener fettarmer Vanillejoghurt**

1. Den Backofen auf 180 °C vorheizen. Eine Backform (33 × 23 cm) mit einigen Tropfen Pflanzenöl einpinseln. Je 2 EL Zucker und Mehl, ½ TL Zimt und ¼ TL Salz sowie das Vanillemark in den Behälter der Küchenmaschine füllen und etwa 10 Sekunden mixen. Alternativ die Zutaten in einer Schüssel mit den Händen gründlich durcharbeiten.

2. Zitronensaft in eine große Schüssel gießen. Äpfel schälen, entkernen und in 0,5 cm dicke Scheiben schneiden. In die Schüssel geben und mit dem Zitronensaft sorgfältig vermengen. Die Apfelscheiben mit der Zuckermischung bestreuen und diese gleichmäßig untermischen. Die Apfelmischung in der vorbereiteten Backform verteilen.

3. Haferflocken, übrigen Zucker, übriges Mehl, Zimt und Salz vermischen. Die Margarine mit den Fingern unter die Mischung reiben, bis eine krümelige Masse entsteht. Über die Äpfel streuen. Etwa 40 Minuten backen, bis die Oberfläche goldbraun ist und die Äpfel weich sind. Mit einem Eisportionierer gefrorene Joghurtkugeln ausstechen und dazu servieren.

NÄHRWERT PRO PORTION

266 kcal, 6,5 g Fett, davon 1 g gesättigte Fettsäuren, 1 mg Cholesterin, 3 g Ballaststoffe, 5 g Eiweiß, 308 mg Natrium

Schokoladen-Hafer-Plätzchen

Auch mit nur halb so viel Fett wie normale Schokokekse sowie reichlich Ballaststoffen sind diese köstlichen Plätzchen im Nu aufgegessen.

36 Plätzchen

140 g Mehl
½ TL Natron
½ TL Salz
140 g Haferflocken
4 EL Margarine
130 g brauner Zucker
100 g Zucker
1 großes Ei
1 Vanilleschote, längs halbiert und das Mark herausgekratzt, oder 3 Tropfen Vanillearoma
80 ml fettarme saure Sahne
120 g Schokospäne oder gehackte Schokolade

1. Den Backofen auf 190 °C vorheizen. Zwei große Backbleche mit Backpapier auslegen. Mehl, Natron und Salz vermischen, die Haferflocken untermischen.

2. Margarine und die beiden Zuckersorten mit einem elektrischen Handrührgerät bei hoher Geschwindigkeit cremig schlagen. Ei und Vanillemark zugeben und weitere 3 Minuten cremig schlagen. Saure Sahne mit einem Kochlöffel unterheben. Mehl auf einmal zugeben und kurz untermischen. Schließlich die Schokospäne untermengen.

3. Mit einem Teelöffel den Teig im Abstand von 5 cm auf die Backbleche löffeln. Plätzchen in 10 Minuten goldbraun backen. Auf den Blechen 2 Minuten abkühlen lassen, dann auf ein Kuchengitter legen und auskühlen lassen. In einem luftdicht verschließbaren Behälter sind die Plätzchen etwa 2 Wochen und tiefgefroren etwa 3 Monate haltbar.

NÄHRWERT PRO PLÄTZCHEN
85 kcal, 2,5 g Fett, davon 1 g gesättigte Fettsäuren, 7 mg Cholesterin, 0,5 g Ballaststoffe, 1 g Eiweiß, 70 mg Natrium

Walnuss-Shortbread

Shortbread wird gewöhnlich mit Butter hergestellt. Dieses bäckt man hingegen mit Oliven- und Walnussöl sowie gemahlenen Walnüssen.

8 Portionen (16 Stücke)

120 g Walnüsse
110 g Mehl
70 g Vollkornmehl
100 g Puderzucker
¼ TL Salz
60 ml Walnussöl
60 ml leichtes Olivenöl
1½ TL geriebene Zitronenschale
½ Vanilleschote, längs halbiert und das Mark herausgekratzt

1. Den Backofen auf 160 °C vorheizen. Walnüsse etwa 7 Minuten rösten, bis sie knusprig sind und duften. Ofen eingeschaltet lassen. Abgekühlte Nüsse mit dem Mehl in der Küchenmaschine fein mahlen.

2. Die Walnuss-Mehlmischung in eine große Schüssel geben. Vollkornmehl, Puderzucker und Salz untermischen. Walnuss- und Olivenöl, Zitronenschale und Vanillemark gründlich untermengen.

3. Den Teig auf den Boden einer Springform (∅ 23 cm) drücken und mit den Zinken einer Gabel mehrfach eindrücken. Den Teigboden mit einem scharfen Messer in 16 gleich große Spalten teilen, dabei den Teig jedoch nicht ganz durchschneiden.

4. In 30 Minuten goldgelb backen. Nach 20 Minuten nachsehen. Wird das Shortbread zu dunkel, die Temperatur auf 150 °C reduzieren. Herausnehmen und die Spalten noch warm durchschneiden. Auf einem Kuchengitter auskühlen lassen.

NÄHRWERT PRO PORTION
273 kcal, 19 g Fett, davon 2 g gesättigte Fettsäuren, 0 mg Cholesterin, 1,7 g Ballaststoffe, 3 g Eiweiß, 73 mg Natrium

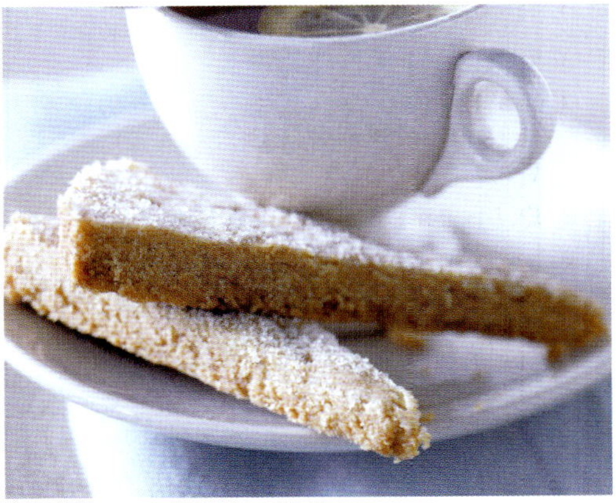

Register

A

Abnehmen 16
Ausdauer 148
Hindernisse überwinden 147
Hoodia-Kaktus als Abnehmhilfe 142
Kalorien- und Bewegungstagebuch 109, 134 f.
Probleme 146
Tempo 134
Testfragen: Diät oder Sport? 135
Testfragen zur Motivation 128 f.
Tipps für Restaurantbesuche 145, 147
ACE-Hemmer 180
Acetylsalicylsäure (ASS) 41, 77, 183 f.
Alternativen zu Acetylsalicylsäure 184
nach Bypassoperationen 183
nach Herzinfarkten 183
zur Vorbeugung 183
Acetylsalicylsäure (ASS) 183 f.
und Ibuprofen 184
Adrenalin 151
Adressen
für Aufhörwillige *siehe* Rauchen
Selbsthilfegruppen 220
Aerobic 107, 109
Aktionsplan 14
Aktivitäten
höherer Intensität 109
mittlerer Intensität 109
Akupunktur
bei schwerer Herzinsuffizienz 209
zur Raucherentwöhnung 63
Alarmuhren 189
Alkohol 92 ff.
Suchtgefahr 93
und Bluthochdruck 93
und hämorrhagischer Schlaganfall 94
und Herzinfarktrisiko 92
und Herzrhythmusstörungen 93
und tödliche Herz-Kreislauf-Erkrankungen 93
Alltagssport 109 f.
Alpha/Beta-Blocker 180
Alphablocker 180
Alter 20, 21, 26
als Risikofaktor 26
Irrtümer über Herzkrankheiten 20
und Lebensstiländerung 21
Alzheimer-Krankheit 84

Aminosäure 35, 87
Angina pectoris 40 f., 48, 156, 194
  Angioplastie 196
  Belastung 41
  Bluttests 43
  Bypassoperation 193 f.
  Rauchen 62
  Ruhe-EKG 50
  Stress 41, 152
  Symptome 40
  und koronare Herzkrankheit 41
Angina-pectoris-Medikamente 181 f.
  Betablocker 183
  Kalziumantagonisten 182
  Nitrate (Nitroglyzerine) 181 f.
  Superaspirine 185
Angiogramm 53
Angiographie 46, 167
Angioplastie 47, 57, 191, 194, 195 f., 198 f., 201, 208
  Herzinfarkt durch 196
  perkutane transluminale koronare 195
  Photoangioplastie 198
Angiotensin-II-Rezeptorenblocker 181
Ängste
  nach Herzinfarkt und Herzoperation 203
Anistreplase 184
Antibabypille 169
  und Rauchen 171
Antikoagulanzien 185
Antioxidanzien 84, 87, 89, 96
Apfelform 31
Appetitlosigkeit als Stresssignal 152
Ärger
  als Herzinfarktrisiko 155
  bewältigen 16, 160 f.
  chronischer 155
Arginin 87
Arrhythmien *siehe* Herzrhythmusstörungen
Arteriosklerose 13, 17, 29 f., 35, 39, 43, 155, 193
  Alter 21
  Angioplastie 47
  Schlaganfall 53
  und Fettkonsum 81
  und Herzinfarkt 41
  und Lebensstiländerung 211
  und Rauchen 62
  und Tee 89
ASS *siehe* Acetylsalicylsäure
Atemübungen 70, 203, 214
Atherosklerose 13 *siehe auch* Arteriosklerose
Atorvastatin 178
Ausdauertraining 103
automatische externe Defibrillatoren (AEDs) 41, 42, 206
automatische Pillenboxen *siehe* Medikamenteneinnahme
Avocados 75, 89

B

Ballaststoffe 84 ff., 89, 139, 170
  lösliche 86, 99
  und Abnehmen 139
  und Herzerkrankungsrisiko 85, 170
  unlösliche 85 f., 99
Ballon-Angioplastie 47
Ballondilatation 196, 199
  Ballonkatheter 199
Belastungsangina 41
Belastungs-EKG 49, 57
Belastungsintensität
  Borg-Skala 120
  höhere 109
  messen 120
  mittlere 105, 109, 212
  Zielherzfrequenz 120
Bergaufgehen 109
Bergwandern 109
Betablocker 180, 183
Betakarotin 96
Beta-Sitosterin 89
Bewegung 70, 100 ff., 170, 203
  fehlende Unterstützung als Hinderungsgrund 123
  gedrückte Stimmung als Hinderungsgrund 123
  Kalorien- und Bewegungstagebuch 109, 134
  positive Effekte 102
  schlechtes Wetter als Hinderungsgrund 122
  Stress im Beruf als Hinderungsgrund 123
  und Bluthochdruck 101
  und Gewichtsverlust 121
  und Lebensqualität 119
  und mehr Selbstvertrauen 121
  und niedrigere Cholesterinwerte 121
  und niedrigerer Blutdruck 121
  Urlaub als Hinderungsgrund 123

Bewegungsmangel 14
als Risikofaktor 31, 101
bei Frauen 168, 171
Bier 93
bildgebende Verfahren 52
Computertomographie (CT) 55 f.
Echokardiographie 55
Herzszintigraphie 53
Koronarangiographie 54 f.
Magnetresonanztomographie (MRT) 55 f.
Positronenemissionstomographie (PET) 55 f.
Röntgenaufnahme der Brust 52
Birnenform 31
Blumenkohl 84
Blutdruck
ärztliche Untersuchung 47
bei Frauen 168
diastolisch 24
Messung zu Hause 25
Messwerte 28
systolisch 24
Blutfluss, reduzierter *siehe* Ischämie
Blutgefäße, Züchtung neuer 195
Blutgerinnsel 27, 35, 39, 41, 53, 61, 85
Blutgerinnungshemmer 185
Bluthochdruck 12, 32, 35 f.
als Risikofaktor 23, 25 ff.
und Bewegungsmangel
und Salzkonsum 95
und Schlafapnoe 44
und Übergewicht 16
Weißkittel-Hochdruck 25
Bluthochdruckmedikamente 180 f.
ACE-Hemmer 180
Alpha/Beta-Blocker 180
Alphablocker 180
Angiotensin-II-Rezeptorenblocker 181
Betablocker 180
Diuretika 180
Vasodilatatoren 181
Blutplättchen 14, 185
Bluttests 43, 48 f.
Bluttransfusion, Überlebenschancen durch 202
Blutzuckerspiegel 36, 91 f.
Schwankungen 91 f.
und glykämischer Index (GI) 36
und Sydrom X 91
Bodymass-Index (BMI) 24, 131
Formel 131
Brachytherapie, koronare 199
Brokkoli 84
Bronchitis 61
Brustkrebs 89
Bulgur 141
Bupropion 62, 64
Blutdruckkontrolle bei Einnahme von 64
Butter, Alternativen zu 78
Bypass 56, 194
künstlicher 192
Bypassoperation 191 ff., 197, 201
Edelstahlklemmen bei 193
Herz-Lungen-Maschine 193
koronare 208
nahtlose Technik 193
Operationsdauer 193
Rosenader 192

C

Captopril 180
Cardioverter-Defibrillator (ICD) 206
Carvedilol 180
Cashewnüsse 87
Chlamydien 35
Cholesterin 16, 18, 27, 39, 43, 82 f., 99
bei Frauen 169
HDL 24, 27, 28, 29, 43, 49
in der Nahrung 73, 82
in Eiern 83
LDL 24, 27 ff., 35, 43, 49
Messwerte 28
und Arteriosklerose 13
und Kohlenhydrate 76 ff.
Werte, erhöhte 23 ff., 29, 32, 34 f., 37
Cholesterinsenker 177 ff., 182, 194, 212
Gallensäurebinder 179
Niacin (Nikotinsäure) 179
Statine (HMG-CoA-Reduktase-Hemmer) 178
Cholesterinspiegel 12, 20 f., 36, 43, 90
chronische Herzschwäche *siehe* Herzinsuffizienz
Clopidogrelbisulfat 185
Colestipol 179
Colestyramin 179
Computertomographie (CT) 53, 55
Couscous 141
C-reaktives Protein 35, 43
Crème fraîche, Alternativen zu 74

D

DASH
Diät 95
Studie 95
Defibrillatoren 41, 48
automatische externe 206
Cardioverter-Defibrillator (ICD) 206
Dehnübungen, einfache 106
Dehnung der hinteren Oberschenkel-muskulatur 106
Dehnung der Wadenmuskulatur 106
Dehnung des Quadrizeps 106
Dehnung des unteren Rückenbereichs 106
Depression 157
nach Herzinfarkt 151, 203
Symptome 157
und Herzinfarkt 157
Desserts 241 ff.
Knuspriges Apfel-Hafer-Gebäck 242
Schokoladen-Hafer-Plätzchen 243
Schokoladenkuchen mit Himbeeren 241
Walnuss-Shortbread 243
Deutsche Gesellschaft für Ernährung (DGE) 34, 79, 81, 89
5-am-Tag-Regel 86
Deutsche Herzstiftung 220
Deutscher Sportbund 124
Deutsches Herzzentrum München 193
Diabetes mellitus 23, 25, 29, 31
als Risikofaktor 29
bei Frauen 168
Typ 1 29
Typ 2 29
und Bewegung 103
und Übergewicht 16
und Walking 112
diagnostische Verfahren 49
Angiographie 48
Belastungs-EKG 49, 57
bildgebende Verfahren 52
Bluttests 48
Elektroenzephalogramm (EEG) 53
Elektrokardiogramm 49
Elektrophysiologische Tests 51
fortgeschrittene bildgebende Verfahren 55
Langzeit-EKG 50
Ruhe-EKG 49
Diät 132 f.
Dihydralazin 181
Diltiazem 183
Distelöl 78
Diuretika 180
Doxazosin 180

E

Echokardiographie 48, 55
Eier *siehe* Cholesterin
einfach ungesättigte Fettsäuren 99
Einnahmedisziplin 185 f.
Eiscreme, Alternative zu 99
Eiweiß 127
Elektroenzephalogramm (EEG) 53
Elektrokardiogramm 49
Belastungs-EKG 49
Langzeit-EKG 50
Ruhe-EKG 49
Elektrokardiographie (EKG) 48
Elektrophysiologische Tests 51
Embolie 196, 208
Emphysem 61
Enalapril 180
Energiegewinnung 103
aerobe 103
anaerobe 103
Entspannung 16, 162
sanfte 159
Techniken 21, 203, 213 f.
Enzyme, kardiale 48
erbliches Risiko 25
Erdnüsse 87
Erdnussöl 78
Erektionsstörungen
infolge von Herzinsuffizienz 212
Erinnerungshilfen *siehe* Medikamenten-einnahme
Ernährung, herzgesunde 16, 21, 34, 36
farbenfrohe 84, 143
Testfragen zur Bereitschaft für 76 f.
Erschöpfung als Stresssignal 152
Essgewohnheiten 141
5-am-Tag-Regel der DGE 86
gesündere 98
kleine Portionen 142
Konzentration 141 f.
Regelmäßigkeit 142

F

familiäre Vorbelastung 20
Fett 127, 140
Fettsäuren
gehärtete Fette 81 f.
gesättigte 21, 73 ff., 78, 83, 212
Omega-3 78 f.
Omega-6 79
richtige Balance 79
trans-Fettsäuren 81 f.
ungesättigte 73 ff., 78, 89
Fibrin 56, 152
Fibroblastenwachstumsfaktor 195
Filme zum Lachen 162
Fisch
Fettanteil in 74
Öl 78
Omega-3- und Omega-6-Fettsäuren 78 f.
Volumen 141
Fitnessprogramm 102
Fitnessstudio 107 f.
Fleisch 76, 99
Alternative zu 78
Fettanteil in 74
fettes Fleisch, Alternative zu 99
Folat 84, 88
Folsäure 35, 196
Framingham-Herzstudie 15
Frauen 164 ff.
Testfragen zu Frauen und Herzkrankheiten 166
frauenspezifische Risiken 168
freie Radikale 61, 84, 89
Frühstück 223 ff.
Aprikosen-Hafer-Frühstückskuchen 224
Eiweißomelett mit Gemüse-Käse-Füllung 223
Müsli mit Trockenfrüchten 223
Würziges Rührei auf Toast 224

G

Gallensäurebinder 179
Gartenarbeit 107
Gefäßverengung 17
Gefäßverschluss 13
Geflügel
Fettanteil in 74
gehärtete Fette *siehe* trans-Fettsäuren
Gemüse 37, 73, 80, 84, 86, 98, 139, 212, 237 ff.
Gegrilltes Sommergemüse 238
Geröstetes Erntegemüse 237
grünes 141
In Cidre gebackener Kürbis mit Apfelfüllung 238
Karotten mit Orangen und Ingwer glasiert 237
nach Saison 80
Gene 15, 185
Gesamtcholesterinspiegel 75
gesättigte Fettsäuren 73 ff., 78, 83, 99, 212
Geschlecht 25, 169
als Risikofaktor 25
spezifische Symptome 169
Gestagen 173
gesündere Essgewohnheiten 98
Getreide 90
Gewicht reduzieren 126 ff.
Gewichtszunahme
und Rauchen 60
Gewohnheiten ändern 215
Gleichgewichtssinn 103
Glukose 29, 36, 91, 101 *siehe auch* Blutzuckerspiegel
Stoffwechsel 29
glykämischer Index (GI) 91, 99
Golf 109
Grundumsatz *siehe* Stoffwechsel

H

Halsschlagader 14
Haselnüsse 87
Hauptgerichte 230 ff.
Gebackene Makkaroni mit vier Käsesorten 235
Gegrillte Fischsteaks 233
Hühnerbrust in Knoblauchbutter 233
Lachs in der Folie mit Zitrone und Dill 234
Orecchiette mit Cannellinobohnen und Rucola 236
Pfannengerührtes Rindfleisch mit Hoisinsauce 231
Putenburger mit frischer Ananassalsa 232
Reis mit Tofu und Gemüse 234
Schweinelende mit Honig-Senf-Sauce 230
Vegetarischer Couscous 236
Hausarbeit 107

HDL *siehe* Cholesterin
Helicobacter pylori 35
Heparin 185
Herzfrequenz 120
Herzgewebe, Züchtung von 191
Herzinfarkt 11, 13, 18, 29, 32, 36, 39 ff.
Antikoagulanzien (Blutgerinnungshemmer) 185
Durchschnittsalter 11
Frauen 20
frühe Warnzeichen 56
Gentherapie zur Prävention 185
Häufigkeit 13
Männer 20
Superaspirine 185
Thrombolytika 184
Todesrate bei Frauen 166 f.
und Angst 152
und Depression 151
und Rauchen 62
Vorbeugung 80
Warnzeichen 42, 88, 121
Herzinfarktrisiko 23, 35, 92, 121
Alter 23
bei Frauen 165
Geschlecht 23
Krankengeschichte der Familie 23
und Charakter 154
Herzinsuffizienz 42
Herzkatheter 194
Herzklappen 45
angeborene Fehler 13
Erkrankungen 45, 56
Herzkrankheiten 13
Alter 20
beeinflussbare Risikofaktoren 26
durch den Lebensstil bedingte Risikofaktoren 30
Erkrankungen der Herzklappen 45
Herzinfarkt 11, 13, 18, 29, 32, 36, 39 ff.
Herzinsuffizienz 42
Herzrhythmusstörungen 45
Irrtümer über 20
Kardiomyopathie 45
kongenitale Herzkrankheit 45
koronare Herzkrankheiten (KHK) 11, 18, 39, 41, 55, 81
nicht beeinflussbare Risikofaktoren 25
Testfragen zum Herzerkrankungsrisiko 33
und Bluthochdruck 26
und Diabetes mellitus 29
und erhöhte Cholesterinwerte 29
Herzkranzarterie 41, 54, 191 f.
Herz-Kreislauf-Erkrankungen 11, 13, 14
Häufigkeit 19
Wohlstandskrankheiten 14
Herz-Lungen-Maschine 192 f.
Herzmuskel 55 f.
Erkrankung 45
Schäden durch Infekte 13
Herzrasen als Stresssymptom 203
Herzrhythmus 47
Störungen 44, 45, 49
Herzrhythmusstörungen 45, 48, 51, 75
Herzschlagrate 47
Herzschrittmacher 45, 204, 208
Herzschwäche, chronische *siehe* Herzinsuffizienz
Herzszintigraphie 53
Herztod, plötzlicher 41, 44, 206
Herztransplantationen 206 ff., 208
Abstoßungsreaktionen 206
Immunsuppressiva 206
Kunstherzen 207
Organspenden 207
Herzversagen 48
Hometrainer 147
Homozysteinspiegel 35, 84, 88, 97, 157
und Folsäure 196
HOPE-Studie 97
Hormonersatztherapie 174 *siehe auch* Östrogenersatztherapie
HPA-2 Met 35
Huhn 141
Hunger 143 ff.
Hydrochlorothiazid 180
Hypercholesterinämie 21
familiäre 24, 25
Hyperresponder 37
Hypertonie *siehe* Bluthochdruck
Hypothyreose *siehe* Schilddrüse, Unterfunktion

I

Ibuprofen
und Aspirin 184
Immunsuppressiva 206
Immunsystem 102
Impotenz 62, 64

Industrienationen 14
Infarktsterblichkeit 12, 32
Infektionen 45
während der Schwangerschaft 45
Infrarotlicht 198
Insulin
Resistenz 36
und Blutzuckerspiegel 91
und Diabetes mellitus 29
Irbesartan 181
Ischämie 41, 44, 56
stumme 48
Isoflavone 89
Isradipin 183

J

Joggen 109
Jugularvene 47

K

Kalbfleisch 141
Kalorien 127
Menge 99
Reduktion 132 f., 138, 143
Tabellen 134
Zufuhr 136, 145
kalorienarmes Essen 144
Kalorienverbrauch 136, 146 f.
bei der Gartenarbeit 122, 147
beim Aerobic 122, 147
beim Bergwandern 122
beim Bowling 122
beim Bügeln 122
beim Fahrradfahren 122
beim Joggen 122
beim Kegeln 122
beim Putzen 122
beim Rudern 122
beim Schwimmen 122, 147
beim Skifahren 122
beim Spazierengehen 122
beim Staubsaugen 147
beim Tanzen 122
beim Treppensteigen 147
beim Walking 122, 147
durchschnittlicher 122
höherer Verbrauch durch Bewegung 146
Kalorien- und Bewegungstagebuch 134 ff.
Kalziumablagerungen 45
Kalziumantagonisten 182
Kammerflimmern 45, 206
Kampf-oder-Flucht-Reaktion 151, 163, 209
Kardiomyopathie 45, 48
idiopathische 45
kardiovaskuläre Erkrankungen 11, 18 *siehe auch* Herz-Kreislauf-Erkrankungen
Karotisstenose 13, 18, 39
Karotten 69, 96
Kartoffeln, Alternative zu 99
Käse, Alternative zu 78
Kaugummi 69
Kekse, Alternative zu 78
Klappenoperationen 193
Kleie 139
Klubs 123 *siehe auch* Vereine
Kohlenhydrate 76 f., 91, 99, 127
einfache 140
komplexe 140
raffinierte 170
Kohlenmonoxid 14, 30
kongenitale Herzkrankheit 45
Kontaktadressen *siehe* Adressen
Kopfschmerzen als Stresssignal 152
Koronarangiographie 54
Koronararterie 13, 35, 57
koronare Bypassoperation 208
koronare Herzkrankheiten (KHK) 11, 18, 39, 41, 55, 81
Entwicklung 39
Testfragen zum Herzerkrankungsrisiko 33
Koronargruppen 220
Koronarthrombosen 35
Körperfett 31
Körpergewicht 101
Krafttraining 103
Krankenschwesternstudie 170, 172, 174
zum Alkoholkonsum 94
zum Fettkonsum 80
zum Konsum von Nüssen 87
zu Verhaltensänderungen 14
Krankheitserreger 35
Kräuter 143
Kunstherzen 207
künstliches Herz, erstes 191

L

Lachen 162
Langzeit-EKG 50
LDL *siehe* Cholesterin
Lebensgewohnheiten 11, 177
Lebensstil
herzgesunder 21
und Cholesterin 182
Lebensstiländerung 216 ff.
Erfolgsrezepte 216 f.
Langeweile 220
Motivationsfaktoren 221
motivierende Weisheiten 216
Plan 218
realistische Ziele 218
Tagebuch 218
Unterstützung 219 f.
Walking 220
Leberfunktion 179
Lethargie bei Depression 203
Linsen 87 f.
Lipide 27, 43
Lipoproteine 27, 35 *siehe auch unter* Cholesterin, HDL und LDL
geringer Dichte (LDL) 29
hoher Dichte (HDL) 29
Lovastatin 179
Lungenkrebs 61
Lungenvolumen 102

M

Magenbeschwerden als Stresssymptom 203
Magermilch 141
Magerquark 141
Magnetresonanztomographie (MRT) 51, 53
hochauflösende 55
Maiskeimöl 78
Mandeln 87
Mangos 96
Mantra 163
Margarine 81
Medikamente *siehe auch* Angina-pectoris-Medikamente, Bluthochdruckmedikamente, Cholesterinsenker
Nebenwirkungen 187
Preise von 187
und Verkehrsunfälle 187
Wirkung 187
Medikamenteneinnahme 176 ff.
Alarmuhren 189
Automatische Pillenboxen 189
Dauer 186
Erinnerung per Handy 189
Erinnerungshilfen 189
Gründe für die Nichteinnahme 186 ff.
Non-Compliance 186
Tablettenspender für die Tasche 189
Tipps zur regelmäßigen 188 f.
Meditation 163
Meeresfrüchte 80
mehrfach ungesättigte Fettsäuren 99
Menopause 25 f., 30, 165, 172
metabolisches Syndrom *siehe* Syndrom X
Metoprolol 180
Milchprodukte 75 f.
Milchsorten 82
Mineralstoffpräparate 96
minimal invasive direkte Koronararterien-Bypassoperation (MIDCAB) 193 f.
Minoxidil 181
Mitralklappenrekonstruktion 193
Mittelmeerküche 80 f.
MONICA-Studie 32
Muskeltraining 101
Armkreisen 117
Kniebeugen 116
Liegestützen 116
Schlittschuhlaufen im Stand 117
Sit-ups 116
Trockenschwimmen 117
Musterplan für ein gesundes Herz 219
Myokardischämie 41, 48
Myokard-Szintigraphie 48

N

nährstoffreiche Nahrung 140
Nahrungsmittel mit viel Volumen 141
National Weight Control Registry 139, 146
nervöse Unruhe als Stresssignal 152
neue Herzzellen aus Stammzellen 208
Niacin (Nikotinsäure) 43, 179 f.
Nifedipin 183

Nikotin 30
Abhängigkeit 59
Kaugummi 62
Lutschtabletten 62
Pflaster 30, 62, 64
Nikotinsucht 59
Impfung 70
Nitrate (Nitroglyzerine) 181 f.
Non-Compliance 186 *siehe auch* Medikamenteneinnahme
Nonresponder 37
Normalgewicht 73, 131 f.
Nudeln 141
Nüsse 75, 87, 140

O

Obst 37, 73, 80, 98, 212, 215
als Antioxidanzien-Lieferant 84, 139
als Ballaststoff-Lieferant 84, 86
Ödem 47 f.
Oliven 75
Öl 78, 82, 99
Ölsorten 78
Omega-3-Fettsäuren 78 f., 99
Omega-6-Fettsäuren 79
Operationen 190 ff.
Angioplastie 195
Bypassoperation 191
Cardioverter-Defibrillator 206
Fragen vor 201
Herztransplantationen 206
Kunstherzen 207
Notwendigkeit von 193
Schrittmacher 204
Stents 199
transmyokardiale Revaskularisation (TMR) 201
ventrikuläre Unterstützungssysteme 204
Östrogen 25, 30, 165 f., 171 ff.
Phytoöstrogene 172
und Gewebe-Plasminogenaktivator 165
und HDL-Cholesterin 165
und LDL-Cholesterin 165
Östrogenersatztherapie 172 ff.
Darreichungsformen 172
Hautprobleme 172
Krämpfe 172
Nebenwirkungen 172
und Angina pectoris 172 f.
und Arteriosklerose 173
und Brustkrebsrisiko 173
und Herzinfarkt 172 f.
Wassereinlagerungen 172
Wiedereinsetzen der Menstruation 172
Östrogenrezeptor-Modulatoren 173

P

Pedometer *siehe* Schrittzähler
Penbutolol 180
perkutane transluminale koronare Angioplastie 195
Persönlichkeit als Risikofaktor 154
Pflanzenöle 75
Phenprocoumon 185
Photoangioplastie 198
Phytoöstrogene 172
Pistazien 87
Plaques 27, 29, 39, 41, 48, 51, 56, 61, 84
pneumatische externe Gegenpulsation (PECP) 201 f.
Polonium 62
Positronenemissionstomographie (PET) 55
Pravastatin 179
Prävention 12, 18
Gentherapie zur Herzinfarktprävention 185
Primär 12, 18
Sekundär 18
progressive Muskelentspannung 214
Propranolol 180
Prostaglandine 165
Protein 27

R

Radfahren 109
Radikaldiäten 138
Radioisotope 53
Rapsöl 78
Rasenmähen 109
Rauchen 11, 20, 21, 30, 37, 59 ff., 170
Adressen für Aufhörwillige 71
als Risikofaktor 30

aufgeben 14, 16, 59 ff.
aufgeben nach einem Herzinfarkt 211
bei Frauen 30, 169
bei Männern 30
Blutdruck 61
Blutgerinnsel 61
Entwöhnung 59
Gründe gegen das 61
Passivrauchen 30, 61
Suchtpotenzial 59
und Arteriosklerose 62
und Bronchitiden 61
und Cholesterinspiegel 32, 61
und Emphyseme 61
und freie Radikale 61
und Hautprobleme 61
und längeres Leben 61
und Lungenkrebs 61
und Sport 68
und Verhütungsmittel 30
Raucherentwöhnung 59 ff.
Akupunktur 63
Hypnose 63
Vorbereitung 65 f.
Zeitpunkt, richtiger 65
Rehaprogramm 211 ff.
Reizbarkeit als Stresssignal 152
Restenose 198, 208
stille 198
Rezepte 222 ff. *siehe auch* Desserts, Frühstück, Gemüse, Hauptgerichte, Salate, Sandwiches, Suppen, Zwischenmahlzeiten
Risiken, frauenspezifische 168
Risikofaktoren 12, 23 ff.
beeinflussbare 26
Kombination von 32
lebenstilbedingte 30
nicht beeinflussbare 25
Testfragen zum Herzerkrankungsrisiko 33
Röntgenaufnahme 52
Rudern 109
Ruhe-EKG 49

S

Salate 225 ff.
Fruchtiges Tabbouleh 225
Spinatsalat mit Birnen und Walnüssen 226
Texanischer Salat mit schwarzen und weißen Bohnen 226
Salzkonsum und Bluthochdruck 95
Sandwiches 227 ff.
Sandwich mit Pute und Salat 227
Tunfisch provenzalisch auf Baguette 228
Schilddrüse 129
Überfunktion 129
Unterfunktion 129 f.
Schlafapnoesyndrom 44
Schlaflosigkeit als Stresssignal 152
Schlaganfall 13, 18, 29, 32, 53
hämorrhagischer 53
Schmalz, Alternative zu 78
Schnarchen 44, 170
Schneeschaufeln 109
Schrittzähler 111
Schwimmen 109
Sieben-Länder-Studie 23
Simvastatin 179
Sirolimus 200
Skifahren 109
Skilanglauf 109
Slowfood-Bewegung 141
Sojaöl 78
Sojaprotein 89
Sonnenblumenöl 78
Sonographie 53
Spazierengehen 37
Spaziergang 11, 14, 16, 60, 105, 107, 111 ff., 215
Spenderherzen 205 ff.
Spinat 96
Sport 31, 36, 101, 135
Durchhänger 124
nach einem Herzinfarkt 212
Sicherheitstipps 104
Sportgeräte für zu Hause 115
Gymnastikmatte 115
Hanteln 115
Laufband 115
Springseil 115
Stepper 115
Sportvereine 123
Sprinttraining 103
Stammzellen 208
Statine 178 f.
und Antioxidanzien 179
Stauungsinsuffizienz des Herzens 24
Stents 199 f., 208
Sterin 89

Stethoskop 48
Stickoxid 87
Stoffwechsel 60, 130
Grundumsatz 130
und Rauchstopp 60
Streptokinase 184
Stress 16
Bewältigungsstrategien 159
Faktoren 152
Reduktion 213
Signale 152
Symptome 203
und Bluthochdruck 157
und Herzfrequenz 157
vermeiden 151 ff.
Stressbewältigung 156, 203, 217
Kurse 214
Stressreaktion 209
erhöhter Blutdruck 152
Herzrasen 152
Testfragen zur 153
Studentenfutter 87
Superaspirine 185
Suppen 228 ff.
Chinesische Hühnersuppe 229
Gerstensuppe mit Pilzen nach Hausmacherart 229
Grober Gazpacho mit Knoblauchcroûtons 230
Toskanische Bohnensuppe 228
sympathisches Nervensystem 209
Syndrom X 36

T

Tabakentwöhnungsmittel 62
Tablettenspender für die Tasche 189
Tanzen 109
Tee 89, 141
grüner 89
schwarzer 89
Tennis 109
Terazosin 180
Testfragen
Bereitschaft für herzgesunde Ernährung 18
Diät oder Sport? 135
Ernährung 76 f.
Frauen und Herzkrankheiten, Wissen zu 166
Herzerkrankungsrisiko 33
Motivation zum Abnehmen 128 f.
Trainingsfortschritt 125
Stressreaktion 153
Thrombolytika 184
Thrombozyten 14
Tirofiban 185
Todesursachen, häufigste 16
Tofu 89, 141
Tomaten 96, 141
Training 20
Fortschritte überprüfen 123 f.
Plan 123
Testfragen zum Trainingsfortschritt 125
Umfang 105
trans-Fettsäuren 81 f., 99
transmyokardiale Revaskularisation (TMR) 201
Traubenssaft 94
Traurigkeit 157
Treppensteigen 109
Triglyzeride 24, 85, 92
bei Syndrom X 36
Messwerte 28
Spiegel 77, 79
Trockenobst 141
Truthahn 141
Typ-A-Verhalten als Risikofaktor 154

U

Überforderung durch Veränderungen 147
Übergewicht 25, 30, 32, 36, 73, 91, 170 f.
als Risikofaktor 30
bei Frauen 168, 171
und Drüsen 129
und Fettzellen 130
und Gene 128
und Persönlichkeit 130 f.
und Stoffwechsel 130
Ultraschall 53
ungesättigte Fettsäuren 73 ff., 78
Untersuchung, körperliche 47
Blutdruck 47
Herzschlag, Atmung und Blutfluss 48
Herzschlagrate und Rhythmus 47
Ödem 47
Venenpuls 47
Urlaub 163

V

Valsartan 181
vaskulärer endothelialer Wachstumsfaktor (VEGF) 195
Vasodilatatoren 181
Venendruck, erhöhter 47
Venenpuls 47
Vereine 123
Fußballvereine 123
Golfklubs 123
Kanuklubs 123
Lauftreffs 123
Leichtathletikvereine 123
Radsportvereine 123
Ruderklubs 123
Schwimmvereine 123
Skiklubs 123
Tanzkurse 123
Tennisklubs 123
Volleyballvereine 123
Walkingklubs 123
Wandervereine 123
Wassergymnastikkurse 123
Verhaltensänderung 14, 17, 24, 34
fünf Stufen 17 ff.
Verpflichtungserklärung 66
Verspannungen als Stresssymptom 203
Verzweiflung 157
Vitamine
Multivitaminpräparat 37
Multivitamintabletten 97
Vitamin E 87, 97
Vitaminpräparate 96
Volleyball 109
Vollkorn 91, 92, 139, 141
Müsli 90, 92
Produkte 73, 98, 170, 212
Vollmilch, Alternative zu 98
Volumen, Nahrungsmittel mit viel 141
Vorbelastung, familiäre 20

W

Walking 34, 109, 111 ff., 203
Dauer 112
Haltung 114
Intensität 112
Rhythmus 114
Schuhe 113
Tempo 113
Untergrund 114
Walnüsse 87
Wechseljahre 165 *siehe auch* Menopause
Wein 93
Weißbrot, Alternative zu 99
Weißkittel-Hochdruck 25
Willenskraft 217

Y

Yoga 107, 159

Z

Zielherzfrequenz 120
Zigarettenrauchen 61
Zigarrenrauchen 61
Zitrusfrüchte 84
Zittern als Stresssymptom 203
Zuckerkrankheit *siehe* Diabetes mellitus
Zwischenmahlzeiten 239 ff.
Gewürzte Walnüsse 240
Guacamole mit Pfiff 239
Kürbis-Dattel-Muffins mit Mandeln 239
Mandelgebäck 240
Tropischer Sojashake 241
Zytomegalovirus 35

Bildnachweis

EINBANDVORDERSEITE Brand X Pictures. **EINBANDRÜCKSEITE** PhotoDisc. **3** Brand X Pictures. **5** EyeWire. **7** ImageState. **8** v. o. n. u. Brand X Pictures, PhotoSpin, Brand X Pictures, Brand X Pictures, ImageState, Sammy/Mauritius. **9** v. o. n. u. Reader's Digest, PhotoDisc, EyeWire, PhotoDisc, PhotoDisc, Corbis. **10** Brand X Pictures. **12** PhotoDisc. **15** Brand X Pictures. **16** PhotoDisc. **17** ImageState. **18** CSA Images. **19** PhotoDisc. **20** EyeWire. **21** Comstock. **22** PhotoSpin. **25** Ley/Mauritius. **26** PhotoDisc. **27** CSA Images. **28** Comstock. **31** l. Corbis; r. Artville. **32** PhotoDisc. **33** Brand X Pictures. **34** EyeWire. **35** CSA Images. **37** l. DigitalVision/PictureQuest; r. PhotoDisc. **38** Brand X Pictures. **40** DigitalVision/ PictureQuest. **41** PhotoDisc. **43** PhotoDisc. **44** Brand X Pictures. **46** PhotoDisc. **47** PhotoDisc. **49** Photo-Disc. **50** Brand X Pictures. **52** PhotoDisc. **53** Photo-Spin. **54** ISM/Phototake. **58** Brand X Pictures. **60** Ray Laskowitz/Brand X Pictures/PictureQuest. **63** Photo-Disc. **64** PhotoDisc. **65** Brand X Pictures. **67** Photo-Disc. **69** o. Corbis; u. PhotoDisc. **70** Heron J./IFA-Bilderteam. **72** ImageState. **75** PhotoDisc. **77** Photo-Disc (3). **78** PhotoSpin. **80** Artville. **81** Comstock. **82** PhotoDisc. **83** Corbis. **84** Artville. **85** ImageState. **86** o. PhotoDisc; m., u. Artville. **88** Ley/Mauritius. **89** PhotoDisc. **90** EyeWire. **91** PhotoDisc. **92** Brand X Pictures. **94** Artville. **95** Corbis. **96** Reader's Digest Assoc./GID. **98** PhotoDisc. **100** Sammy/Mauritius. **103** PhotoSpin. **104** ImageState. **106** Julie Johnson. **107** PhotoDisc. **108** Comstock. **110** PhotoSpin. **111** John Nietzel. **112** PhotoSpin. **113** PhotoSpin. **115** PhotoDisc. **116/117** Julie Johnson. **119** DigitalVision/PictureQuest. **122** l. PhotoDisc; m. PhotoSpin; r. Reader's Digest. **123** PhotoSpin. **124** Stockbyte/PictureQuest. **126** Reader's Digest. **131** EyeWire. **133** PhotoDisc. **134** EyeWire. **138** PhotoSpin. **139** EyeWire. **140** Photo-Disc. **141** Reader's Digest Assoc./GID. **143** Reader's Digest Assoc./GID. **144** o. PhotoDisc; m. PhotoSpin; u. Reader's Digest Assoc./GID. **148** PhotoDisc. **149** The Copyright Group/Mauritius. **150** PhotoDisc. **152** ImageState. **153** ImageState. **154** PhotoDisc. **156** PhotoDisc. **157** InterCure, Inc. **159** Reader's Digest Assoc./GID. **160** ImageState. **161** Stock Image/ Mauritius. **162** ImageState. **163** Corbis. **164** EyeWire. **168** Comstock. **170** EyeWire. **171** Pöhlmann/Mauritius. **175** Comstock. **176** PhotoDisc. **179** Reader's Digest Assoc./GID. **180** PhotoDisc. **183** PhotoSpin. **187** Eye-Wire. **188** PhotoDisc. **190** PhotoDisc. **194** Comstock. **196** Reader's Digest Assoc./GID. **197** Brand X Pictures. **199** Medtronic, Inc. **202** PhotoDisc. **204** Medtronic, Inc. **205** FischerHealth, Inc. **206** LIFECOR, Inc. **207** ABIOMED, Inc. **209** Corbis. **210** Corbis. **213** Sipa/ Mauritius. **215** PhotoDisc. **219** PhotoDisc. **221** The Copyright Group/Mauritius. **223–243** Reader's Digest Assoc.